Die Sixtinische Kapelle

Das Jüngste Gericht

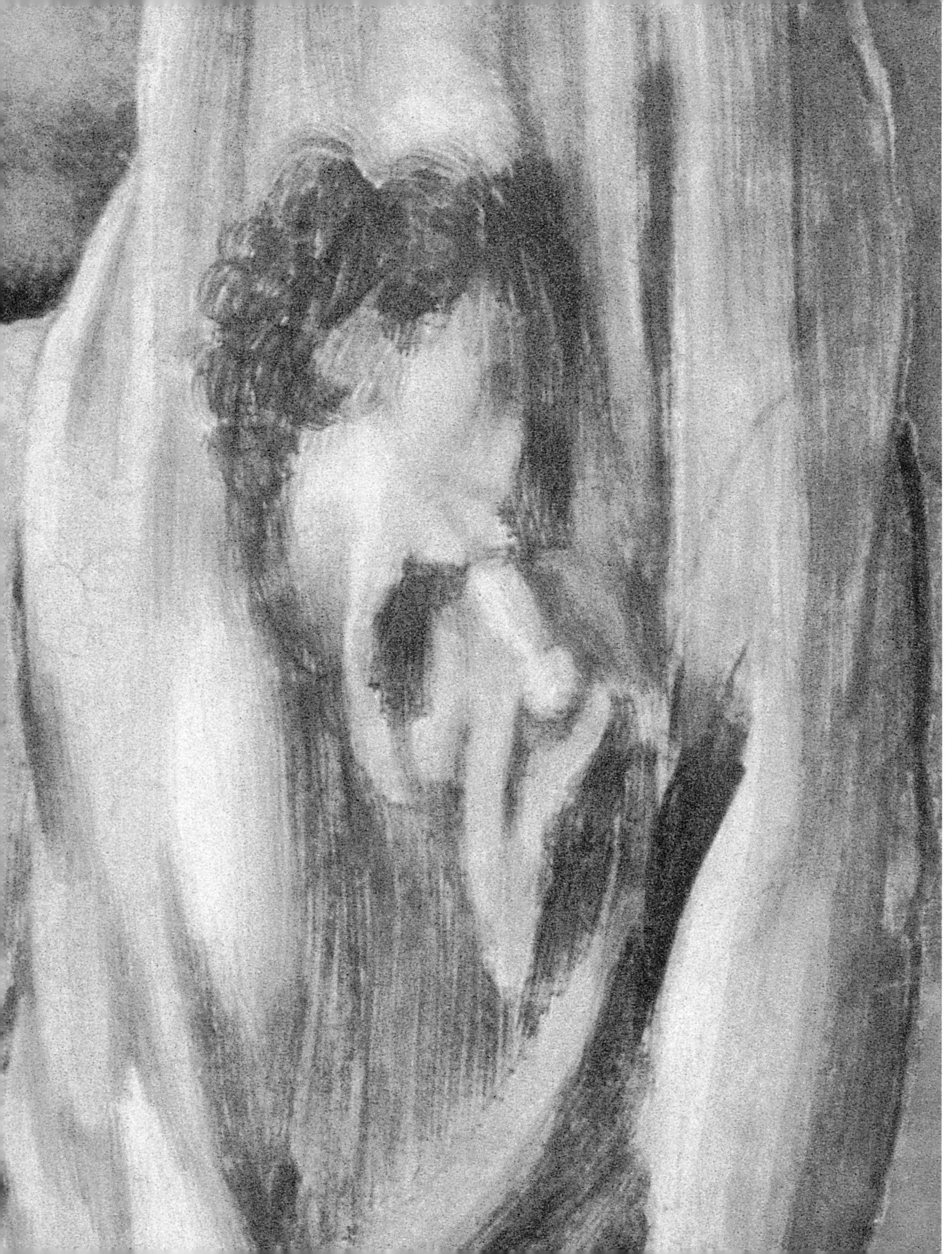

Die Sixtinische Kapelle
Das Jüngste Gericht

Mit Beiträgen von
LOREN PARTRIDGE
FABRIZIO MANCINELLI †
GIANLUIGI COLALUCCI

Fotografien von
TAKASHI OKAMURA

BENZIGER
Zürich und Düsseldorf

Abb. S. 2: Das Jüngste Gericht. Detail der abgezogenen Haut des heiligen Bartholomäus; nach Ansicht der meisten Interpreten ein Selbstbildnis Michelangelos.

Abb. S. 4–5: Das Jüngste Gericht. Detail aus der Gruppe der Posaunenengel.

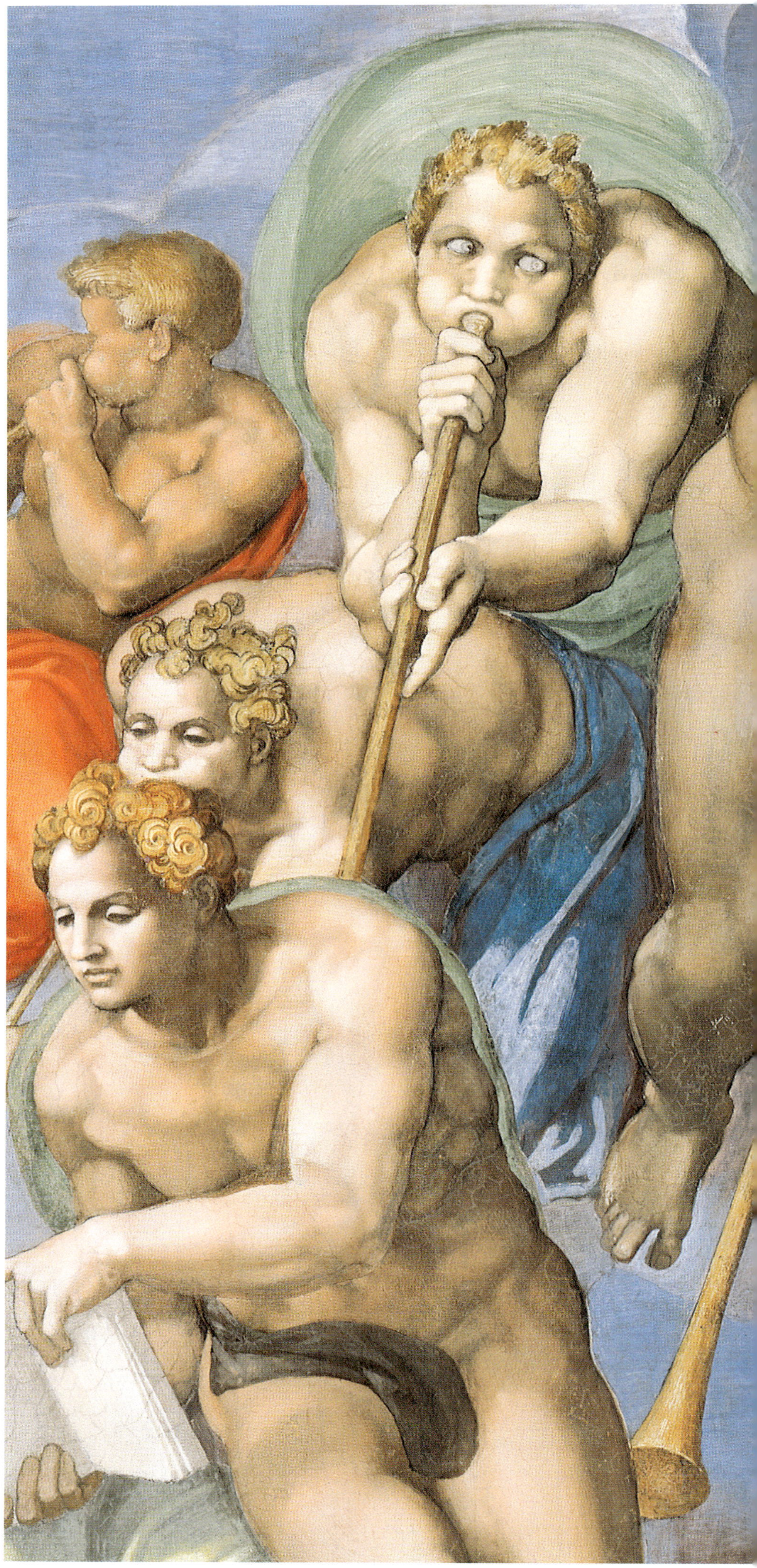

Konzept und Gestaltung:
Massimo Giacometti
Herausgeber: Sandro Chierici

Aus dem Englischen und Italienischen
übersetzt von Simone Schultze

ISBN 3-545-33151-2
Printed in Italy

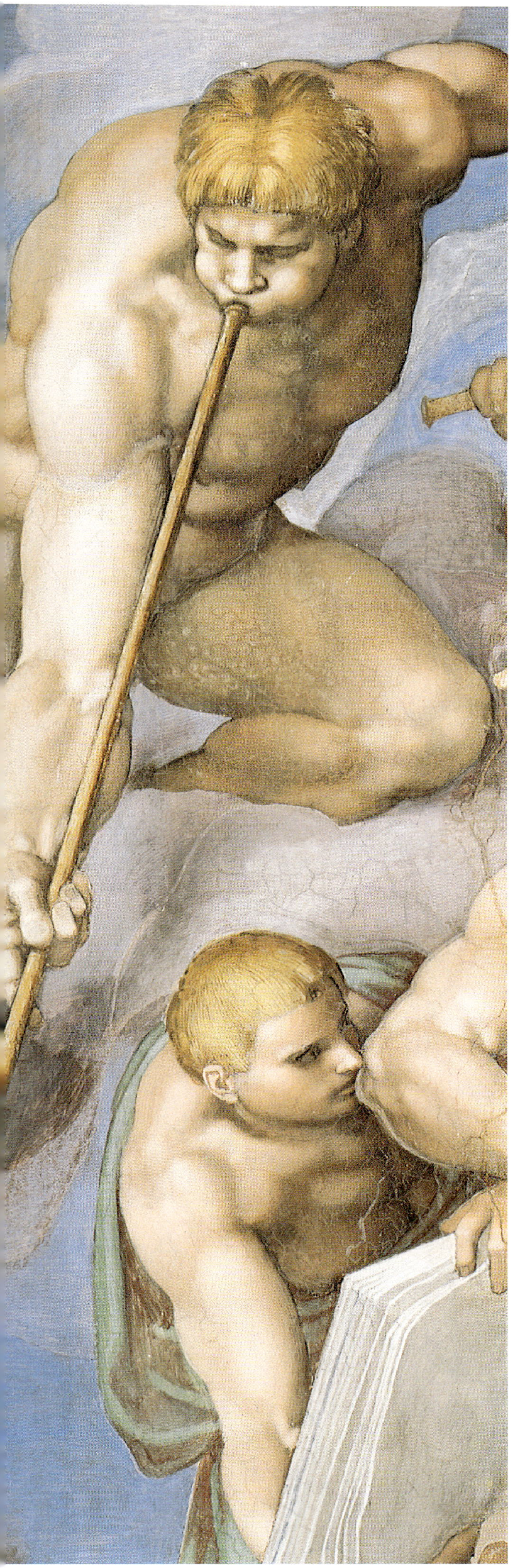

Inhalt

Geleitwort

Die vorliegenden Beiträge von Fabrizio Mancinelli, Gianluigi Colalucci und Loren Partridge informieren über die neuen Erkenntnisse, die sich aus der Reinigung am *Jüngsten Gericht* Michelangelos in der Sixtinischen Kapelle ergeben haben. Im Mittelpunkt der Darlegungen stehen die Zusammenhänge zwischen den bildnerischen Lösungen Michelangelos und der damaligen ikonographischen Tradition, sowie die Verbindungen zur Theologie und zu den Vorgaben des Konzils von Trient (1545–1563). Dabei setzen die drei Wissenschaftler ihre Schwerpunkte auf folgende thematische Aspekte: auf die qualitativen Neuerungen in diesem Werk Michelangelos, vor allem im Blick darauf, wie er die verschiedenen Charaktere und Handlungsweisen am Tag des Jüngsten Gerichts zur Geltung brachte, sowie auf die dramatische Tiefe seiner Malerei, die nicht zuletzt die religiösen Erschütterungen an der Wende vom 15. zum 16. Jahrhundert widerspiegelt – man denke nur an das Auftreten Savonarolas in Florenz, an den Beginn der Reformation Martin Luthers und an die politische Auseinandersetzung zwischen Kaiser Karl V. und dem Papst, die 1527 im Sacco di Roma, der Plünderung Roms durch die kaiserliche Soldateska, gipfelte.

Durchgeführt wurde die Restaurierungstätigkeit am *Jüngsten Gericht* vom Frühjahr 1990 bis März 1994 von Gianluigi Colalucci, dem fachkundigen Restaurierungsleiter der Abteilung Malerei an den Vatikanischen Museen, unter Mithilfe der Restauratoren Maurizio Rossi, Pier Giorgio Bondetti und Bruno Baratti. Die Laboranalysen nahm die wissenschaftliche Abteilung der Vatikanischen Museen unter der Leitung von Dr. Nazzareno Gabrielli vor. Die vorbildliche Koordination der internen Expertenriege, bestehend aus Restauratoren der Vatikanischen Museen, verdanken wir zwei inzwischen leider verstorbenen Männern, deren Namen für immer mit der Wiederentdeckung dieses Meisterwerkes der Freskomalerei verbunden sein werden: Carlo Pietrangeli, Leitender Direktor der Päpstlichen Museen, Monumente und Galerien (von 1978 bis 1995) und Fabrizio Mancinelli, Direktor der Abteilung für Byzantinische, Mittelalterliche und Moderne Kunst der Vatikanischen Museen (bis 1994).

Wenn man den gesamten Freskenkomplex der Sixtinischen Kapelle als malerisches Vermächtnis Michelangelos betrachtet, kann es keinen Zweifel daran geben, daß das *Jüngste Gericht* noch nachdrücklicher als die Deckenmalerei den Höhepunkt seines Ruhms begründet hat – und das bereits für seine Zeitgenossen. Vom ersten Moment an umjubelt, aber auch kritisiert, war diese gewaltige und neuartige Interpretation der christlichen Eschatologie nicht nur für ihren damals bereits über sechzigjährigen Schöpfer eine Bestätigung seiner eigenen Meisterschaft, sondern sie war zugleich auch ein Ergebnis der kritischen Weltsicht der Schriftsteller und Kunstkenner seiner Zeit. Tatsächlich wagten es die damaligen Gelehrten angesichts des Lobes und der Kritik am *Jüngsten Gericht* weder, einen künstlerischen Primat der Toskaner, zu denen Michelangelo bekanntlich zählte, abzuleiten, noch die charismatische Figur eines Künstlers, der damals diesen Primat verkörperte, in Frage zu stellen oder zu bestätigen. Außerdem wurde Michelangelo bereits damals als ein Künstler angesehen, der außerhalb des Gewöhnlichen steht und – einem antiken Imperator vergleichbar – sich durch seine eigenen, unvergleichlichen Werke als «göttlich» erweist.

In den Jahren nach 1541 waren es in der Tat die Debatten und Streitigkeiten um dieses *Jüngste Gericht,* die die Meinung über Michelangelo bestimmt haben. Seine Kunst wurde entweder als einzigartig und unerreichbar angesehen oder aber als die eines hervorragenden Bildhauers, der seine bildhauerischen Fähigkeiten auf die Malerei überträgt und damit zugleich an seine Grenzen stößt. Das Lob von Seiten der Toskaner, die, wie etwa Antonio Francesco Doni, frühzeitig das Werk bewunderten, bezog sich auf einen Punkt, der in den folgenden Jahren auch von anderen Autoren mit verschiedenen Begründungen bekräftigt wurde und die Vorrangstellung Michelangelos als Maler aufgrund des *Jüngsten Gerichts* zum Inhalt hat. So hob etwa Michelangelo Biondo in seinem Traktat über die *Vornehmste Malerei* (1549) den Ruhm Michelangelos hervor, «weil er sich selbst nicht als Maler gesehen hat noch je von ihm erwartet wurde, daß er solch edle und berühmte Malereien schaffen könne ...», und dennoch das *Jüngste Gericht* von «vielen italienischen und nordischen Malern für das Schönste und Berühmteste oder sogar für das Ruhmreichste gehalten wurde, das je auf der Welt von einem Maler geschaffen worden ist.» Und auch der Tramezino im *Triumphierenden Rom* von Biondo da Forli (1548) bezeichnete ihn in der Widmung «an Michelangelo Buonarroti» als Meister in der Poetik der Affekte, da man in der Sixtina «alle Arten, alle Hautfarben, Bewegungen, Haltungen und alle denkbaren

Zustände des menschlichen Körpers findet, alle Seelenregungen, die man schon in den wunderbaren antiken Kunstwerken ausgedrückt sieht. Und bei euch, Michelangelo, sind einfache Dinge so natürlich, so lebendig, so wirklich, daß man beinahe sagen könnte, die Natur selbst habe hier gewirkt. Doch sehen wir in ihr jeden Tag etwas Blindes, Verstümmeltes, Lahmes und körperlich Monströses ... bei euch hingegen finden wir nichts, das aus dem Maß oder der Proportion gerät.»

Neben diesen wertschätzenden Äußerungen stehen aber bereits die ersten kritischen Auseinandersetzungen. Ein methodologischer Einwand wurde von Paolo Pino vorgebracht, einem Malerliteraten, der in seinem *Dialog über die Malerei* (1548) die venezianische Tradition verteidigt. Dort vergleicht er Michelangelo mit Tizian, denn beide seien «Meister der Malerei», worauf er hinzufügt: «... und wenn Tizian und Michelangelo nur ein Mensch wären, in welchem sich die Zeichenkunst Michelangelos mit der Farbgebung Tizians verbinden könnte, so dürfte man ebendiesen Menschen als den Gott der Malerei bezeichnen». Dieses Urteil und sein Vergleich der toskanischen mit der venezianischen Schule bedeuteten bereits eine klare Einschränkung der absoluten Meisterschaft Michelangelos. Noch deutlicher waren die Kritiker, die sich auf die «profanen» und «unmoralischen» Aspekte des *Jüngsten Gerichts* bezogen. Sie schienen in der Tat einen schwachen Punkt des Freskos zu treffen, einen «Mißklang» in der Schöpfung Michelangelos, wodurch seine charismatische Figur in die Diskussion geriet. Bereits die frühesten Kritiken von Pietro Aretino (1544) und Ludovico Dolce (1557) bilden die beiden Pole, zwischen denen sich die späteren Schriften gegen Michelangelo ansiedelten. Sie bereiteten das Dekret des Konzils von Trient vor, das alle Bilder unter kirchliche Kontrolle stellen wollte. Diese Konzilsvorgabe hat dann kurz nach dem Tod des Meisters (1564) zur Neufreskierung zweier Figuren und zur Abdeckung der Blößen zahlreicher Gestalten geführt und damit deutlich gemacht, daß die Autorität der Kirche über den Künstlern steht, auch über dem berühmtesten.

Dennoch war die Sixtina, wie Vasari berichtet, eine echte Schule der Kunst, da kein Künstler, der in diesen Jahren nach Rom kam, es unterließ, die Fresken Michelangelos zu kopieren. Deshalb ist auch eine stattliche Reihe von Kopien in Malerei, Zeichnung und Druckgraphik überliefert, die das Aussehen des *Jüngsten Gerichts* vor den ersten korrigierenden Eingriffen dokumentieren. Vielleicht war es nicht zuletzt das durch die Kühnheit des *Jüngsten Gerichts* bei Künstlern und Intellektuellen hervorgerufene Interesse, das gerade dieses Werk zu einem echten Kunstskandal werden ließ. Er wurde sogar auf die kirchenpolitische Ebene verschoben, was aus einer ziemlich heuchlerischen Bemerkung Aretinos hervorgeht. Dieser nämlich riet von der Zerstörung des Freskos ab, die Enea Vico für Cosimo de' Medici durchführen sollte, und zwar wegen des «Skandals, den die Entfernung der Kunst Michelangelos unter den Lutheranern hervorrufen könnte». Spitzfindiger und schwerwiegender hingegen erscheint die von Ludovico Dolce in seinem *Dialog über die Malerei* (1557) veröffentlichte Kritik, in der er zwar lediglich die Schamlosigkeit verwirft, zugleich jedoch im *Jüngsten Gericht* eine «Tiefe der Allegorie» entdeckt, die «nur die Gelehrten» verstehen könnten. Der Vorwurf der Häresie sowie das Ansinnen, das gesamte Fresko zu zerstören, wurden schließlich durch die Hinzufügung jener «Höschen», die die Blößen bedeckten, teilweise entschärft, während der künstlerische Gehalt der Komposition hingegen immer weniger Beachtung fand.

Die feurige Debatte über die Interpretation und Konservierung von Michelangelos Meisterwerk zog sich in der Literatur über Jahrhunderte hin und zeigte sich in unveränderter Aktualität selbst noch bei der jüngsten Restaurierung. Noch immer wird diese Reinigung von Kritikern und Forschern kontrovers diskutiert, wenngleich mehrmals und von verschiedensten Positionen aus die Resultate positiv eingeschätzt wurden.

Wir haben das *Jüngste Gericht* nun in seiner ursprünglichen Gestalt wiederentdeckt, vollständig und leuchtend, und nicht länger durch jene Schleier verdunkelt, die die nachtridentinische «Scham» sowie Rauch, Öl und Leim von Jahrhunderten darüber gelegt hatten. Im Laufe der Reinigung wurden einige der von den späteren Zensoren hinzugefügten «Höschen» entfernt. Man hat sich jedoch dafür entschieden, die historische Erinnerung an den Eingriff des Trienter Konzils dort zu erhalten, wo die Übermalungen noch aus dem 16. Jahrhundert stammen. Erhalten blieben selbstverständlich auch die bereits damals neu freskierten Teile.

Die endgültige Wirkung der Reinigung wurde wunderbar von Papst Johannes Paul II. in seiner am 8. April 1994 in der heiligen Messe anläßlich des Restaurierungsabschlusses gehaltenen Predigt über «Die Kunst als menschlichen Ausdruck der göttlichen Geheimnisse» zum Ausdruck gebracht: «Wenn wir vor dem *Jüngsten Gericht* vom Glanz und Staunen geblendet werden, wo wir auf der einen Seite die verklärten Leiber bewundern und auf der anderen jene, die zur ewigen Verdammnis bestimmt sind, verstehen wir auch, daß das gesamte Bild von einem einzigen Licht und einer einzigen künstlerischen Logik durchdrungen ist: vom Licht und der Logik des Glaubens. Aufgrund dieser Logik bewahrt auch der menschliche Leib seinen Glanz und seine Würde im Licht, das von Gott kommt.»

Francesco Buranelli

Leitender Direktor der Päpstlichen
Museen, Monumente und Galerien,
Vatikanstadt

Michelangelos Jüngstes Gericht: Eine Interpretation

Loren Partridge

Michelangelo (1475–1564) gilt als größter Meister der Darstellung des Menschen in der Epoche der Renaissance – wenn nicht sogar aller Zeiten. Indem er Leichen sezierte und eingehend die Skulpturen der alten Griechen und Römer, aber auch die der Renaissance, studierte, schärfte er seinen Blick und schulte er sein Gedächtnis in der genauen Kenntnis des menschlichen Skeletts und der Muskelstrukturen. Zudem entwickelte er ein ausgesprochenes Feingefühl für die schier grenzenlosen Bewegungs- und Ausdrucksmöglichkeiten des Menschen. Als er auf der Höhe seines Könnens das *Jüngste Gericht* malte, fand er in der Körpersprache seiner Figuren zu einem künstlerischen Ausdruck, der an Subtilität und Nuancenreichtum niemals zuvor erreicht worden war und auch danach kaum jemals wieder erreicht wurde.

Ein umfassendes Verstehen von Michelangelos monumentalem Fresko stellt den Beschauer vor die ebenso schwierige wie reizvolle Aufgabe, sich durch geduldige und eingehende Betrachtung in die vom Künstler geschaffenen Figuren körperlich und geistig einzufühlen, sie sorgfältig zu «lesen» oder, noch besser, die Wirkung ihrer Stellungen, Bewegungen und Gesten zu erspüren. Doch genauso wichtig ist es, auf die Figurengruppen und ihre Beziehungen untereinander zu achten, zumal Michelangelo innerhalb des Ganzen eine Reihe von Gegen- und Untergruppen geschaffen hat, deren kontrastierende Beziehungen sowohl in theologischer als auch in ästhetischer Hinsicht bedeutungsvoll sind. Mit ihrer Komplexität, Mannigfaltigkeit und Fülle stellen die Figuren den Betrachter vor eine große Herausforderung. Diese Anstrengung wird jedoch alle, die sich in dieses Werk versenken, mit großem ästhetischen Genuß und einem tieferen Verständnis für eines der größten Monumente der abendländischen Kunst belohnen.

Leo Steinbergs Interpretation des *Jüngsten Gerichts* versteht das Werk als «mercyful heresy» («fromme Ketzerei»), also als Ausdruck der theologischen Überzeugung einer Gruppe von zeitgenössischen italienischen Reformern, die Michelangelo kannte und deren Schriften von der katholischen Kirche später teilweise als häretisch verurteilt wurden. Dieser Deutung zufolge provozierten die in dem Fresko dargestellten «Ketzereien» bei den Verfechtern der Gegenreformation die Forderung nach der Zerstörung des Kunstwerks. Die Tragödie konnte jedoch – so die weitere Argumentation – durch Michelangelos Freunde, die die «wahre» Bedeutung des Meisterwerks absichtlich verdunkelten, gerade noch abgewendet werden.

Gewiß spiegelt das Fresko die Ansichten der italienischen Kirchenreformer wider, die später heftig attackiert wurden. Dennoch aber eröffnet seine monumentale Theologie meines Erachtens eine völlig rechtgläubige Perspektive. Die Vertreter der Gegenreformation – Männer, die sich am Wortlaut der Schrift ausrichteten und moralisch eher prüde eingestellt waren – beanstandeten die Abweichung des Werkes von der ikonographischen Tradition, die Aufnahme nicht-biblischer Stoffe und vor allem die Vielzahl nackter Figuren. Das Problem der Nacktheit kam

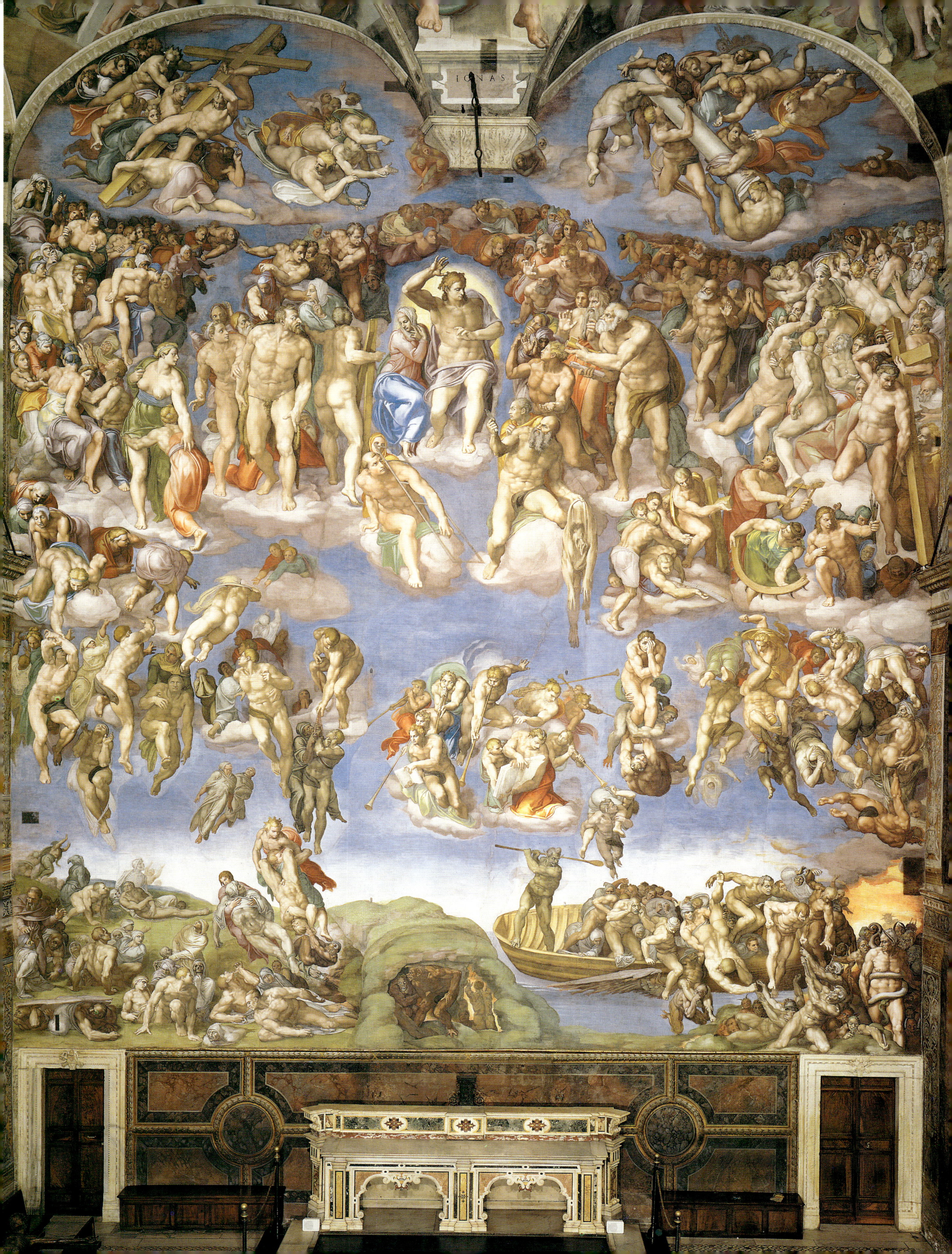
IONAS

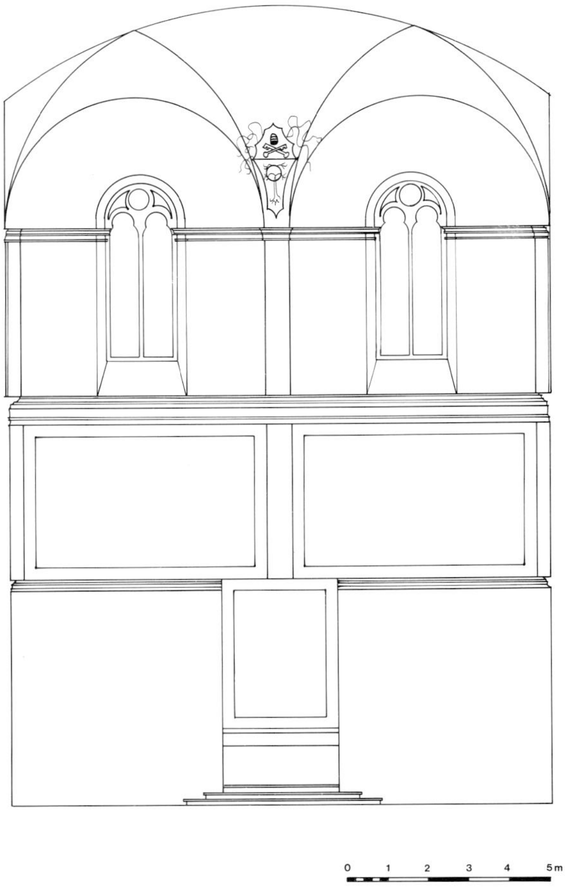

Abb. 1. Die Altarwand der Sixtinischen Kapelle: Rekonstruktion ihres Zustands vor Michelangelos Jüngstem Gericht.

explizit im Jahr 1564 zur Sprache, als eine Kommission im Anschluß an das Trienter Konzil verordnete, daß die nackten Körper bedeckt werden müßten. Noch im 16. Jahrhundert kam es daraufhin zu drei Eingriffen, der erste bereits 1565, ein Jahr nach Michelangelos Tod. In den nächsten Jahrhunderten folgten weitere Maßnahmen, wobei zwei Figuren neu freskiert sowie die Geschlechtsteile und Gesäßpartien von nahezu 40 anderen Figuren *a secco* (nachträgliche Korrektur auf der abgetrockneten Putzschicht) mit Lendenschurzen bedeckt wurden. Etwa 15 dieser Schurze wurden bei der jüngsten Reinigung des Freskos (1990–94) wieder entfernt.

***

Als einer der bedeutendsten Sakralräume der Christenheit wurde die Capella Sixtina zwischen 1477 und 1483 unter Papst Sixtus IV. (1471–84) erbaut. Von ihm erhielt die Kapelle, die einen früheren, erstmals 1368 dokumentierten Kirchenraum ersetzte, auch ihren Namen. Die Sixtinische Kapelle war dazu bestimmt, den Zeremonien und Ritualen der als *capella papalis* (Päpstliche Kapelle) bekannten Gemeinschaft zu dienen, die vom Papst und etwa 200 hochrangigen kirchlichen und weltlichen Würdenträgern gebildet wurde. Diese fanden sich hier mindestens 42 Mal im Jahr ein und hielten wenigstens 27 Messen ab. Diese Päpstliche Kapelle war eine der Schlüsselinstitutionen des Papsttums, um seine Würde, Autorität und Macht der Stadt Rom und dem Erdkreis regelmäßig zu demonstrieren.

Ungefähr 1533, kurze Zeit vor seinem Tod, beauftragte Papst Clemens VII. (1523–34) Michelangelo damit, das Jüngste Gericht an die Altarwand zu malen. Traditionell wurden die Altäre nach Osten hin ausgerichtet, in der Sixtinischen Kapelle befindet sich der Altar jedoch – aufgrund der besonderen geographischen Lage des Vatikans – im Westen. Papst Paul III. (1534–49), der Nachfolger Clemens' VII., erneuerte den Auftrag 1534, so daß ein Jahr später die Arbeiten beginnen konnten. Am 31. Oktober 1541, am Vorabend des Festes Allerheiligen, als Michelangelo 66 Jahre alt war, wurde das Fresko enthüllt – auf den Tag genau 29 Jahre nach der Enthüllung seiner Deckenfresken in der Sixtina.

Um die Oberfläche für das Fresko vorzubereiten (ca. 14 x 13,18 Meter bzw. etwa 180 Quadratmeter), ließ Michelangelo zwei Fenster zumauern, das Wappenschild von Papst Sixtus IV. della Rovere (unter der Figur des Propheten *Jona)* versetzen, den darunterliegenden Kragstein in der Höhe verkleinern und die ältere, auf die Altarwand gemalte Dekoration zerstören (Abb. 1). Diese Malereien umfaßten ein Altargemälde mit der *Himmelfahrt und Krönung Mariens,* sowie zwei große Bilder, welche die Freskenzyklen zum Leben des Mose und zum Leben Christi eröffneten, nämlich die *Auffindung Mose* zur Linken und die *Geburt Christi* zur Rechten, alle drei von Pietro Perugino (ca. 1450–1523). Zerstört wurden auch die Fresken mit den ersten vier Päpsten (vielleicht waren auch Christus, Petrus und zwei Päpste dargestellt) in den gemalten Nischen, die die Fenster flankierten, sowie Michelangelos eigene Lünettenausmalungen von etwa 1512 mit den Stammvätern Christi, *Abraham*, *Isaak*, *Jakob* und *Juda* zur Linken, und *Phares*, *Esron* und *Aram* zur Rechten. Schließlich beanspruchte das *Jüngste Gericht* auch die den Altar flankierenden unteren Zonen, die für zwei von Papst Leo X. (1513–21) in Auftrag gegebene Wandteppiche reserviert worden waren. Diese wurden 1515–16 von Raffael (1483–1520) entworfen und 1520 in der Brüsseler Werkstatt des Pieter van Aelst (gest. 1532) gewebt: auf der linken Seite, im ersten von sechs dem Leben des Apostels Paulus gewidmeten Wandteppichen, die *Steinigung des Stephanus, von Saulus geduldet* und auf der rechten Seite die *Wunderbare Vermehrung der Fische* als erster von vier Wandteppichen mit dem Leben des Apostels Petrus.

Michelangelo ordnete für sein Fresko eine einzigartige und ungewöhnliche Veränderung dieser Wand an (Abb. 2): Ursprünglich neigte sich die Wand leicht nach hinten, oben etwa 14 cm weiter als unten. Nach Michelangelos umfassenden Veränderungen aber neigt die Wand sich nach vorne. Um dies zu erreichen, meißelten die Arbeiter das Mauerwerk im oberen Bereich etwa 15 cm aus. Dann

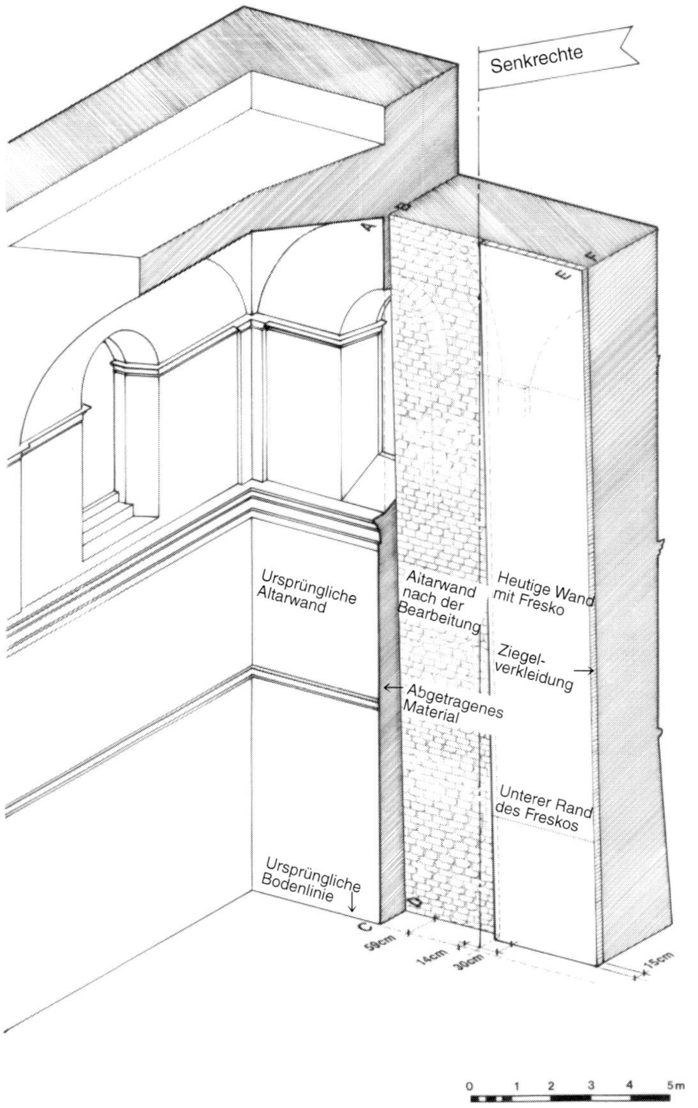

Abb. 2. Die Zeichnung zeigt, wie die Altarwand der Kapelle für Michelangelos Fresko hergerichtet wurde.

Abb. 3. Folgende Seite: Anonym, Das Jüngste Gericht. Mosaik, Kathedrale von Torcello, Westwand, 2. Hälfte des 12. Jahrhunderts. Vierter Streifen: (Mitte) Christus als Weltenrichter inmitten der Engelsglorie, Tetramorphe mit den Symbolen der Evangelisten und dem Feuerrad zu Füßen Christi; links Maria, Petrus und fünf weitere Apostel; rechts Johannes der Täufer, Paulus und fünf Apostel; im Hintergrund Engel. Dritter Streifen: (Mitte) Der bereitstehende Thron mit Buch, Kreuz, Dornenkrone, Stab mit dem essiggetränkten Schwamm und Lanze, gerahmt von Adam und Eva mit Engeln; vier Posaunenengel, die die Toten auf dem Land (links) und dem Meer (rechts) auferwecken, ein Engel rollt die Himmel auf (rechts). Zweiter Streifen: (Mitte) St. Michael wägt die Seelen; (links) Kirchenväter, Märtyrer, Propheten und heilige Frauen; (rechts) zwei Engel, die den Stolz, angeführt von Satan, in die Hölle zwingen. Erster Streifen: (links) Engel, Petrus, Pforte zum Paradies, Dismas, Maria, der Baum des Lebens und die Seelen in Abrahams Schoß; (rechts) Bestrafung der sechs (von sieben) Todsünden: Wollust, Völlerei, Trägheit, Neid, Geiz und Zorn (der Hochmut als siebte Sünde direkt darüber).

schnitten sie die Wand nach unten hin immer mehr ein, bis zu einer Tiefe von 59 cm. Schließlich wurde die rauhe Oberfläche mit Backsteinen von etwa 15 cm Dicke vermauert. Dadurch hängt nun der obere Teil der Mauer ungefähr 30 cm über und es entsteht eine leichte Neigung nach vorne, die einen der *Entasis* (griech. «Schwellung») der klassischen Säule vergleichbaren Effekt erzeugt. Rechtfertigen konnte Michelangelo dieses mühsame Unterfangen, nämlich 62 Kubikmeter Mauerwerk mit Hammer und Meisel zu entfernen, bevor er die etwa 34 Kubikmeter Backsteine auflegen ließ, nur mit der Erzielung eines überaus wichtigen optischen Effekts, der oft nicht genügend beachtet wurde. Giorgio Vasari (1511–74) etwa mutmaßte in seiner Michelangelo-Biographie, daß die Wand deshalb abgeschrägt worden sei, um sie vor Staub und Ruß (wie dem Rauch der Kerzen oder dem bei der Messe benutzten Weihrauch) zu schützen. Doch das ist eine offensichtlich unstimmige Erklärung, da die nach oben aufsteigenden Schmutzpartikel auf einer nach vorne geneigten Wand ja genau das Gegenteil bewirken müßten. Bereits 1543, also nur zwei Jahre nach der Enthüllung des Freskos, mußte Papst Paul III. einen offiziellen «Bildreiniger» für die Fresken der Sixtinischen Kapelle ernennen, ein Posten, der das ganze 16. Jahrhundert hindurch besetzt blieb.

***

In der theologischen Tradition wird die Heilsgeschichte in drei Zeitalter unterteilt: *ante legem* (vor dem mosaischen Gesetz), *sub lege* (unter dem mosaischen Gesetz)

Abb. 3

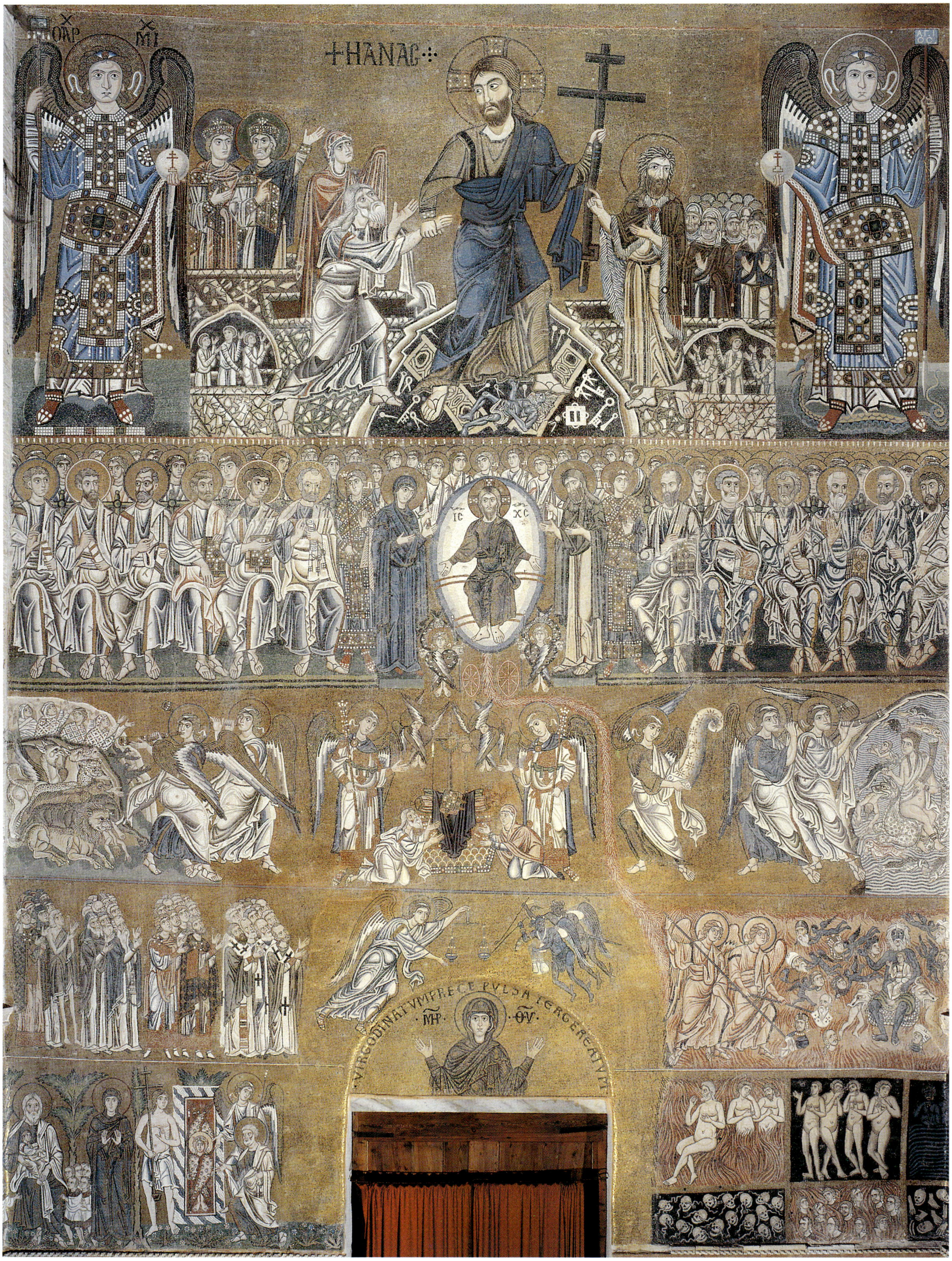

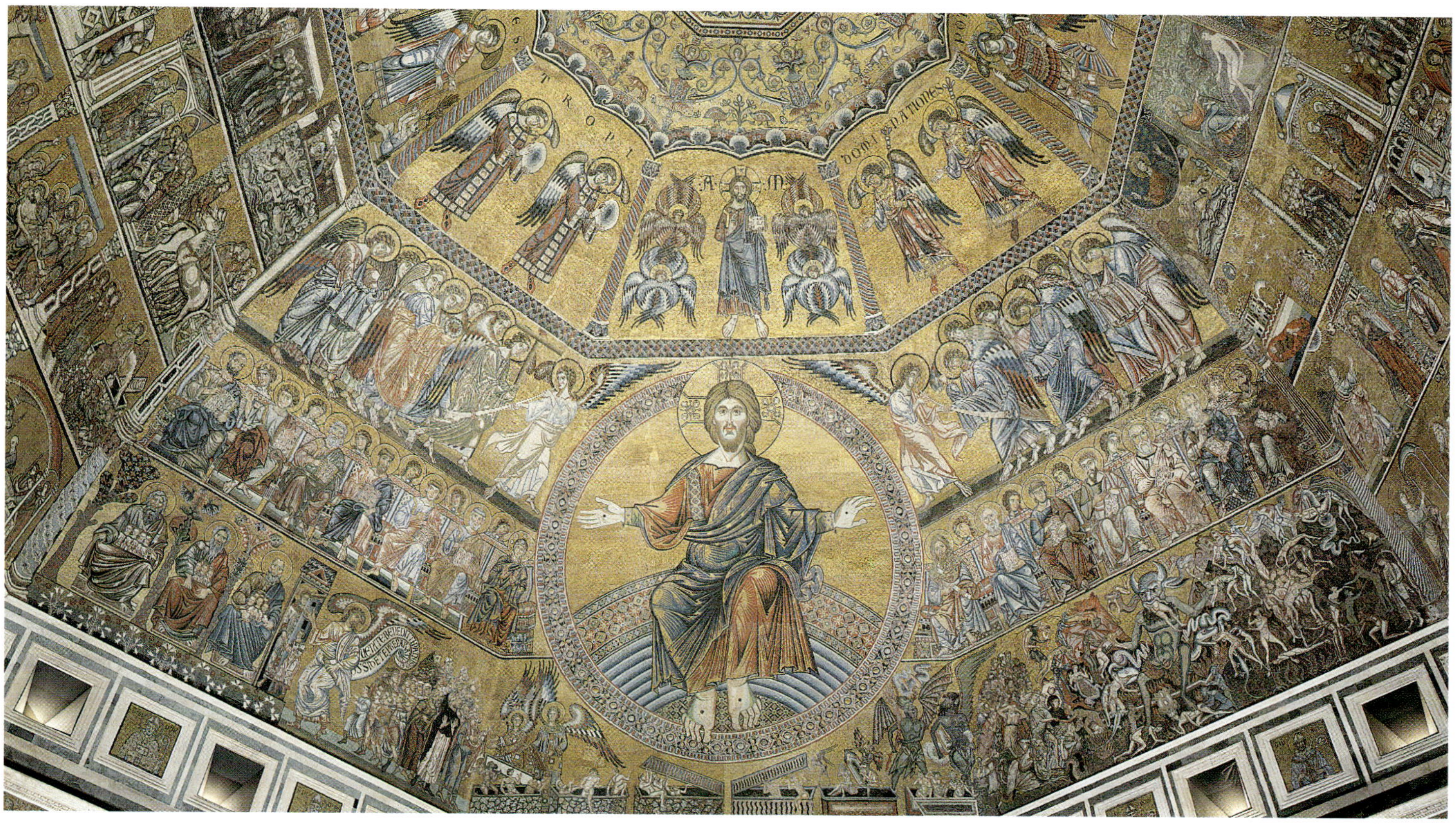

Abb. 4

und *sub gratia* (unter der Gnade oder dem Gesetz Christi). Jedes dieser Zeitalter ist in der Sixtinischen Kapelle durch entsprechende Szenen illustriert: die Genesis (Schöpfungserzählung) an der Decke *(ante legem)*, das Leben des Mose an den Wänden zur linken Seite des Altars *(sub lege)* und das Leben Christi an den Wänden der rechten Seite *(sub gratia)*. Das *Jüngste Gericht* vervollständigt dieses Programm, indem es die Vollendung der Heilsgeschichte darstellt, und zwar auf der Westwand, in Richtung der untergehenden Sonne. Es ist nichts ungewöhnliches, daß großformatige Darstellungen des Jüngsten Gerichts die ganze westliche Wand einer Kirche oder Kapelle einnehmen, wie zum Beispiel in der Kathedrale auf der Insel von Torcello in der Nähe Venedigs (Abb. 3) oder in der Arena-Kapelle zu Padua (Abb. 6). Aber in diesen «korrekt» ausgerichteten Gebäuden (das heißt mit dem Altar gegen Osten) ist es die hintere Fassadenwand, die die Gottesdienstbesucher an das letzte Schicksal der Menschheit erinnert, bevor sie den Sakralraum verlassen. Die Plazierung von Michelangelos Fresko über dem Altar, das heißt gleichsam im «Brennpunkt» der Kapelle, war neu, denn hier dominiert, ja unterbricht nun das Gericht sogar den Beginn des Freskenzyklus, der die Zeitalter *sub lege* und *sub gratia* (Leben Mose und Leben Jesu) darstellt. Dabei war die intensive Auseinandersetzung mit der Apokalypse zweifellos auch durch die erdrückende, pessimistische und schuldbeladene Stimmung mitbedingt, die auf die brutale – von Clemens VII. selbst miterlebte – Plünderung Roms 1527 (Sacco di Roma) folgte, und ebenso durch die gleichzeitigen Angriffe der protestantischen und katholischen Reformer sowie durch den päpstlichen Machtmißbrauch und die Korruption innerhalb der Kirche.

Darstellungen des Jüngsten Gerichts wurden traditionellerweise in vier horizontale Bänder unterteilt (Abb. 3). In Michelangelos Werk (Taf. 1) stellt die untere Bildzone die Auferstehung der Toten, den klaffenden Höllenschlund und die von Charon und Minos umgebenen Verdammten dar. Die zweite Zone zeigt die aufsteigenden Auserwählten, die Posaunenengel und die herabsteigenden Verdammten. Das dritte Band mit den Auserwählten hebt die sogenannte Ekklesia-Gruppe auf der linken Seite (vom Betrachter aus gesehen) und eine weitere Gruppe mit Johannes dem Täufer und Petrus im Zentrum um Christus und Maria hervor; auf der rechten Seite vereinigt die sogenannte Dismas-Gruppe die Märtyrer und weitere Auserwählte. In den beiden Lünetten oben tragen Engel die Marterinstrumente

Abb. 4. Schule von Coppo di Marcovaldo, Jüngstes Gericht. Mosaik, Florenz, Gewölbe des Baptisteriums, ca. 1270–75.
Mitte: Christus thront in der Glorie.
Dritter Streifen: (links) Engel mit Posaune, Kreuz, Dornenkrone und Nägeln; (rechts) Engel mit Posaune, Geißel, Lanze und Stab mit essiggetränktem Schwamm.
Zweiter Streifen: (links) Maria, Petrus und fünf weitere Apostel; (rechts) Johannes der Täufer, Paulus und fünf Apostel; (Hintergrund) Engel.
Erster Streifen: (Mitte) Auferstehung der Toten; (links) Engel (einer mit Mt 25,34 auf einem Schriftband), Gerettete, Paradiespforte, Seelen in Abrahams Schoß, Baum des Lebens; (rechts) Dämonen, Verdammte, Satan, Höllenqualen.

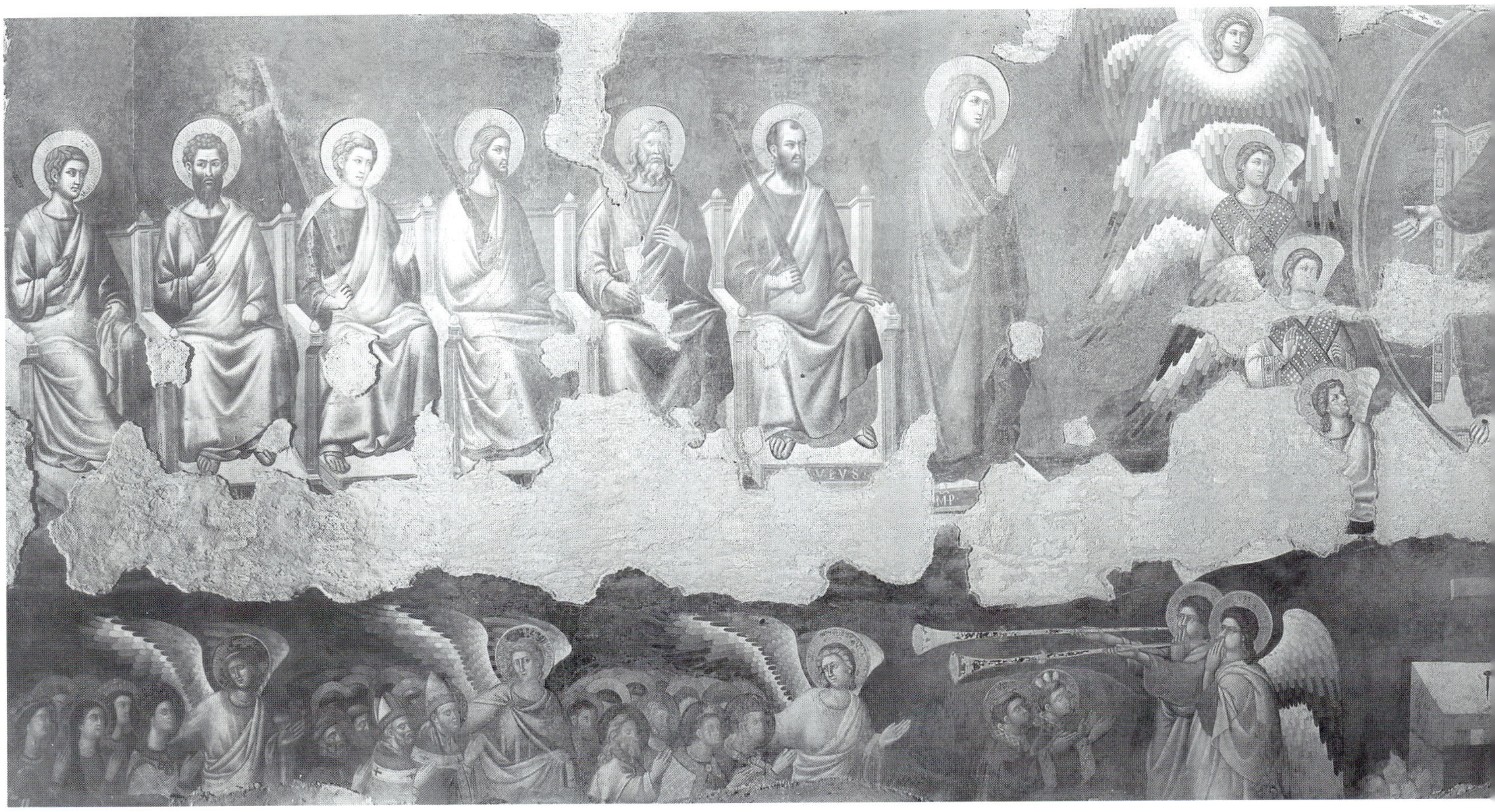

Abb. 6

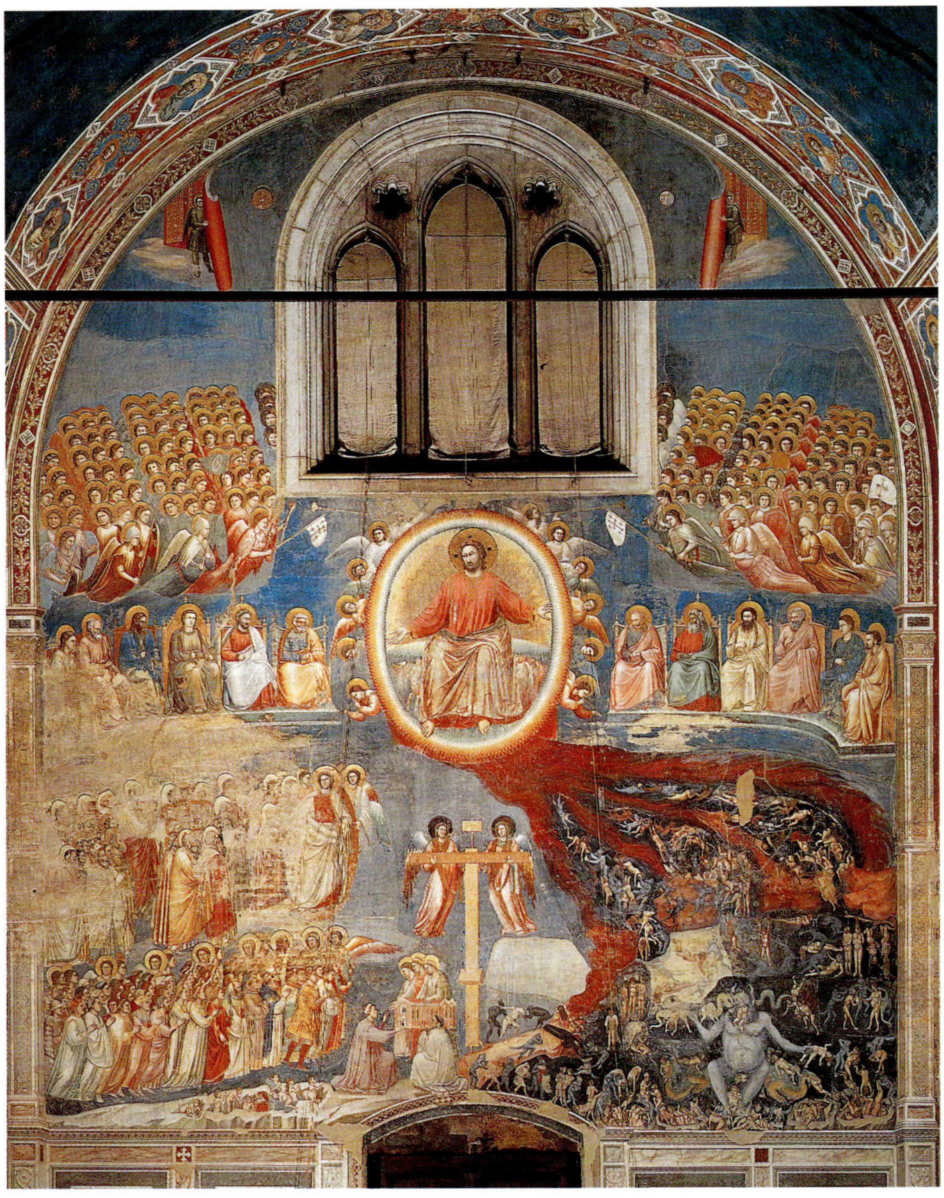

Abb. 5. Pietro Cavallini, Jüngstes Gericht. Fresko, Rom, S. Cecilia, um 1290. Oben: (Mitte) Christus thront in der Glorie, umrahmt von Engeln; (links) Maria, Paulus und fünf Apostel; (rechts) Johannes der Täufer, Petrus und fünf weitere Apostel. Unten: (Mitte) Altar mit Kreuz, Nägeln, Lanze, Stab mit essiggetränktem Schwamm und Gefäß, umgeben von Geretteten; (links) zwei Posaunenengel, die beiden Märtyrer Stephanus und Laurentius (unter den Posaunen), Engel geleiten die Erwählten (einschließlich Frauen) in den Himmel; (rechts) zwei Posaunenengel und Engel, die die Verdammten in die Hölle bringen.

Abb. 6. Giotto, Jüngstes Gericht. Fresko, Padua, Arena-Kapelle, Westwand, ca. 1305. Oben: Zwei Engel, die die Himmel aufrollen. Vierter Streifen: (Mitte) Christus thront über den Symbolen der Evangelisten, umgeben von Engeln, von denen vier Posaune blasen; (links) Petrus und fünf weitere Apostel; (rechts) Paulus und fünf Apostel; (über den Aposteln) Engelshierarchien. Dritter Streifen: (Mitte) Zwei Engel halten das Kreuz; (links) Maria und Engel führen die Auserwählten in den Himmel; (rechts) Darstellung der Hölle. Zweiter Streifen: (links) Engel geleiten die Geretteten in den Himmel; (rechts) Höllenqualen. Erster Streifen: (links) Auferstehung der Toten, Enrico Scovegni übergibt die Arena-Kapelle an drei Engel; (rechts) Darstellung der Höllenqualen und des Satan.

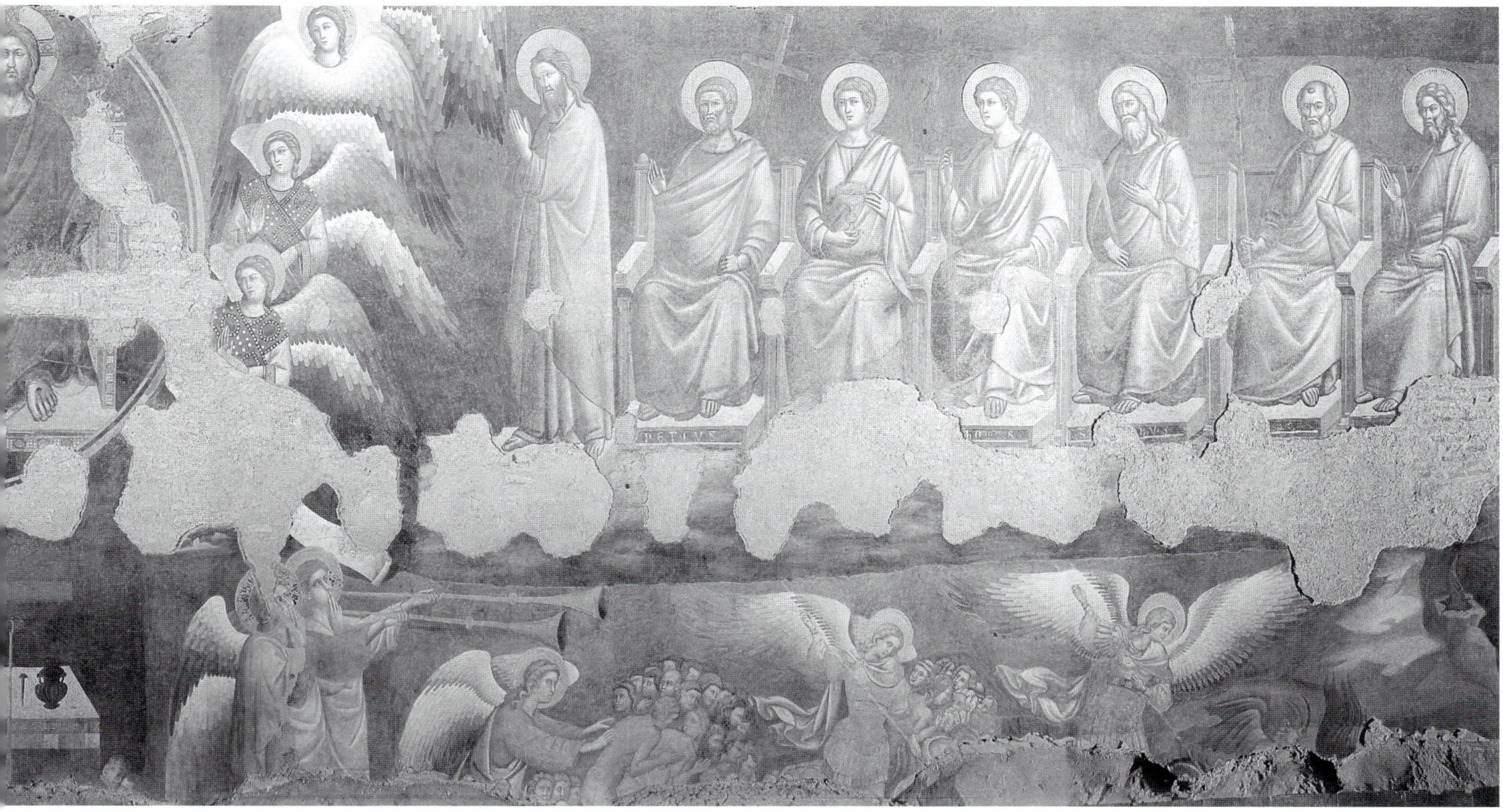

Abb. 5

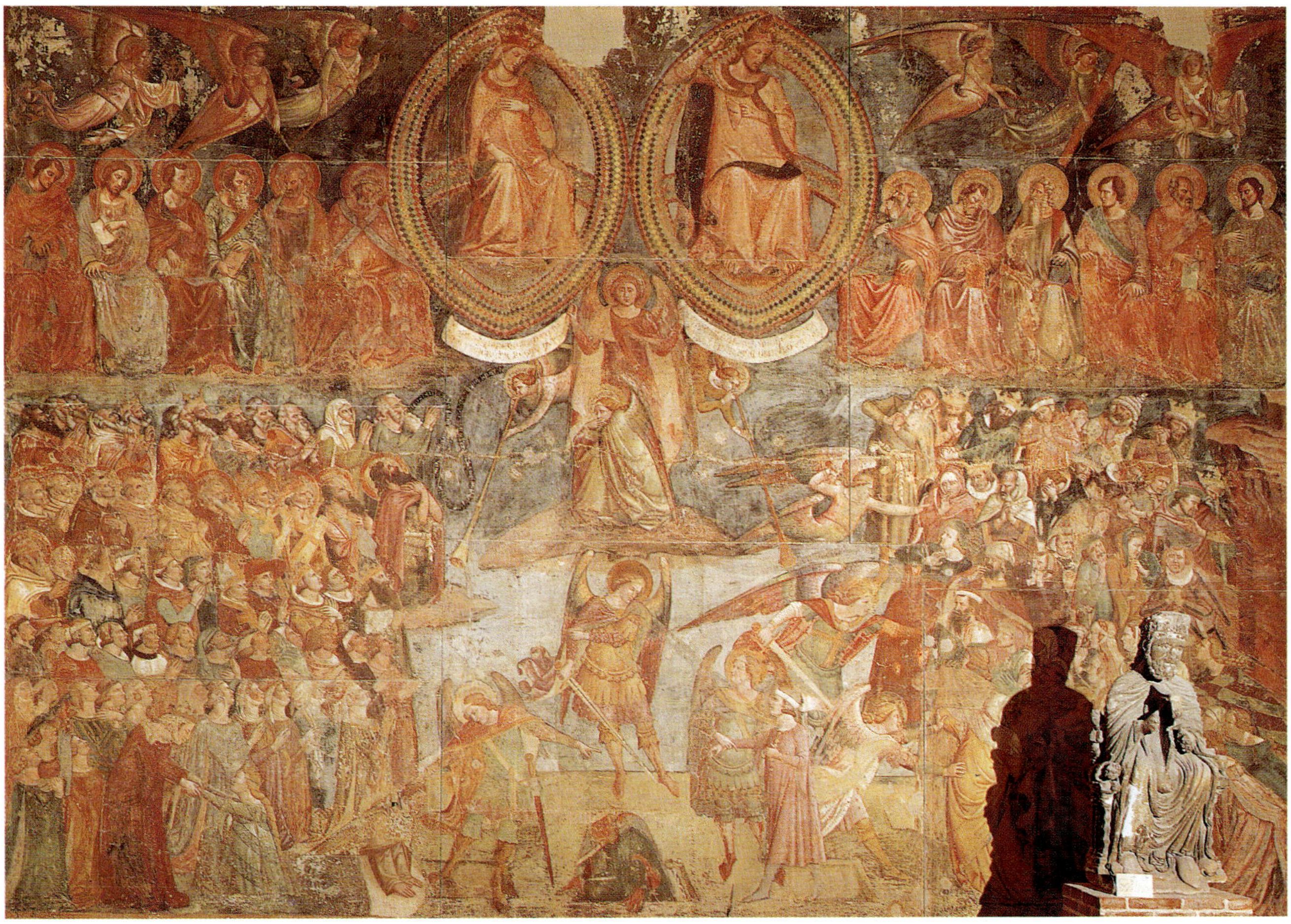

Abb. 7

Abb. 7. Francesco Traini, Jüngstes Gericht. Fresko, Pisa, Camposante, ca. 1350.
Dritter und zweiter Streifen: (Mitte) Christus und Maria thronen in der Glorie; (links, oben) Engel mit dem essiggetränkten Schwamm, Lanze und Nägeln; (rechts, oben) Engel mit Geißel, Kreuz und Dornenkrone; (links, zweiter Streifen) Petrus und fünf weitere Apostel; (rechts, zweiter Streifen) Paulus und fünf Apostel. Erster Streifen: (Mittelachse) Engel mit zwei Schriftbändern (Mt 25,34.41), zwei Posaunenengel, Engel geleiten die Geretteten in den Himmel und die Verdammten in die Hölle; die Auferstehung der Toten; (links) die Erlösten (obere Reihe: Adam und Eva, Propheten, alttestamentliche Gestalten; 2. Reihe: Johannes der Täufer, Heilige; 3. Reihe: Kirchenväter und Herrscher; 4. Reihe: Laien; untere Reihe: Frauen); (rechts) Verdammte.

Abb. 8

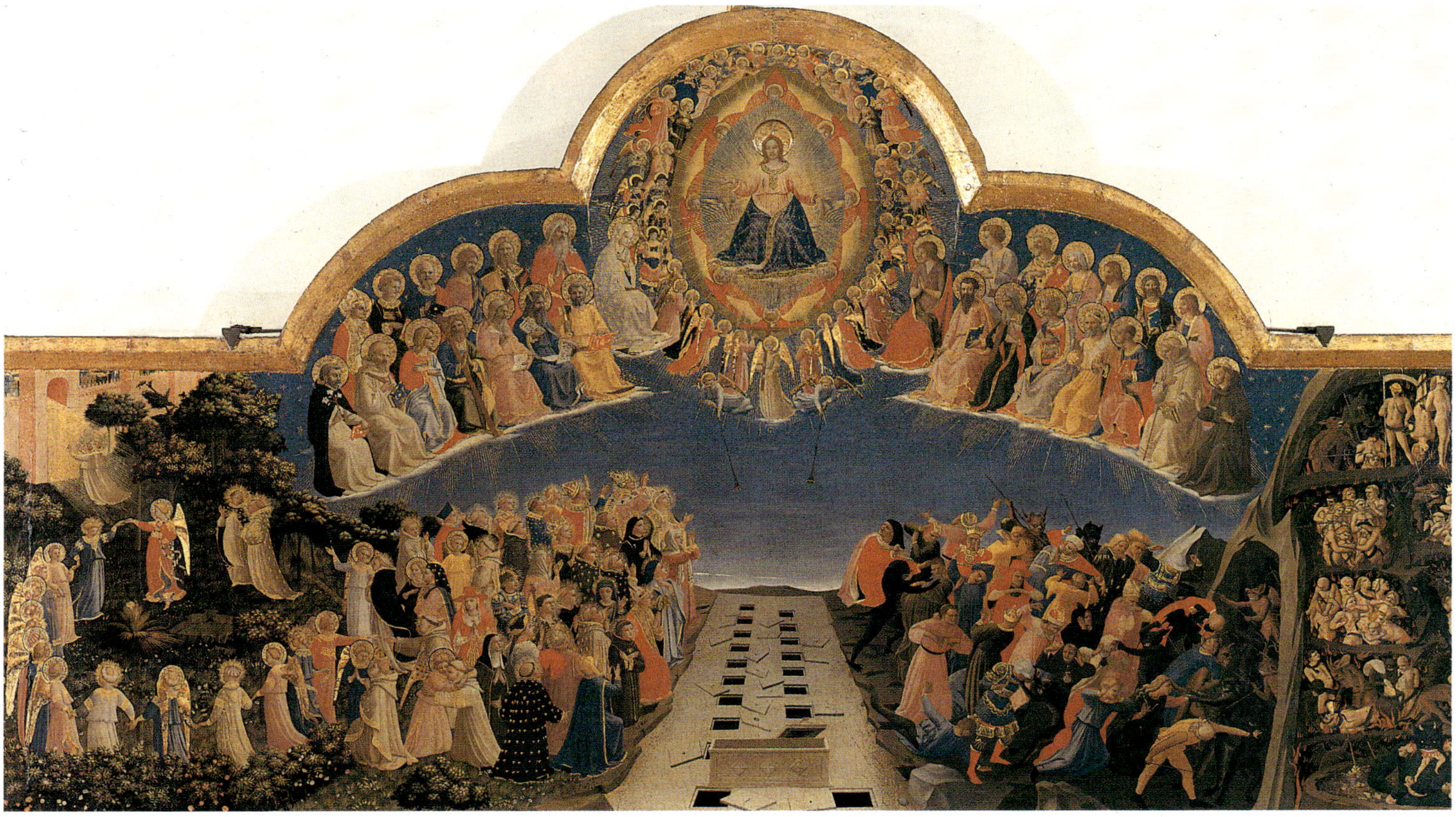

Abb. 9

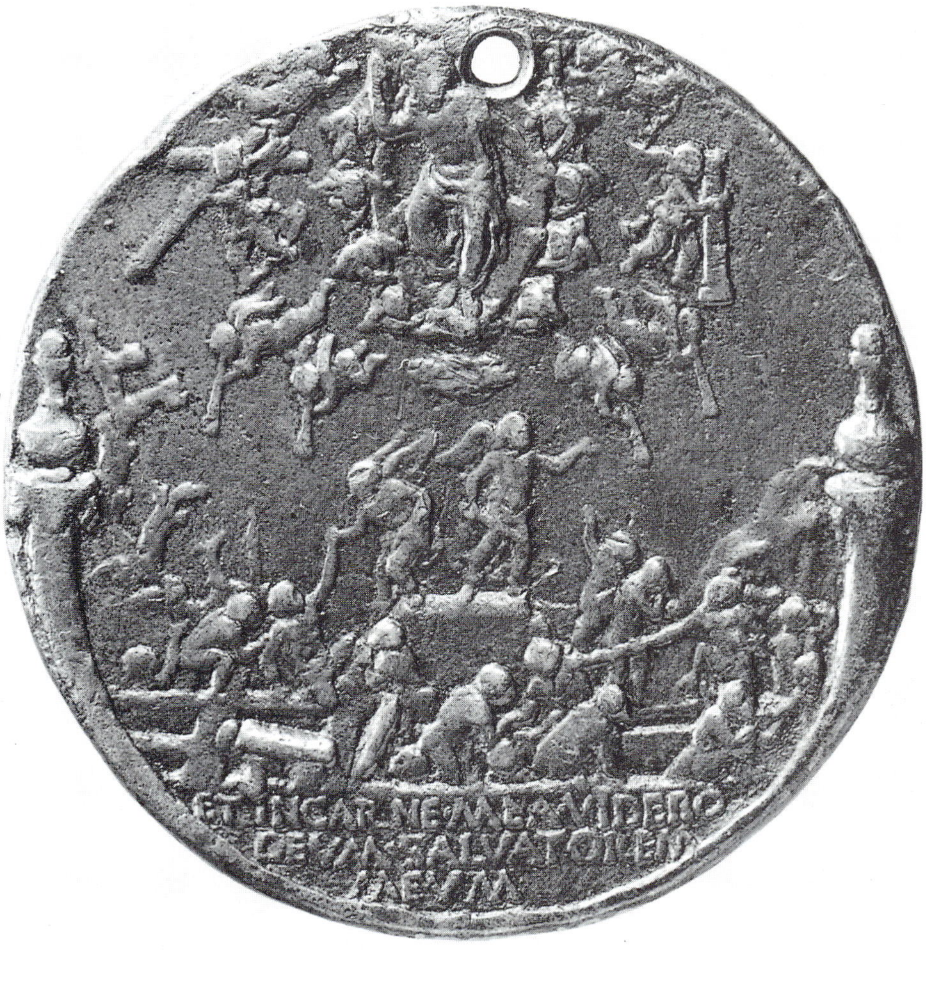

Abb. 8. Werkstatt des Fra Angelico, Jüngstes Gericht. Wandtafel, Florenz, Museo di San Marco, ca. 1435–40. Oben: (Mitte) Christus thront in der Glorie, umgeben von Engeln, einer hält das Kreuz, zwei blasen die Posaune; links und rechts von Christus: Maria und Johannes der Täufer, Apostel, Heilige und Gestalten des Alten Testaments. Unten: (Mitte) Offene Gräber; (links) Erlöste im Paradies mit Engeln, einer umarmt einen Mönch; (rechts) Dämonen treiben die Verdammten in die Hölle und quälen sie, unten Satan.

Abb. 9. Bertoldo di Giovanni, Jüngstes Gericht, Bronzemedaillon. Inschrift: Et In Carne Mea Videbo Deum Salvatorem Meum (Iob 19,26 nach der Lesart der Vulgata: Und in meinem Fleisch werde ich Gott, meinen Erlöser, schauen), ca. 1468–69. Oben: Christus in der Glorie, umgeben von Engeln, vier blasen Posaune, einer mit dem Kreuz (links), ein anderer mit der Geißelsäule (rechts). Unten: Zwei Engel (Mitte) helfen den Erlösten (rechts) und halten die Verdammten auf (links), die aus ihren Gräbern auferstehen.

Abb. 10

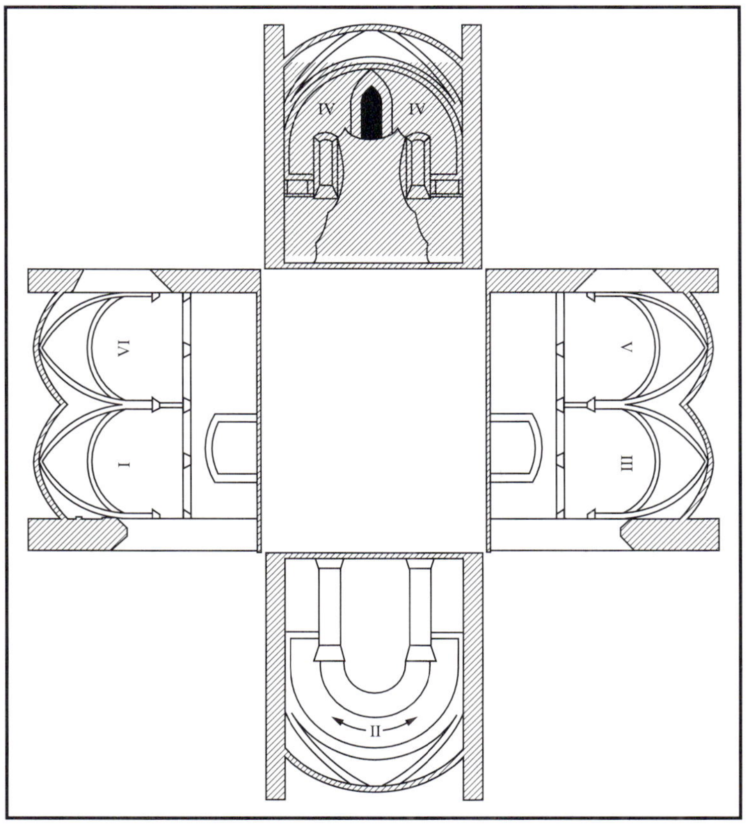

Abb. 10. Kathedrale von Orvieto, San Brizio Kapelle, Aufriß der Wände:

I. Der Antichrist
II. Das Weltende
III. Auferstehung der Toten
IV. Himmel und Hölle
V. Die Verdammten
VI. Die Erlösten

Abb. 11. Luca Signorelli, Auferstehung der Toten. Fresko, Kathedrale von Orvieto, San Brizio Kapelle, rechte Westwand, 1499–1504.

Abb. 11

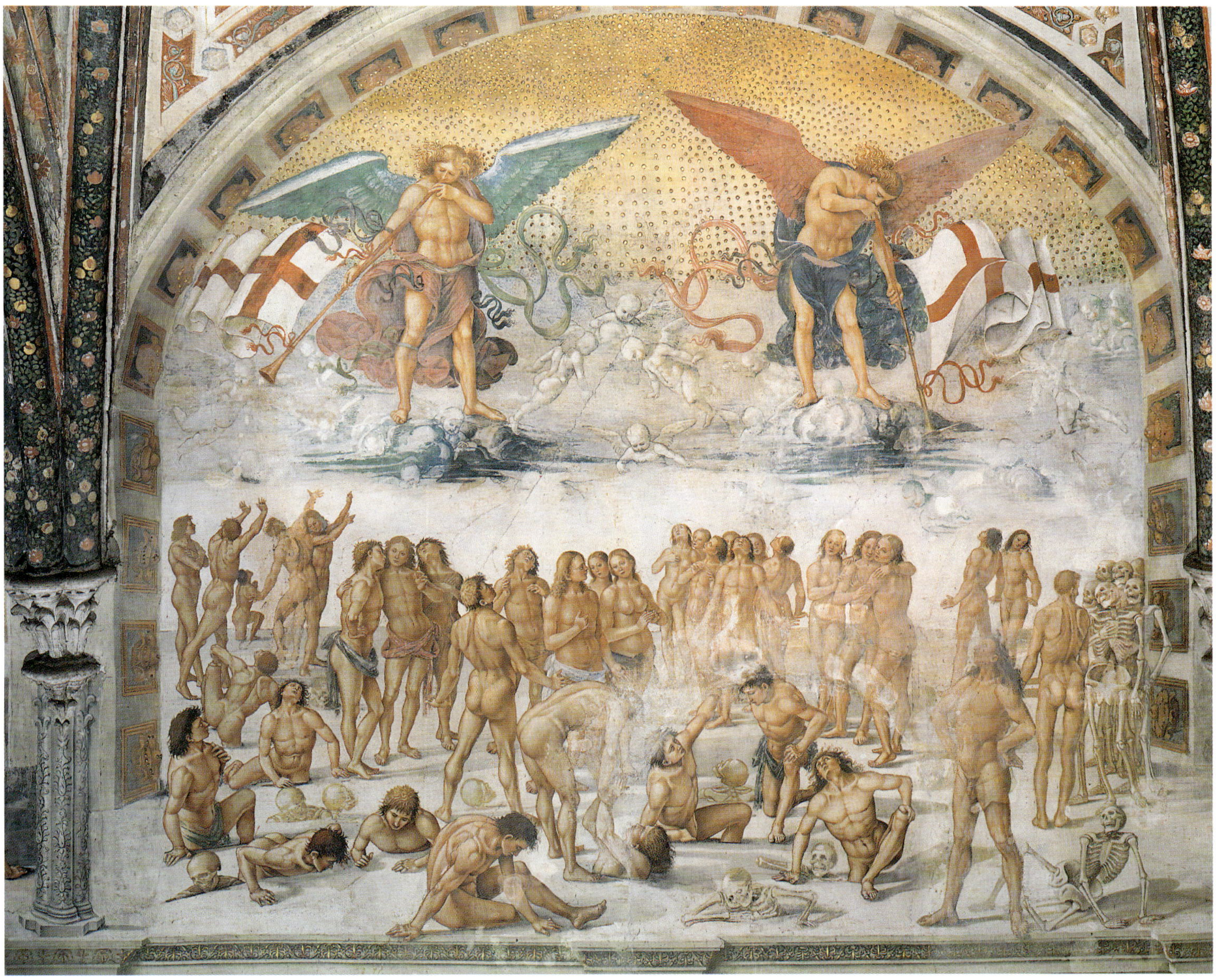

Abb. 12

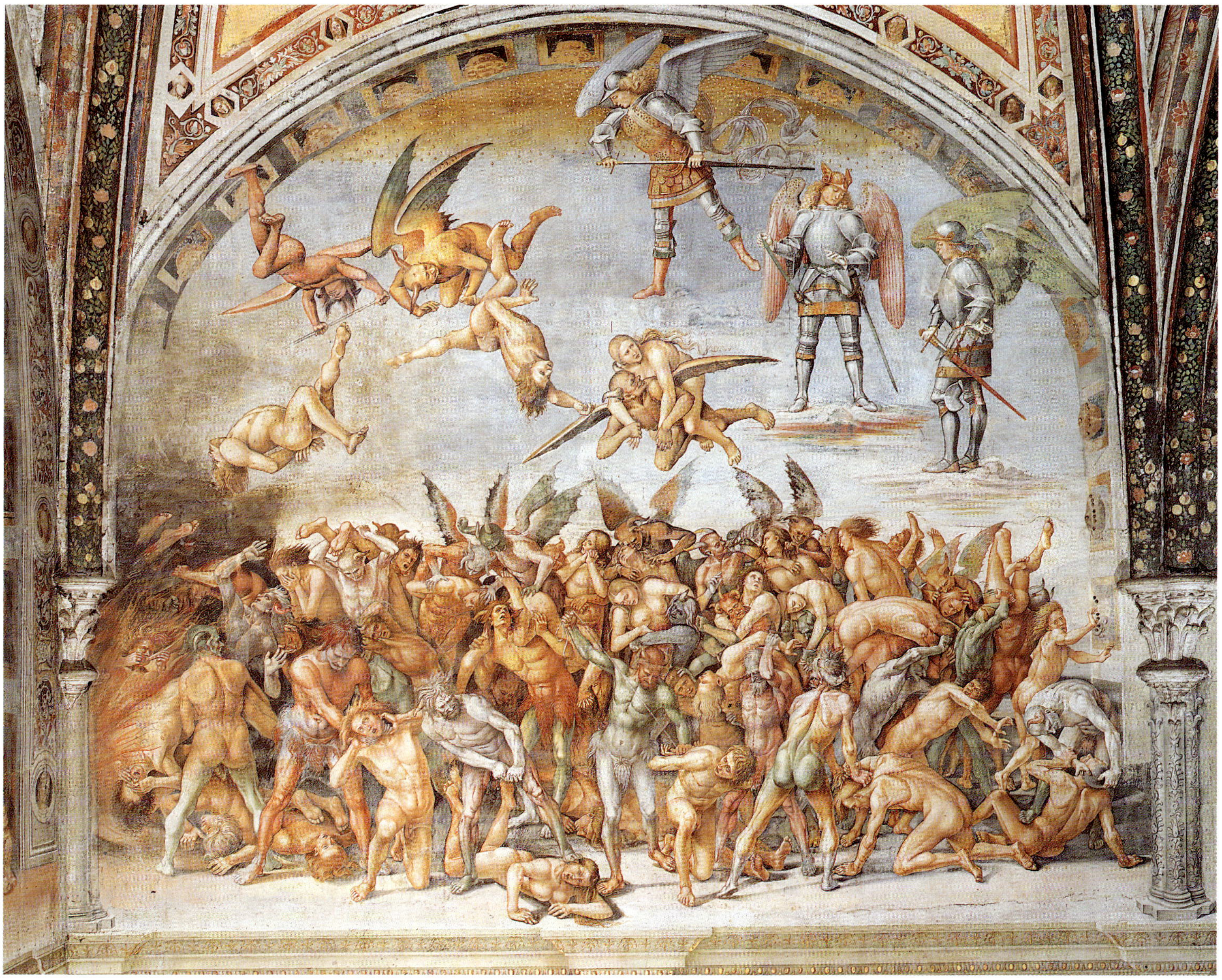

Abb. 12. Luca Signorelli, Die Verdammten. Fresko, Kathedrale von Orvieto, San Brizio Kapelle, linke Westwand, 1499–1504.
Drei Engel in Rüstung überwachen den Abstieg der Verdammten und ihre Höllenqualen.

Abb. 13a. Luca Signorelli, Himmel und Hölle. Fresko, Kathedrale von Orvieto, San Brizio Kapelle, südliche Altarwand, 1499–1504.
Links: Die Auserwählten werden von acht Engeln in den Himmel geleitet, sechs musizieren.

Rechts: Zwei Engel überwachen die Verdammten, die von Charon in die Hölle verbracht und vom schlangenschwänzigen Minos verurteilt werden.

Abb. 13b. Luca Signorelli, Die Erlösten. Fresko, Kathedrale von Orvieto, San Brizio Kapelle, rechte Ostwand, 1499–1504.
Dreiundzwanzig Engel – neun musizieren, zwei streuen Blumen – feiern und krönen die Auserwählten und geleiten sie himmelwärts.

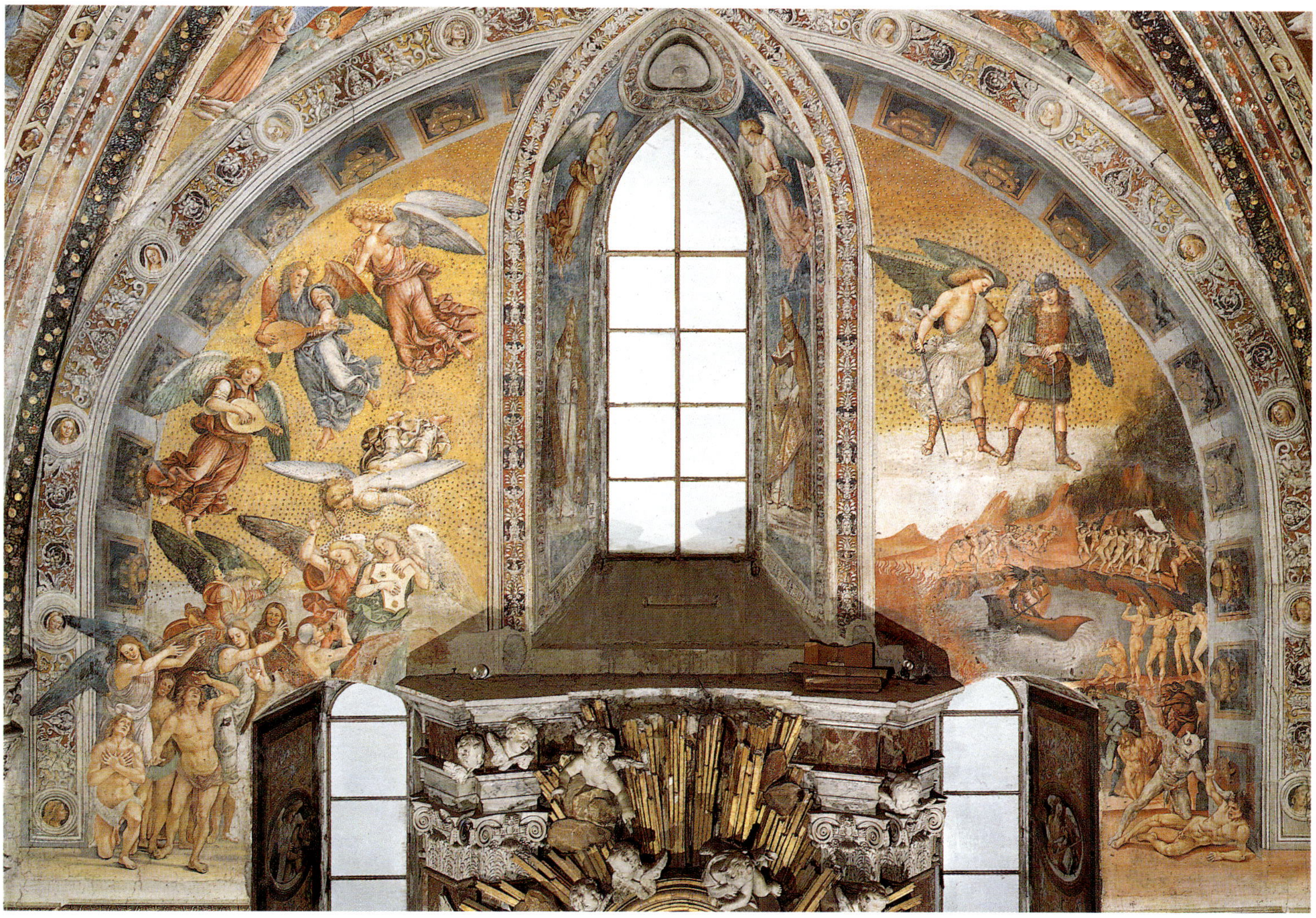
Abb. 13a

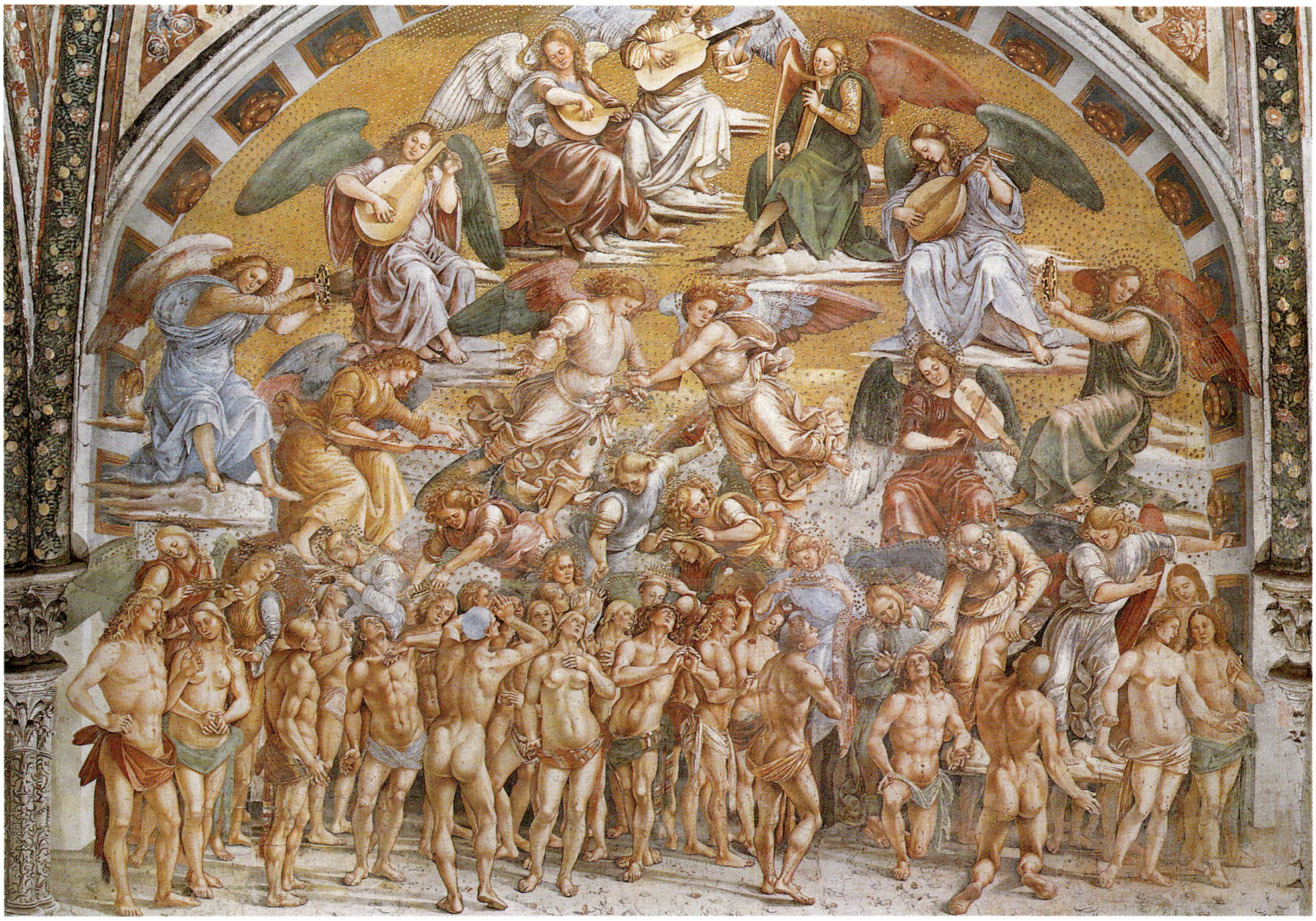
Abb. 13b

Christi: das Kreuz ist links zu sehen, die Geißelsäule rechts. Nachdem alle vorhergehenden Darstellungen des Jüngsten Gerichts allein durch ihr Thema einen dramatischen Charakter hatten, war Michelangelo der erste, der eine derart alles durchdringende Bewegung mit einer solchen Fülle handelnder Figuren, insgesamt über vierhundert, gestaltete. Da das Fresko selbst keinen Rahmen besitzt, verstärkt die Darstellung zusätzlich – wie keine andere jemals zuvor – die Illusion einer gar nicht existierenden Wand und die unmittelbare Schau der richtenden Wiederkunft Christi in der jeweiligen Gegenwart des Betrachters.

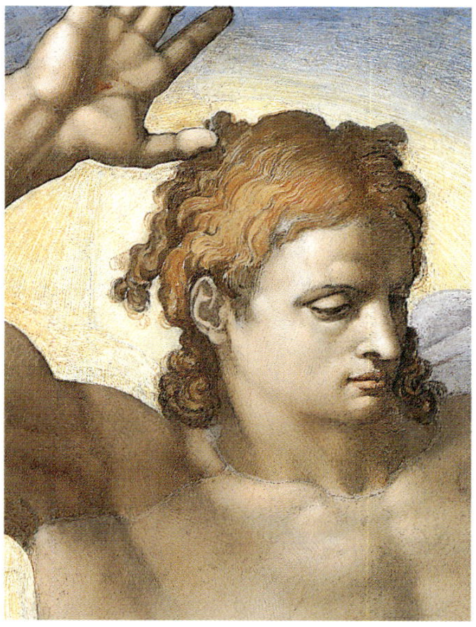

I.
DIE ZENTRALE VERTIKAL-ACHSE
CHRISTUS UND MARIA
DIE POSAUNENENGEL
DER HÖLLENSCHLUND

Amen, ich sage euch:
Wenn die Welt neu geschaffen wird und der Menschensohn sich auf den Thron der Herrlichkeit setzt, werdet ihr, die ihr mir nachgefolgt seid, auf zwölf Thronen sitzen und die zwölf Stämme Israels richten.
(Mt 19,28)
Danach wird das Zeichen des Menschensohnes am Himmel erscheinen; dann werden alle Völker der Erde jammern und klagen, und sie werden den Menschensohn mit großer Macht und Herrlichkeit auf den Wolken des Himmels kommen sehen.
(Mt 24,30)
Wenn der Menschensohn in seiner Herrlichkeit kommt und alle Engel mit ihm, dann wird er sich auf den Thron seiner Herrlichkeit setzen. Und alle Völker werden vor ihm zusammengerufen werden, und er wird sie voneinander scheiden, wie der Hirt die Schafe von den Böcken scheidet. Er wird die Schafe zu seiner Rechten versammeln, die Böcke aber zur Linken. Dann wird der König denen auf der rechten Seite sagen: Kommt her, die ihr von meinem Vater gesegnet seid, nehmt das Reich in Besitz, das seit der Erschaffung der Welt für euch bestimmt ist. […] Dann wird er sich auch an die auf der linken Seite wenden und zu ihnen sagen: Weg von mir, ihr Verfluchten, in das ewige Feuer, das für den Teufel und seine Engel bestimmt ist. […] Und sie werden weggehen und die ewige Strafe erhalten, die Gerechten aber das ewige Leben.
(Mt 25,31–46)
… dann wäge Gott mich auf gerechter Waage, so wird er meine Unschuld anerkennen.
(Ijob 31,6)
Tekel: Gewogen wurdest du auf der Waage und zu leicht befunden.
(Dan 5,27)

Christus und Maria

Der auferstandene Christus – als Sinnbild der *Triumphierenden* oder *Himmlischen Kirche* – dominierte auch schon die Komposition aller früheren Darstellungen des Jüngsten Gerichts (Abb. 3–9). Doch niemals zuvor hatte Christus das Drama so klar eingeleitet und kontrolliert (Taf. 2). Dieses Gespür für die völlige Hilflosigkeit der sündigen Menschheit angesichts der göttlichen Allmacht und Allwissenheit spiegelt die verzweifelte Untergangsstimmung wider, die für das erste Jahrzehnt nach der Plünderung Roms 1527 ausschlaggebend war – ein Ereignis, das viele Römer als Strafe für ihre Sünden und für die Mißstände in der Kirche ansahen.
Michelangelos Christus besitzt mit seinen breiten Schultern, Hüften und kräftigen Gliedmaßen einen viel massiveren und muskulöseren Körper als alle vorhergehenden Darstellungen, und zudem hebt das Licht im Hintergrund die gedrungene Form hervor. Erhabener als jeder klassische Jupiter bewegt sich diese mächtige Gestalt auf vieldeutige Weise. Auf den ersten Blick scheint Christus zu stehen, seine rechte Hand zu erheben und sich von rechts nach links zu wenden. Mit der rechten Hand – so könnte man diese Bewegung deuten – erhebt er die geretteten Seelen zu seiner Rechten, wohin sich auch der fürbittende Blick seiner Begleiterin, der Jungfrau Maria, richtet. Während er die Geretteten mit seinem linken Arm an

2

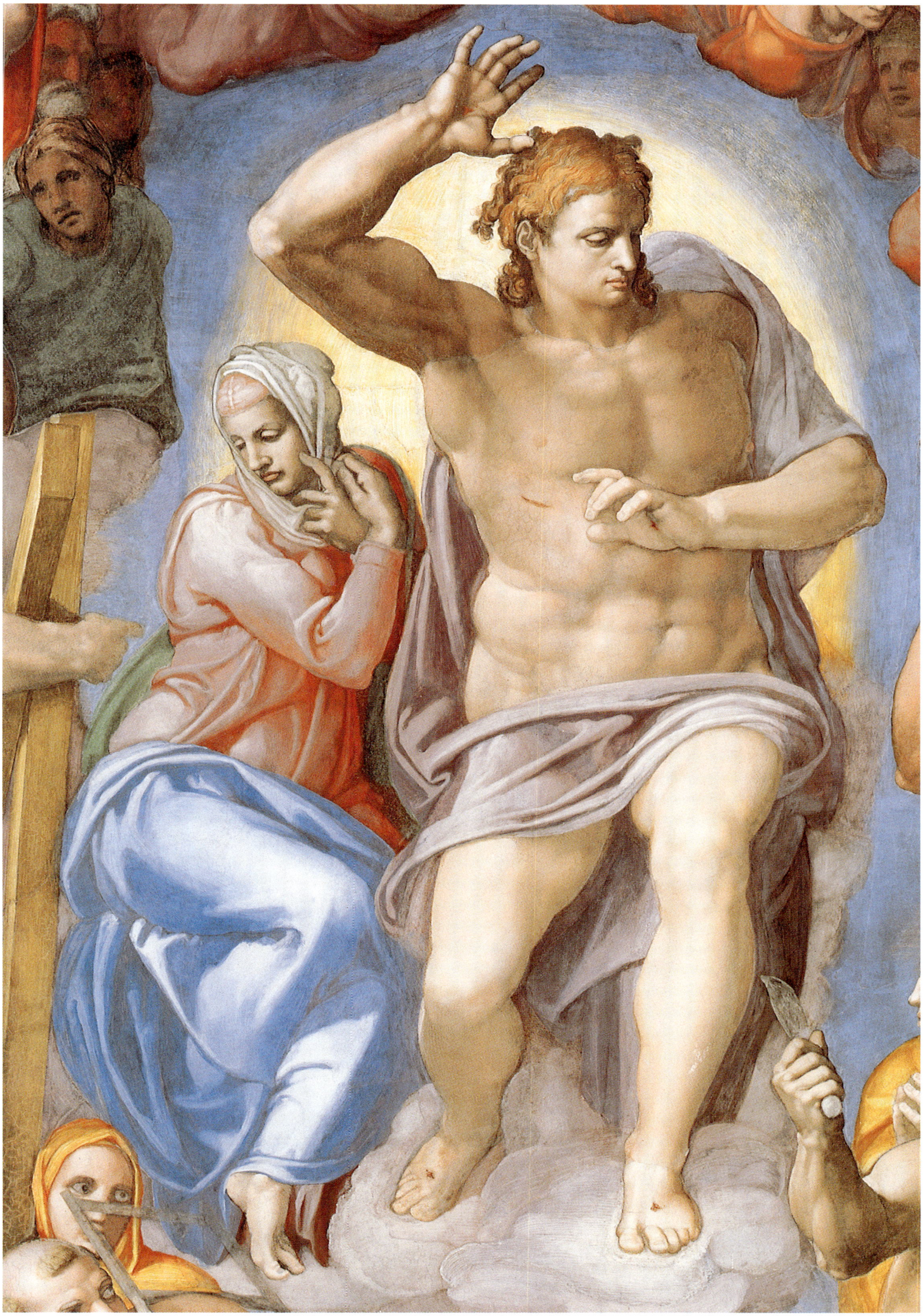

Die Figuren um Christus und Maria unterstreichen die Macht des Weltenrichters und verdeutlichen die von Christus ausgehende Rotationsbewegung des gesamten Freskos. Über dem Kopf Christi sind zwei Figuren zu sehen, die linke schwingt sich empor, während die orange gekleidete herabsteigt (Taf. 3). Beide reagieren auf Christus, dessen Bewegung unterschiedlich gedeutet werden kann: Entweder erhebt sich Christus gerade von seinem Wolkenthron oder er ist im Begriff, sich zu setzen. Somit kann man in der Haltung seines rechten Armes eine Aufwärtsbewegung erkennen, mit der er die Geretteten an sich zieht, aber auch eine Abwärtsbewegung, die die Verdammnis der Seelen auf der rechten Freskoseite ausdrücken soll. Die spirituelle Kraft Christi zieht eine nackte Figur zu sich hin (Taf. 4), die wie Christus zu den Verdammten blickt, sowie eine zweite (Taf. 5), die mit Maria das Interesse für die Geretteten teilt.

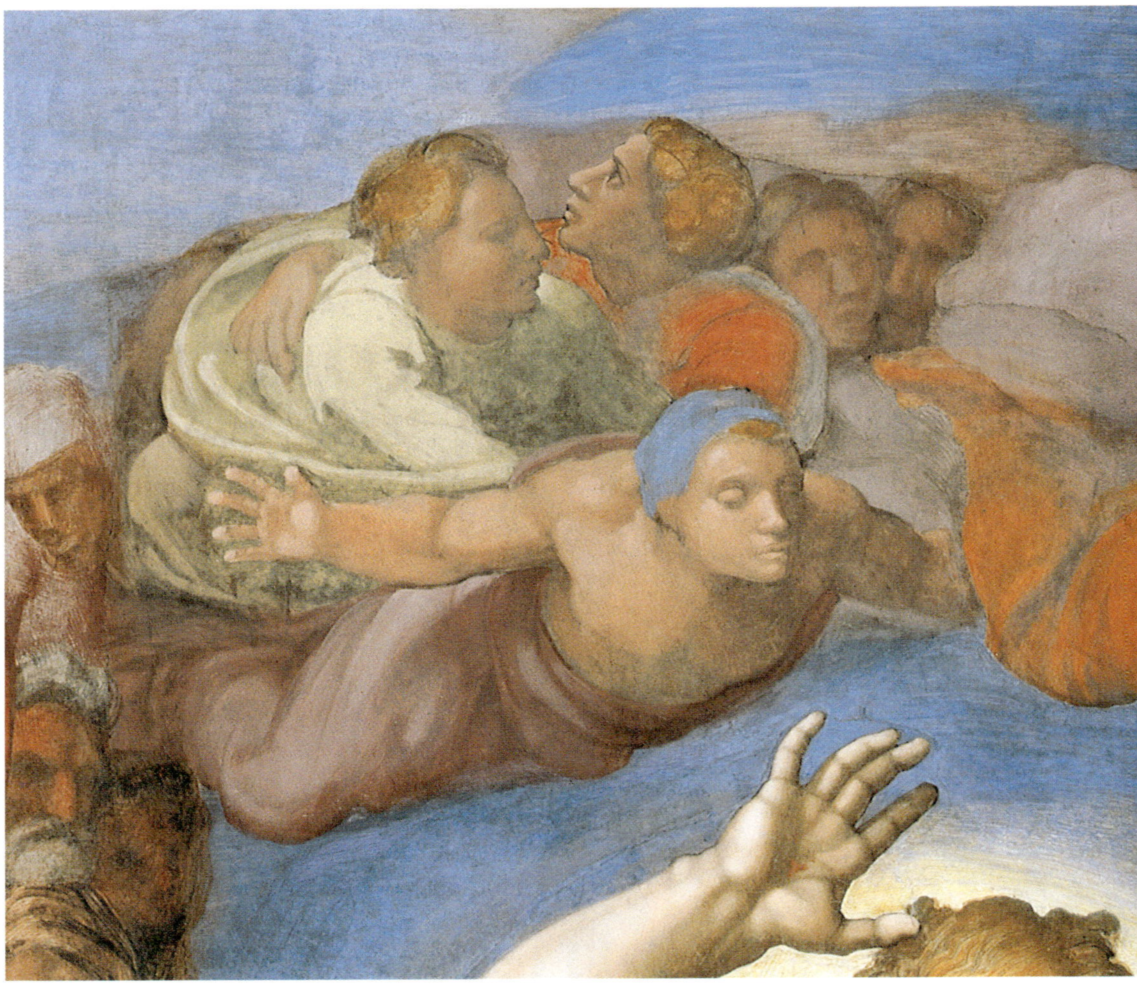

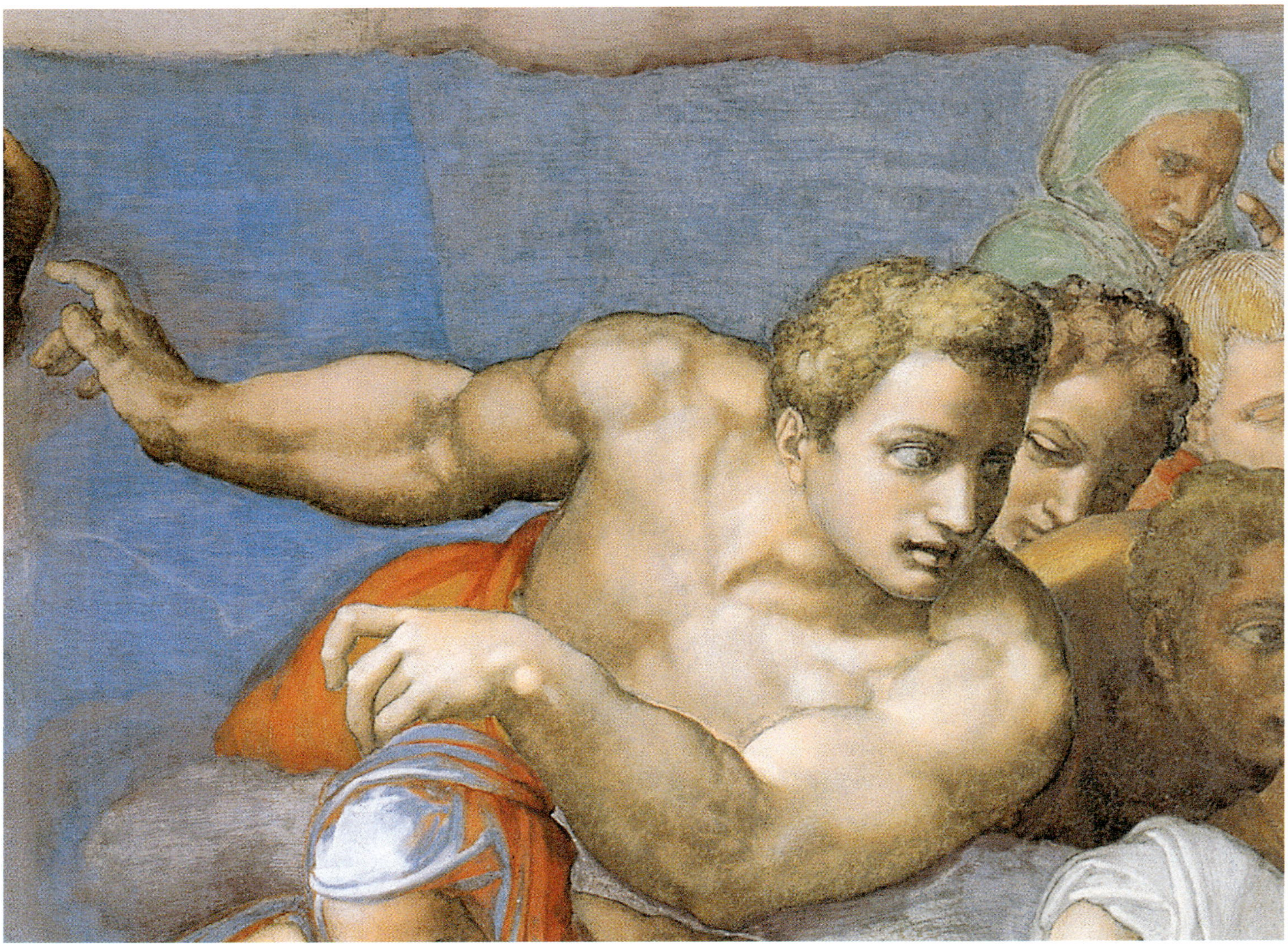

4

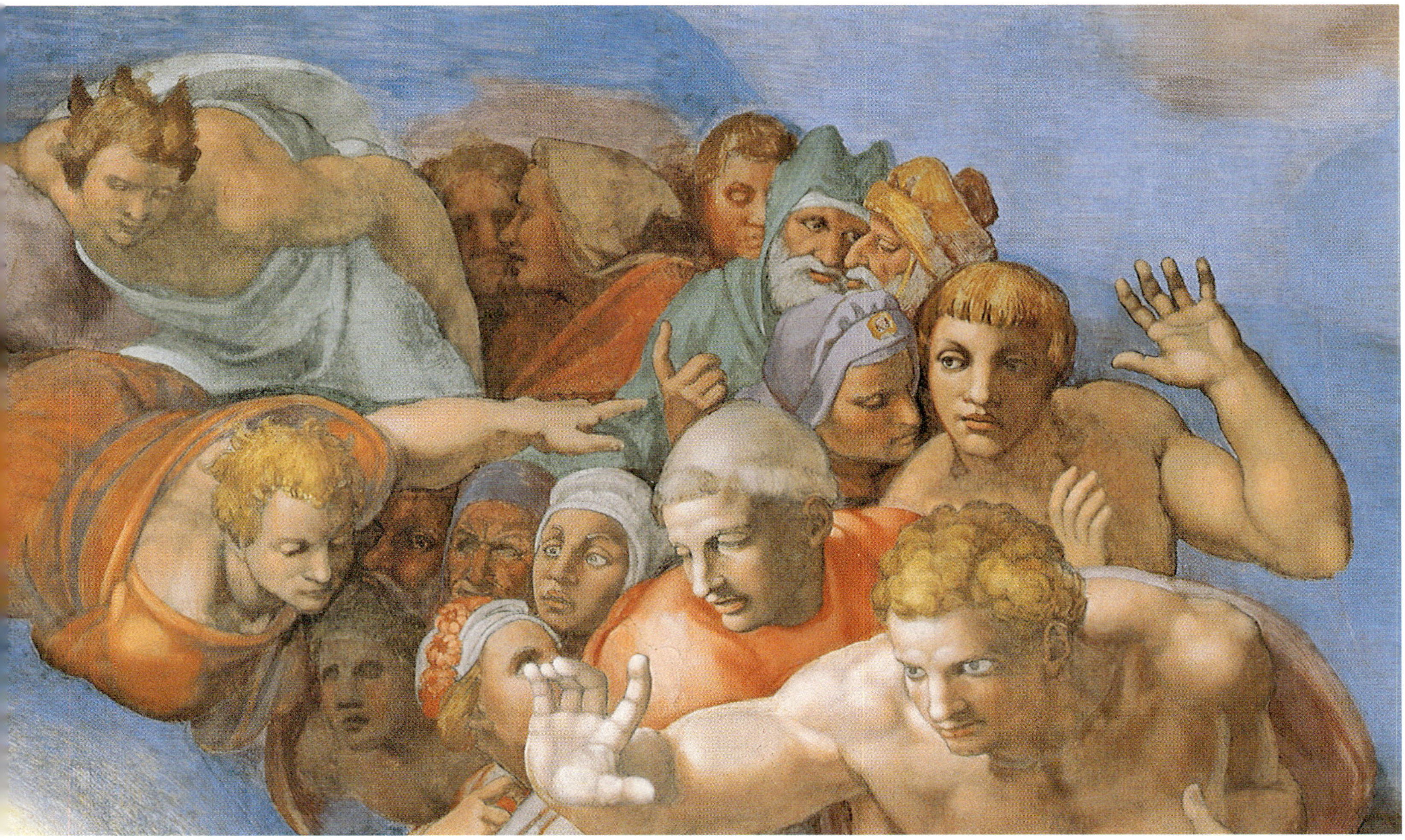

3

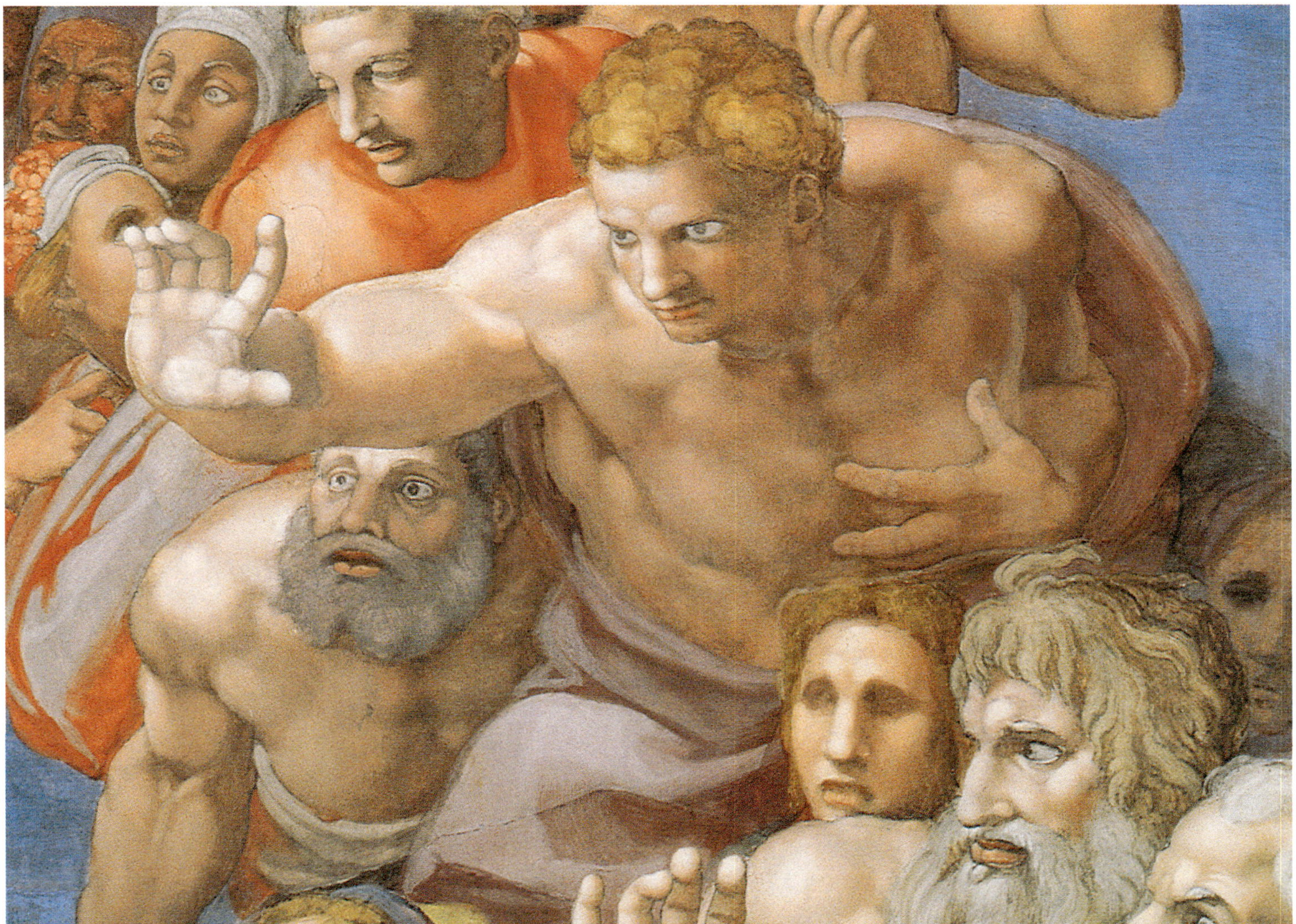

5

sich zieht, wendet er seinen Blick von ihnen ab. Die Bewegung Christi kann allerdings auch anders interpretiert werden: Christus hat sich nicht erhoben, sondern er scheint sich auf seinen himmlischen Wolkenthron zu setzen, so als wollte er den rechten Arm senken und damit die verdammten Seelen in seinem Blickfeld verurteilen.

Aus dieser komplexen Bewegung Christi – es ist eine simultane Auf- und Abwärtsspirale – entsteht die Gesamtbewegung des Freskos. Angesichts des endgültigen, vom Anbeginn der Zeiten bekannten Schicksals der Menschheit bleibt Christus, obwohl er die gesamte Komposition formal und inhaltlich beherrscht, innerlich doch eher leidenschaftslos, weder zornig noch freudig.

Als Fürsprecherin der Menschheit saß oder stand die Jungfrau Maria traditionellerweise auf der (von Christus aus gesehen) bevorzugten rechten Seite (Abb. 7–8). Auf dem Fresko Michelangelos aber schmiegt sie sich erstmals eng an ihren Sohn, wobei ihre Gestalt und Haltung seine Größe noch verstärken und ihr Blick auf die Geretteten den seinen zu ersetzen scheint. Ihre gewundene Haltung – entlang der Körperachse von rechts nach links – steigert zudem die Drehbewegung Christi (Taf. 2). Daß Maria so stark an seinem endgültigen Triumph über Sünde und Tod Anteil nimmt, könnte die zeitgenössischen Betrachter auch an den Weihetag der Kapelle erinnert haben, nämlich an das Fest Mariä Himmelfahrt, symbolisch gesehen – wenn man Maria als Urbild der Kirche begreift – die Verherrlichung der *Streitenden* oder *Irdischen Kirche*. Ihre über der Brust gekreuzten Hände, mit denen sie ihr Tuch enger um den Kopf zieht – so als ob sie «den Schleier nehmen» würde (Teil der Einkleidung bei Nonnen) – könnten somit ein Hinweis auf ihre Jungfräulichkeit, Heiligkeit und spirituelle Vermählung mit Christus sein. Doch diese Verkörperung der *Streitenden Kirche,* welcher am Ende der Zeiten keine entscheidende Bedeutung mehr zukommt, bleibt Christus völlig untergeordnet.

Die bogenförmig über den Köpfen von Christus und Maria angeordneten Figuren spiegeln deren komplexe Bewegungen wider. Die lavendelfarben gekleidete Figur mit der blauen Kopfbedeckung über der erhobenen rechten Hand Christi zum Beispiel schwingt sich empor, während die orange gekleidete Seele über seiner linken Hand herabsteigt (Taf. 3). Die zwei männlichen Akte zur Rechten Christi (auf der Höhe seiner erhobenen Hand) strecken ihre Hände nach hinten, beugen sich jedoch deutlich zu Christus hin, indem sie mit weit aufgerissenen Augen seinem Blick folgen (Taf. 4). Im Gegensatz hierzu drückt die Körpersprache des männlichen Aktes rechts von Christus sein mit Maria geteiltes Interesse für die Geretteten aus (Taf. 5).

Er wird seine Engel unter lautem Posaunenschall aussenden, und sie werden die von ihm Auserwählten aus allen vier Winden zusammenführen, von einem Ende des Himmel bis zum anderen.
(Mt 24,31)
Und ich sah: Sieben Engel standen vor Gott; ihnen wurden sieben Posaunen gegeben.
(Offb 8,2)
Dann sah ich einen großen weißen Thron und den, der auf ihm saß:
Vor seinem Anblick flohen Erde und Himmel, und es gab keinen Platz mehr für sie.
Ich sah die Toten vor dem Thron stehen, die Großen und die Kleinen.
Und Bücher wurden aufgeschlagen; auch das Buch des Lebens wurde aufgeschlagen.
Die Toten wurden nach ihren Werken gerichtet, nach dem, was in den Büchern aufgeschrieben war. [...]
Wer nicht im Buch des Lebens verzeichnet war, wurde in den Feuersee geworfen.
(Offb 20,11–15)

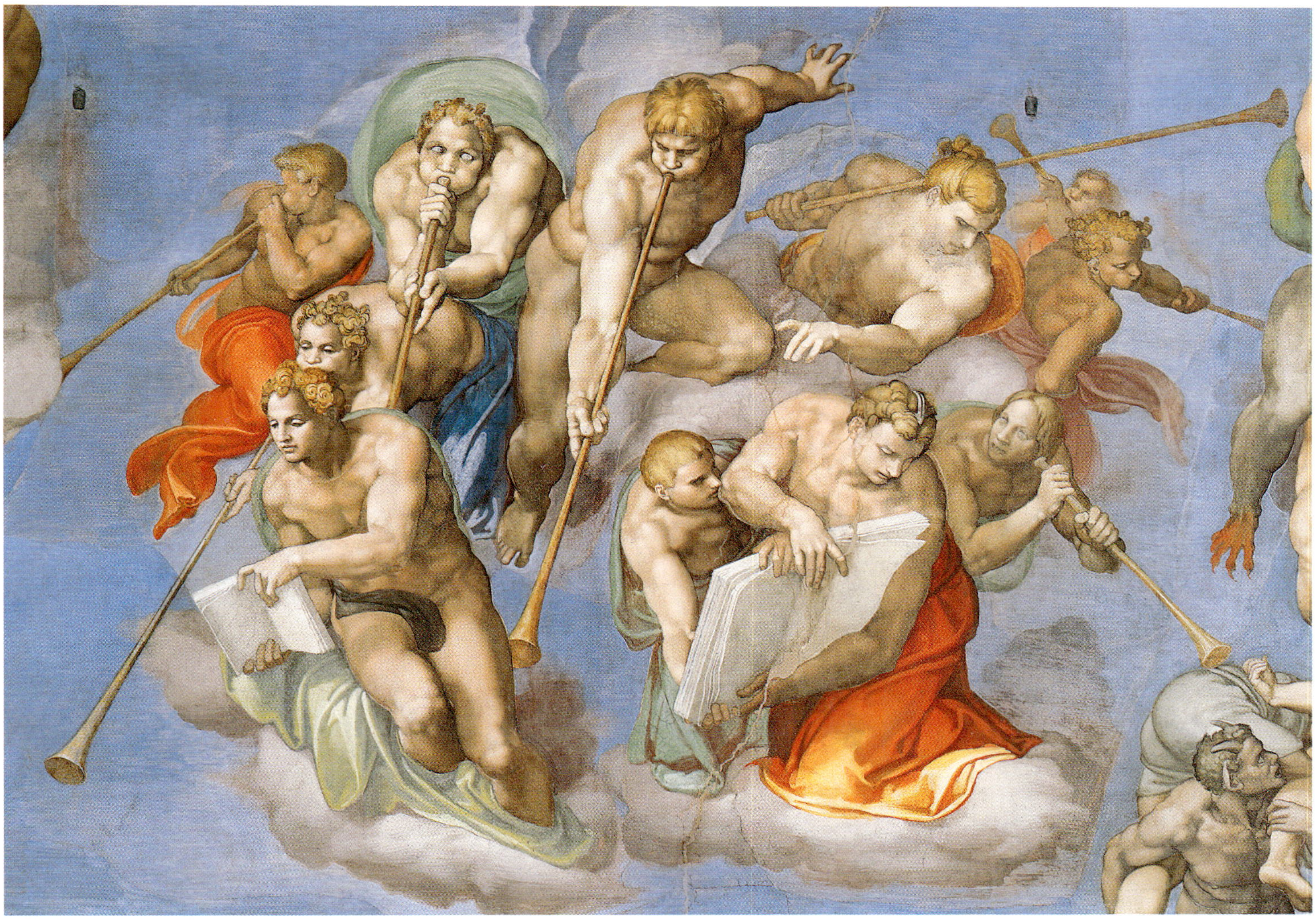
6

Die Posaunenengel

Traditionelle Darstellungen des Jüngsten Gerichts zeigen meistens zwei, höchstens jedoch vier symmetrisch angeordnete Posaunenengel, die die Toten zum Gericht rufen (Abb. 4–9, 11). Michelangelos Fresko – beispiellos in seiner Dynamik – stellt elf farbig gekleidete Engel unterhalb der Christusfigur dar, acht davon mit Posaunen. Formal dienen sie als unterer Blickpunkt, zudem aber auch als ein zweites Kraftzentrum (neben Christus und Maria), das die Dramatik des Geschehens

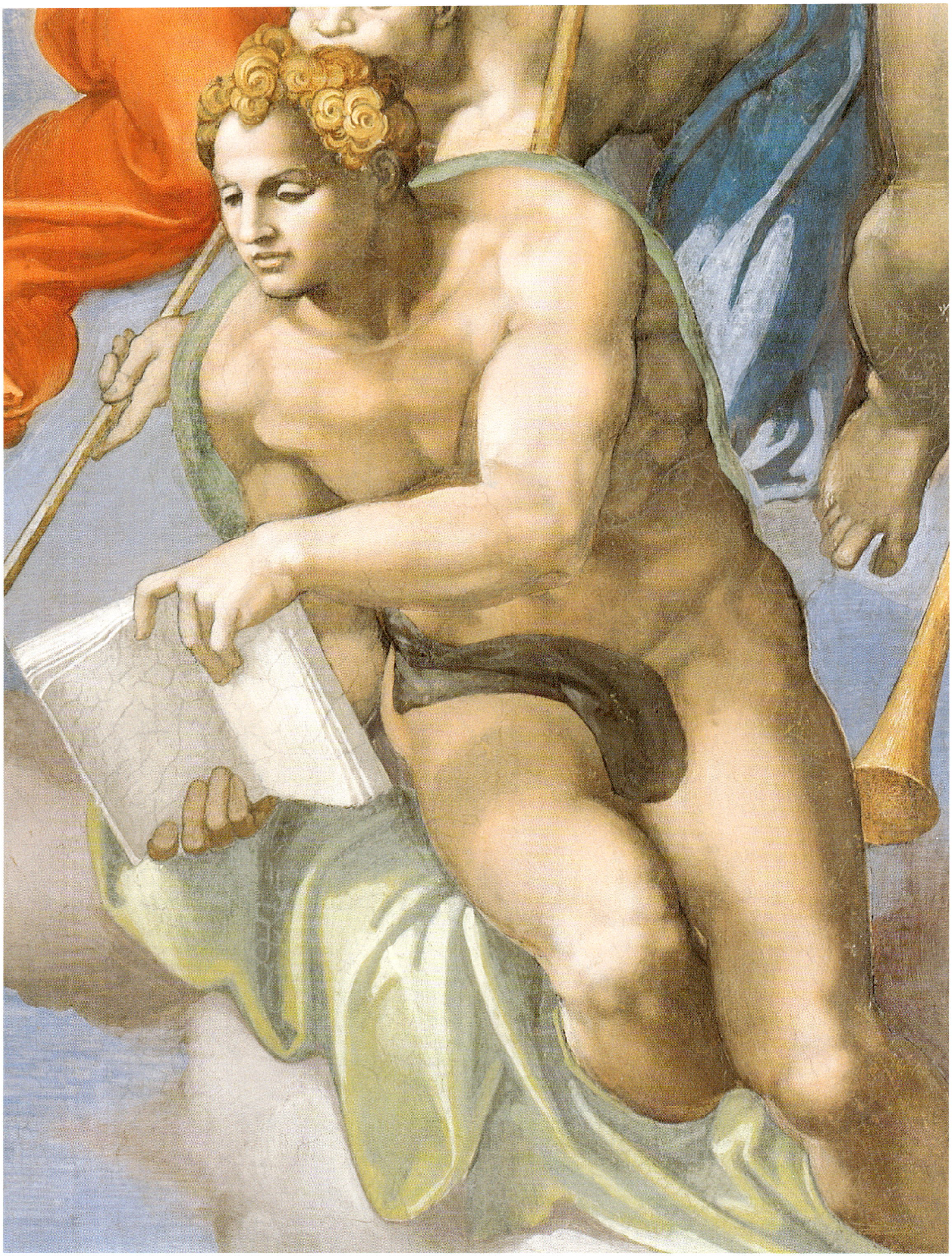
7

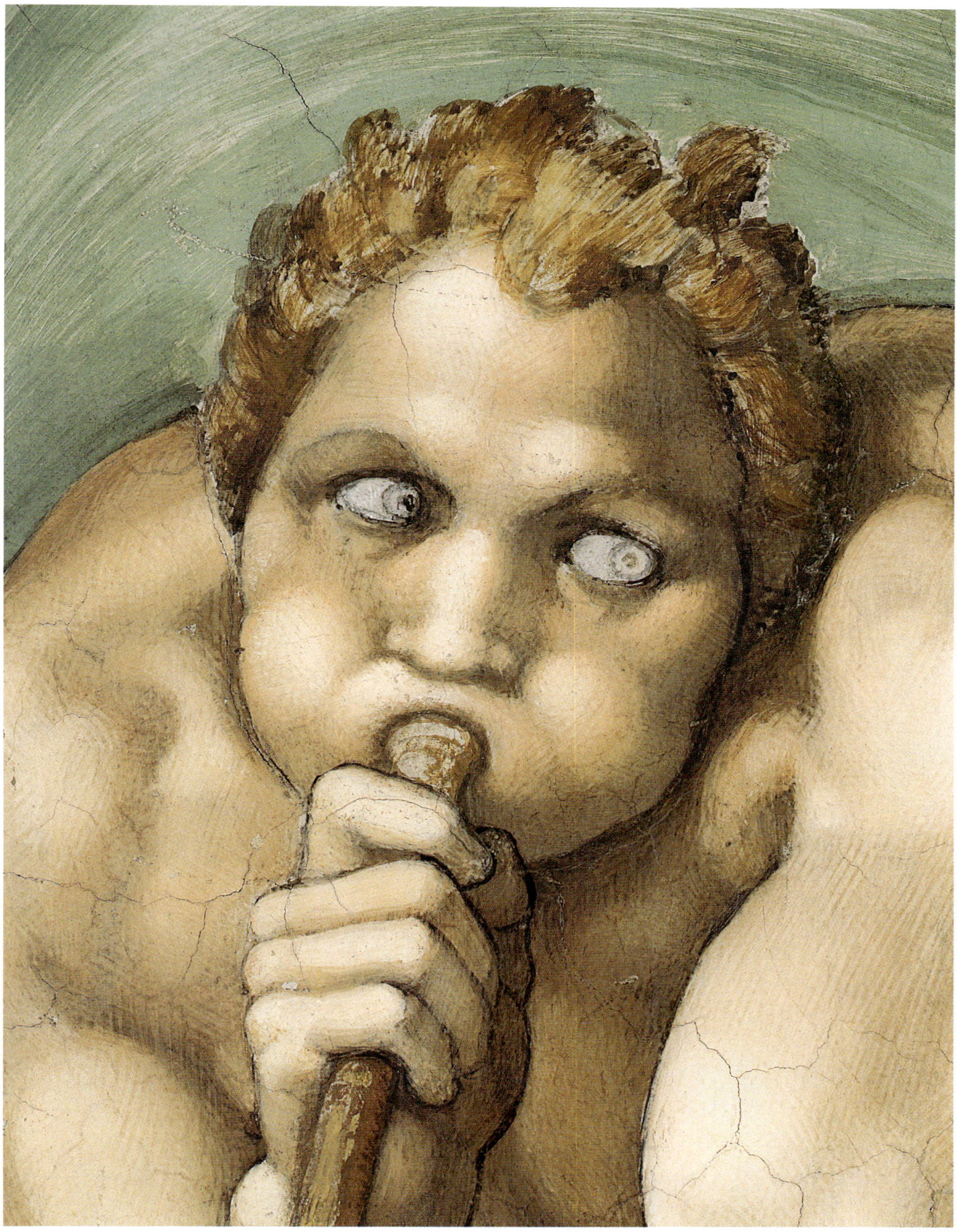

8

noch erhöht. Diese Gruppe flügelloser Engel wird etwa in der Mitte durch eine steile Diagonale unterteilt. Die fünf Engel der linken Seite richten ihre Blicke, die Posaunenstöße und ein kleines, aufgeschlagenes Buch (das Buch des Lebens aus der Apokalypse mit den Namen der Auserwählten) diagonal nach links unten, um die Verstorbenen aus dem Schlaf des Todes zu wecken (Taf. 7–9). Die beiden äußersten Posaunenengel hingegen scheinen sich – die Auferstehenden bei ihrem Aufstieg unterstützend – in einem Strom schwellender Muskeln und wogender Gewänder nach oben zu bewegen, und zwar in Richtung des mittleren Posaunisten mit dem gewaltigen Brustkorb (Taf. 9). Dieser Engel in der Mitte kniet mit stark angewinkeltem linken Bein auf einer Wolke und gleicht einem kraftstrotzenden Herold, der durch den Bogen seiner Schultern und die ausgestreckten Arme sowohl nach unten als auch nach oben einen Energiesturm entfacht.

Von den sechs Engeln der rechten Untergruppe (Taf. 10, 11, 13) haben zwei ihre Posaunen abgesetzt. Der eine zeigt, der andere schaut nach links, um die Aufmerksamkeit auf ein dickes, geöffnetes Buch zu lenken, das den Verdammten als Zeichen ihrer Schuld gezeigt wird. Dieses Buch ist so schwer, daß es von zwei knienden Engeln gehalten werden muß (Taf. 14). Die Engel, von denen sich die meisten nach rechts oder nach unten lehnen und auch ihre Blicke entsprechend

Ein Engel (Taf. 8) bläst kräftig in seine Posaune, um die Toten zum Gericht zu rufen. Sein Begleiter (Taf. 7), zeigt den auferstehenden Toten ein kleines Buch, in dem die Namen der Auserwählten stehen. Gleichzeitig scheint er sich nach oben zu bewegen und unterstützt so den Aufstieg der Erlösten.

Folgende Seite:
Der riesenhafte Posaunenherold mit dem gewaltigen Brustkorb (Taf. 9) entfesselt seine Kraft von beiden Enden seiner vertikalen Körperachse her. Auf einem Bein kniet er auf einer Wolke und neigt sich nach unten, um die Verstorbenen aus dem Todesschlaf zu wecken. Durch die weit gestreckte Haltung der Arme wirkt der Posaunenengel gespannt und energiegeladen.

9

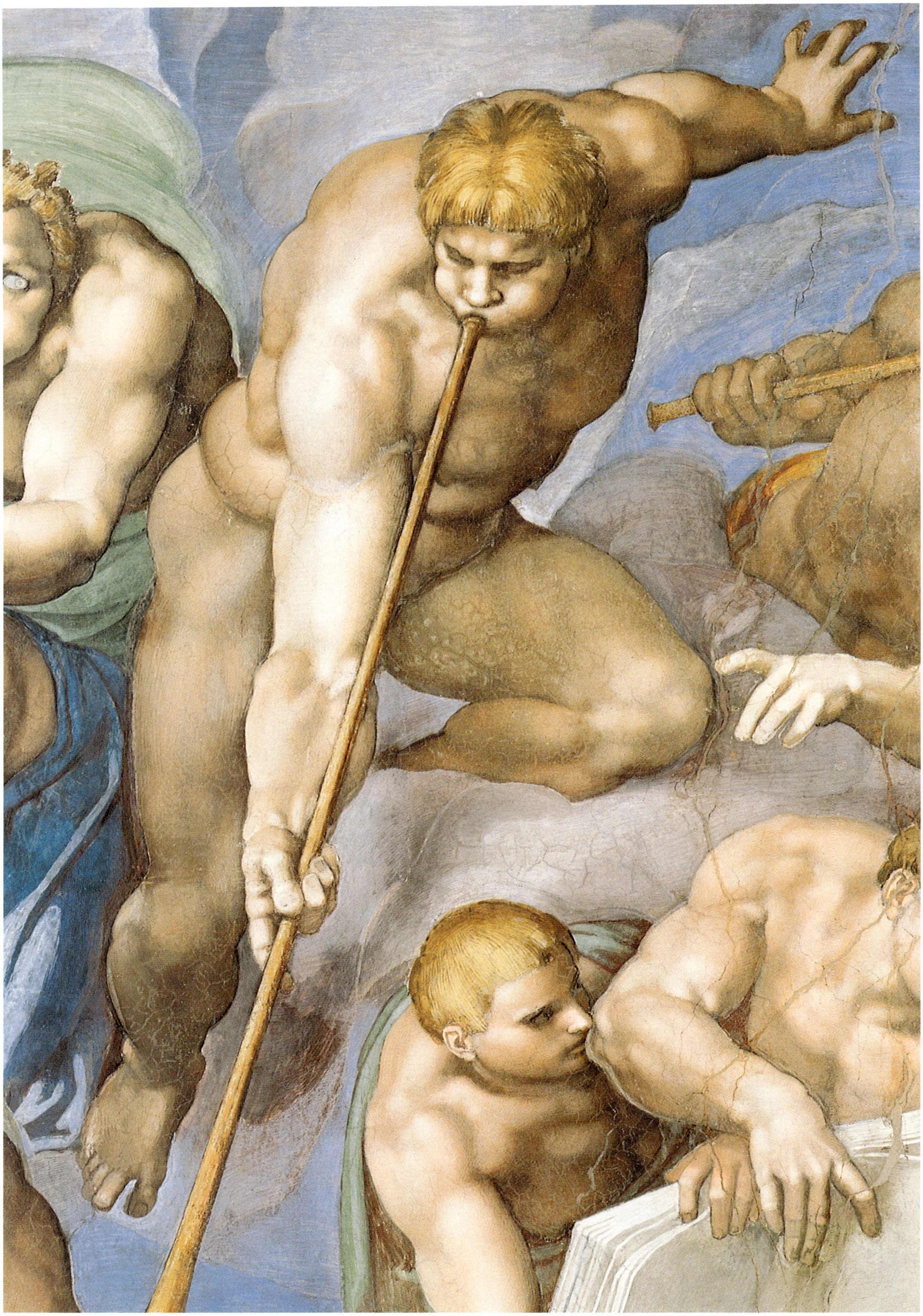

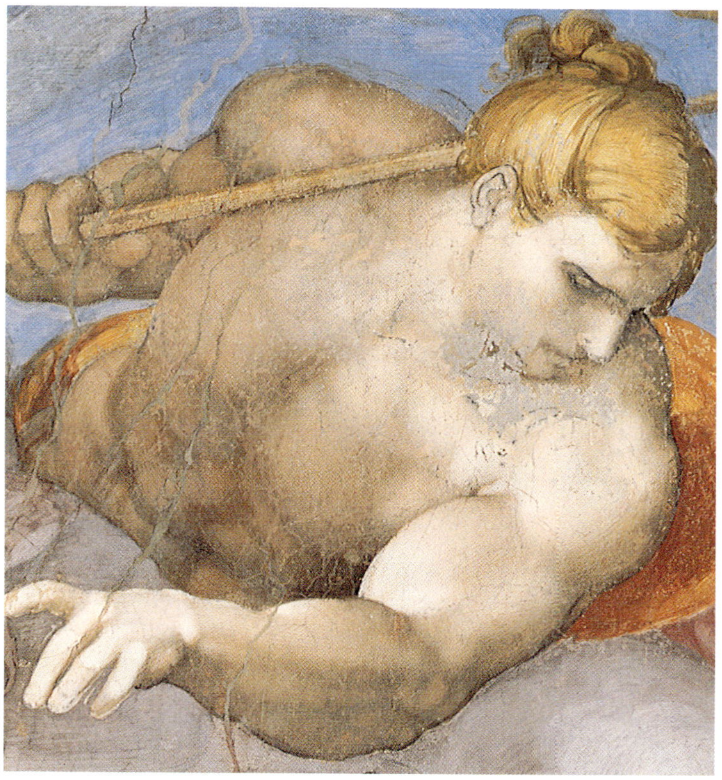

10

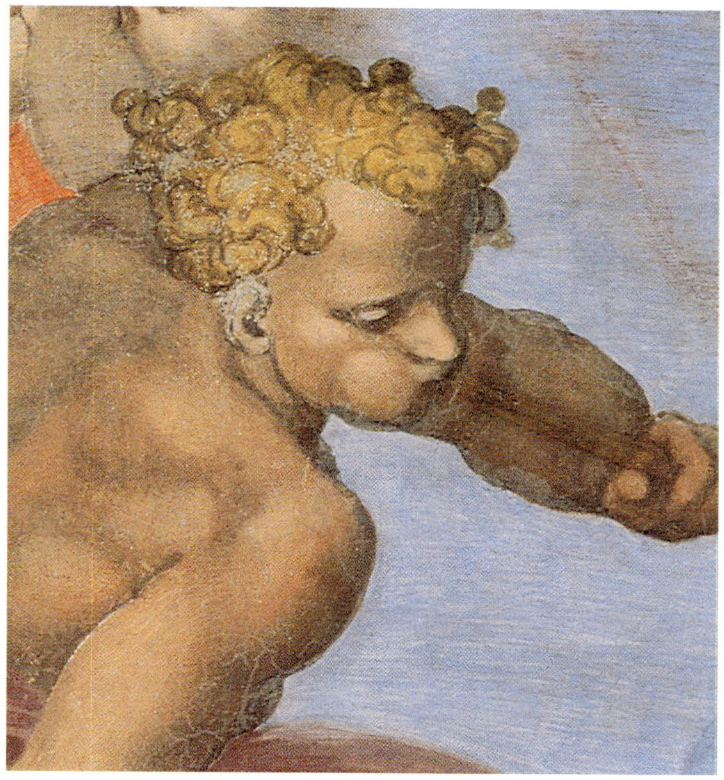

11

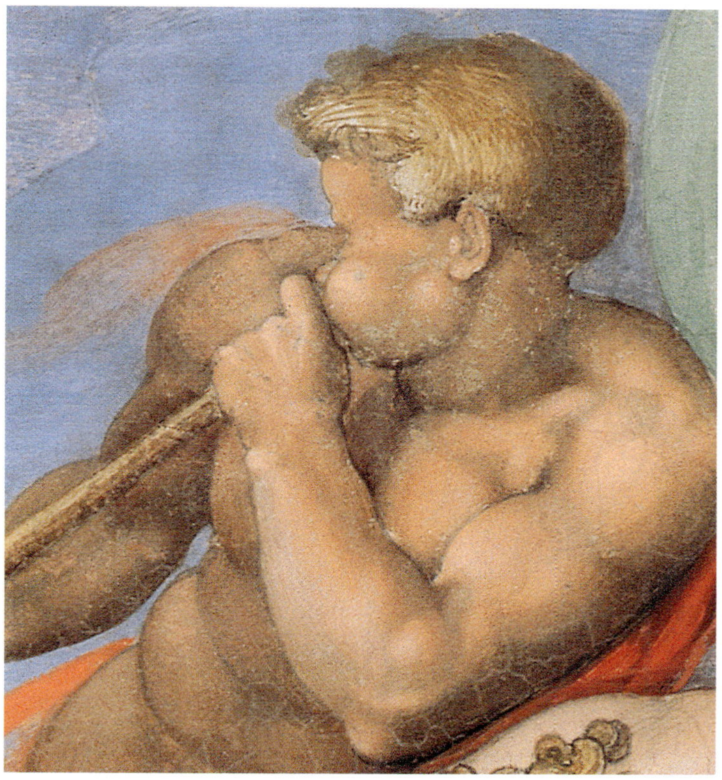

12

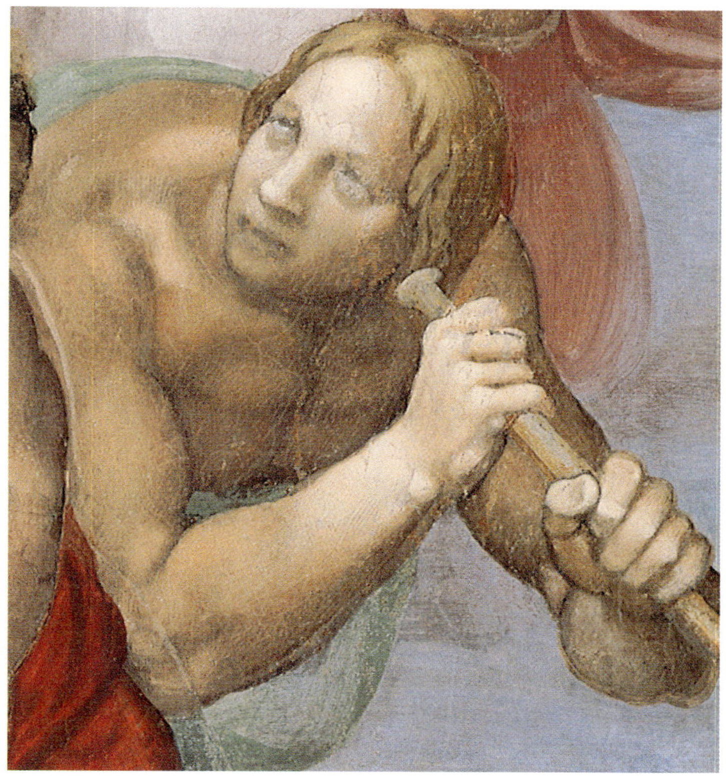

13

ausrichten, sind wie der Foliant gegen die Verdammten gerichtet. Auch auf dem bereiteten Thron (Hetoimasia) des Torcello-Mosaiks ist das Buch des Gerichts (Abb. 3) zu sehen. Aber noch niemals zuvor haben Engel so tatkräftig und in solch auffälliger Weise zwei Bücher gezeigt, ein kleines für die Geretteten und ein großes für die Verdammten. Es ist anzunehmen, daß sich Michelangelo zu dieser Darstellung von der Apokalypse anregen ließ, in der es heißt, daß die Toten gerichtet werden «... nach ihren Werken [...], nach dem, was in den Büchern [Plural!] aufgeschrieben war» (Offb 20,12). So unterstrich er die Notwendigkeit der guten Werke, die dem Seelenheil dienen – eine Haltung, die auch den 1547 auf dem Trienter Konzils gefaßten dogmatischen Bestimmungen entsprach und sich gegen die Ansichten Luthers und vieler gleichgesinnter Theologen (darunter auch einige katholische Reformer) richtete, daß der Mensch «allein durch den Glauben» gerechtfertigt sei.

Die Anordnung der Instrumente der anderen Engel (Taf. 10–13) unterstreicht die Rotationsbewegung des Freskos, die von links unten ausgeht und über die Zone der Auserwählten nach rechts unten herabführt. Die beiden Engel, die ihre Posaune abgesetzt haben (Taf. 10, 13), signalisieren das bevorstehende Ende des Dramas. Der gewaltige Foliant, der den Verdammten als Zeichen ihrer Schuld gezeigt wird, muß von zwei Engeln gehalten werden (Taf. 14).

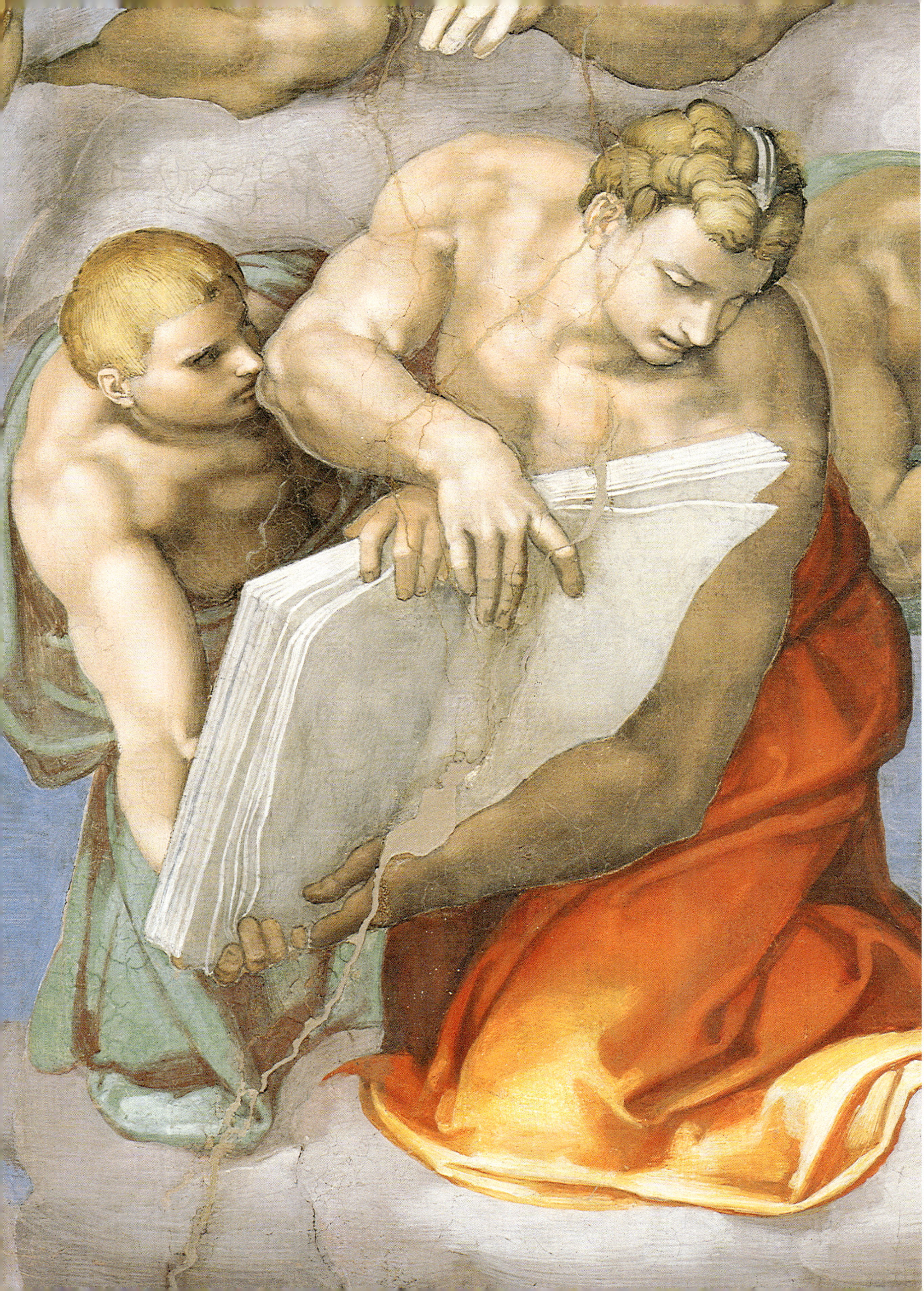

Aber Feuer fiel vom Himmel und verzehrte sie.
Und der Teufel, ihr Verführer, wurde in den See von brennendem Schwefel geworfen …
(Offb 20,9–10)

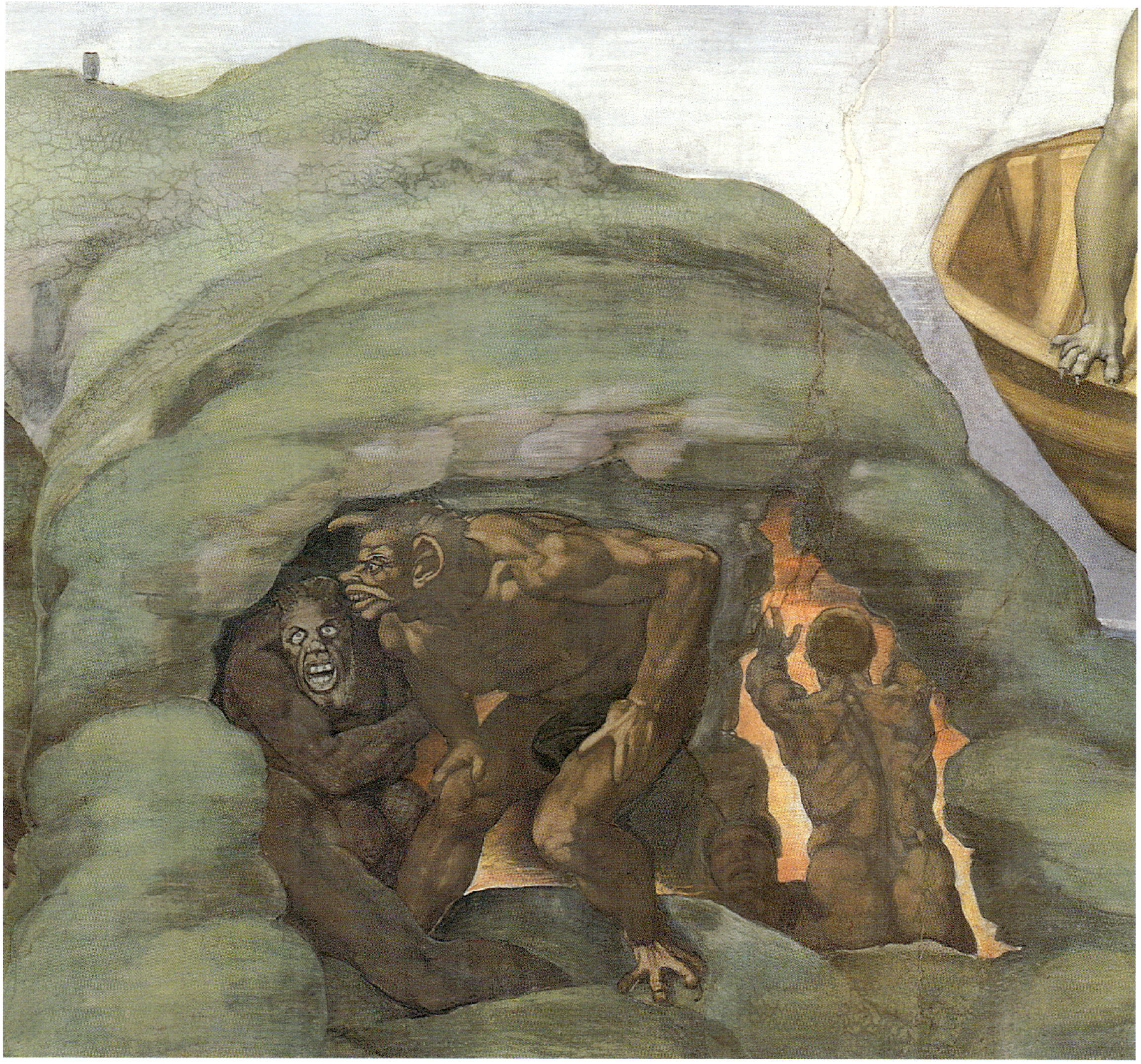

15

Der Höllenschlund

Um den Gegensatz von Gut und Böse als zentrale Polarität des Jüngsten Gerichts herauszustellen, hat Michelangelo den Eingang zur Hölle unterhalb von Christus, am unteren Rand des Freskos, plaziert. Zugleich dominiert er in dieser Position den unteren Bildstreifen.

Drei Dämonen lauern links von der vertikalen Mittelachse, die das Fresko in zwei Hälften unterteilt (Taf. 15). Ein muskulöses, affenähnliches Wesen hockt tief in der Höhle und fletscht die Zähne gegen den Betrachter (Taf. 17). Rechts davon kauert ein grotesker, gehörnter und klauenfüßiger Dämon, der die Hände auf die Oberschenkel gestützt hat und seinen knienden Kumpan betrachtet, von dem nur das linke Bein und das Gesäß zu sehen sind. Letzterer streckt seinen Arm aus einem Seiteneingang der Höhle heraus und ergreift eine Schlange, die sich um die

16

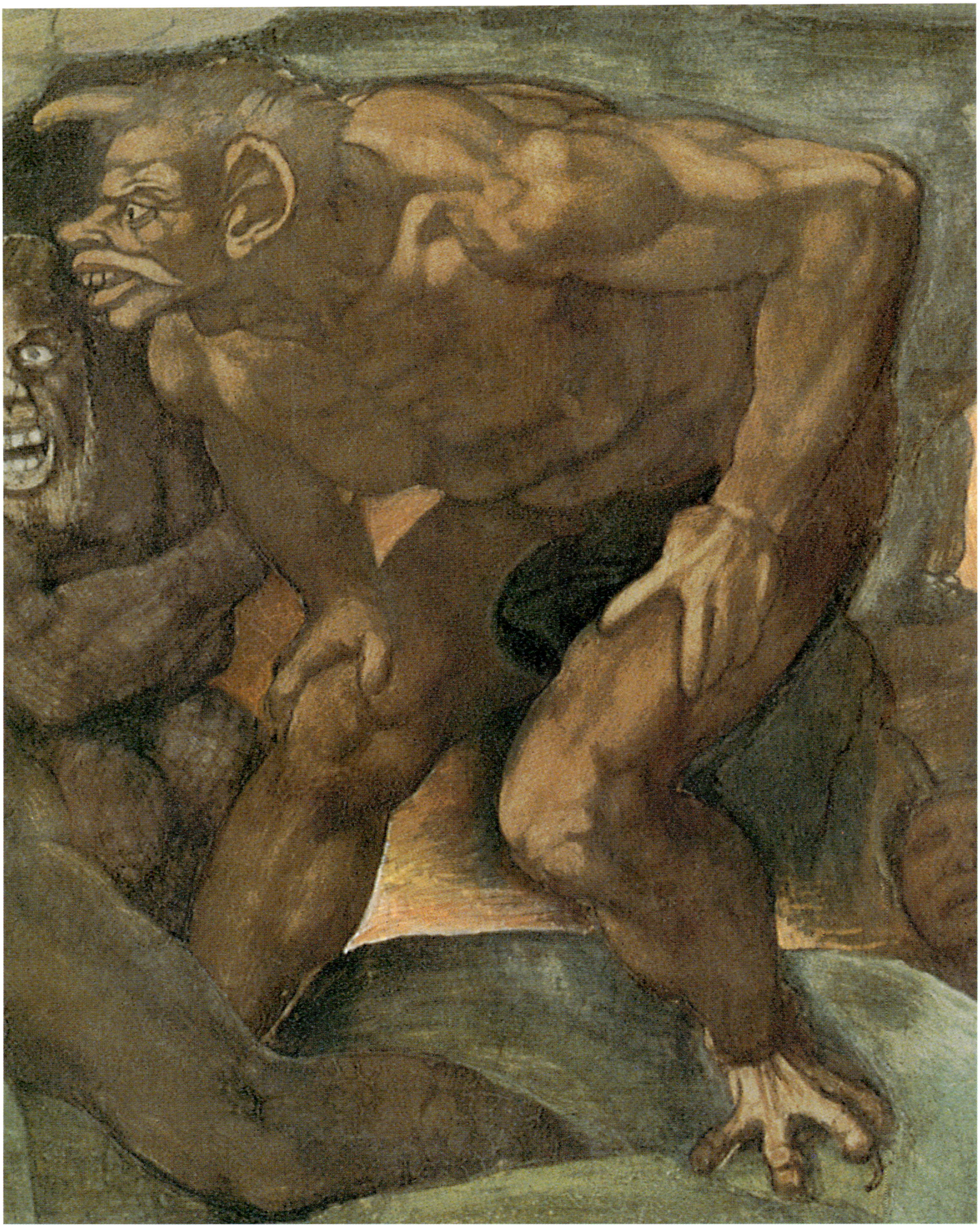

Der groteske, gehörnte Teufel im Vordergrund (Taf. 16) preßt seinen Rücken gegen die Höhlendecke, als hätte er auch den Wunsch, nach oben aufzusteigen. Aber die Dämonen müssen in der engen Höhle verharren. Sein Begleiter auf der linken Seite fletscht die Zähne gegen den Betrachter. Die Teufel können sich nur nach unten, in die glühenden Abgründe der Hölle, bewegen, so wie die Figur in Rückenansicht (Taf. 18). Michelangelo hat den Eingang zur Hölle direkt vor dem Altar plaziert. Der zelebrierende Priester wird diese Spannung deutlich gespürt haben: zwischen dem Opfer Christi, das die Menschen von Sünde und Tod erlöst hat und in der Eucharistie vergegenwärtigt wird – und den Mächten der Finsternis.

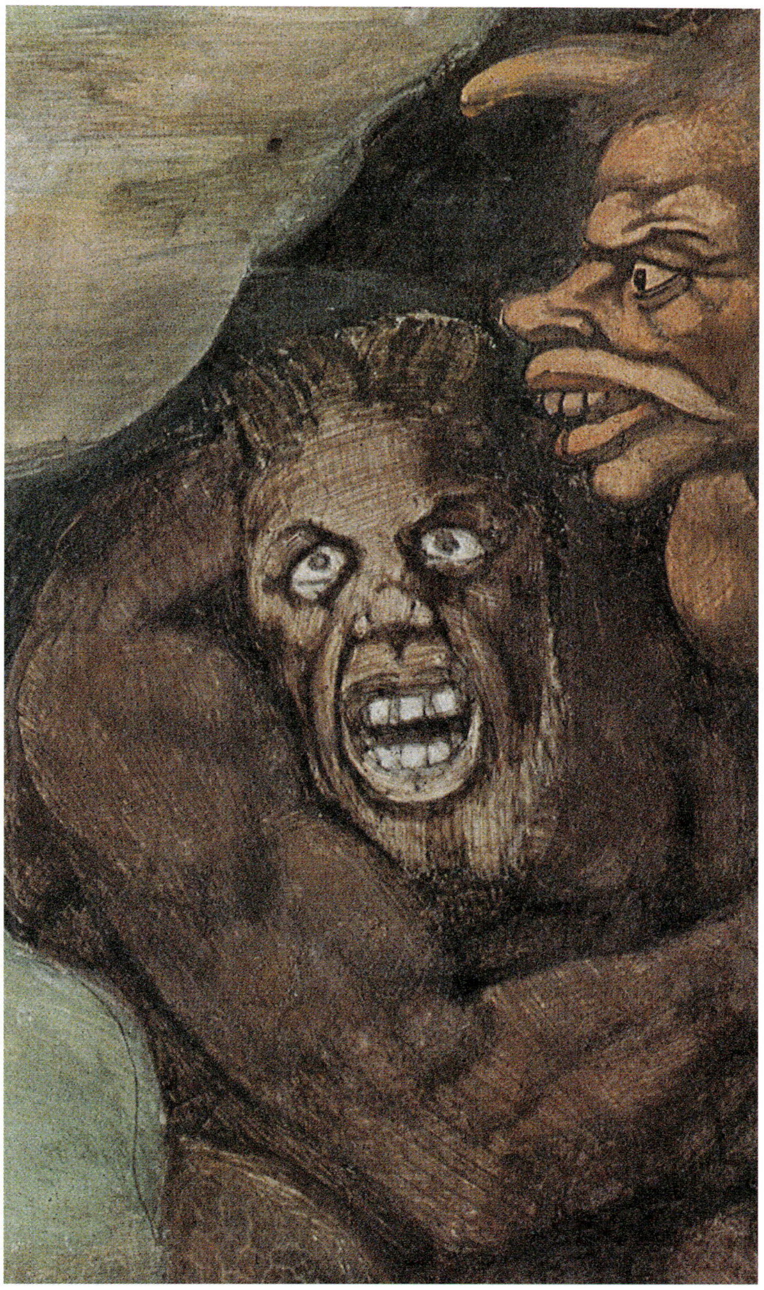

17

Beine einer Seele windet, die von einem Engel himmelwärts gezogen wird (Taf. 16). Der gehörnte Teufel preßt seinen Rücken gegen die Höhlendecke, so als ob er mit den Geretteten, zu denen er hinschaut (Taf. 16), aufsteigen wollte. Doch bestraft und mißgestaltet, sind er und seine teuflischen Gesellen von Gott dazu verdammt, in den engen Grenzen ihrer Höhle zu verharren.
Die einzige Handlungsfreiheit, die den Dämonen zugestanden wird, ist der Abstieg in die Hölle. So sieht man rechts einen aufrecht stehenden Teufel, der – in Übereinstimmung mit der Bewegungsrichtung dieser Freskoseite – zielstrebig und mit ausgestreckten Armen dem Feuer entgegeneilt (Taf. 18).
Die Heilige Messe, die an diesem Altar (der heutige stammt aus dem 18. Jahrhundert) – vor dem Eingang der Hölle – gefeiert wurde, vergegenwärtigt die erlösende Selbsthingabe Christi und vermittelt zwischen der *Streitenden Kirche* der Geschichte und der *Triumphierenden Kirche* des Himmels. Noch nie zuvor wurde die Eucharistie vor einer so großartigen und lebendigen Darstellung des anscheinend gerade stattfindenden Jüngsten Gerichts zelebriert, und auch der Höllenschlund lag sicherlich noch nie auf der Höhe der eucharistischen Gestalten und im Blickfeld des Priesters. In Übereinstimmung mit den geistig-geistlichen Strömungen der Zeit haben solch deutliche Bezüge zwischen Kunst und Liturgie nicht nur die Allgegenwart der Sünde, des Todes und der Vergänglichkeit demonstriert, sondern zugleich die Bedeutung der Eucharistie und die Allmacht Christi hervorgehoben.

18

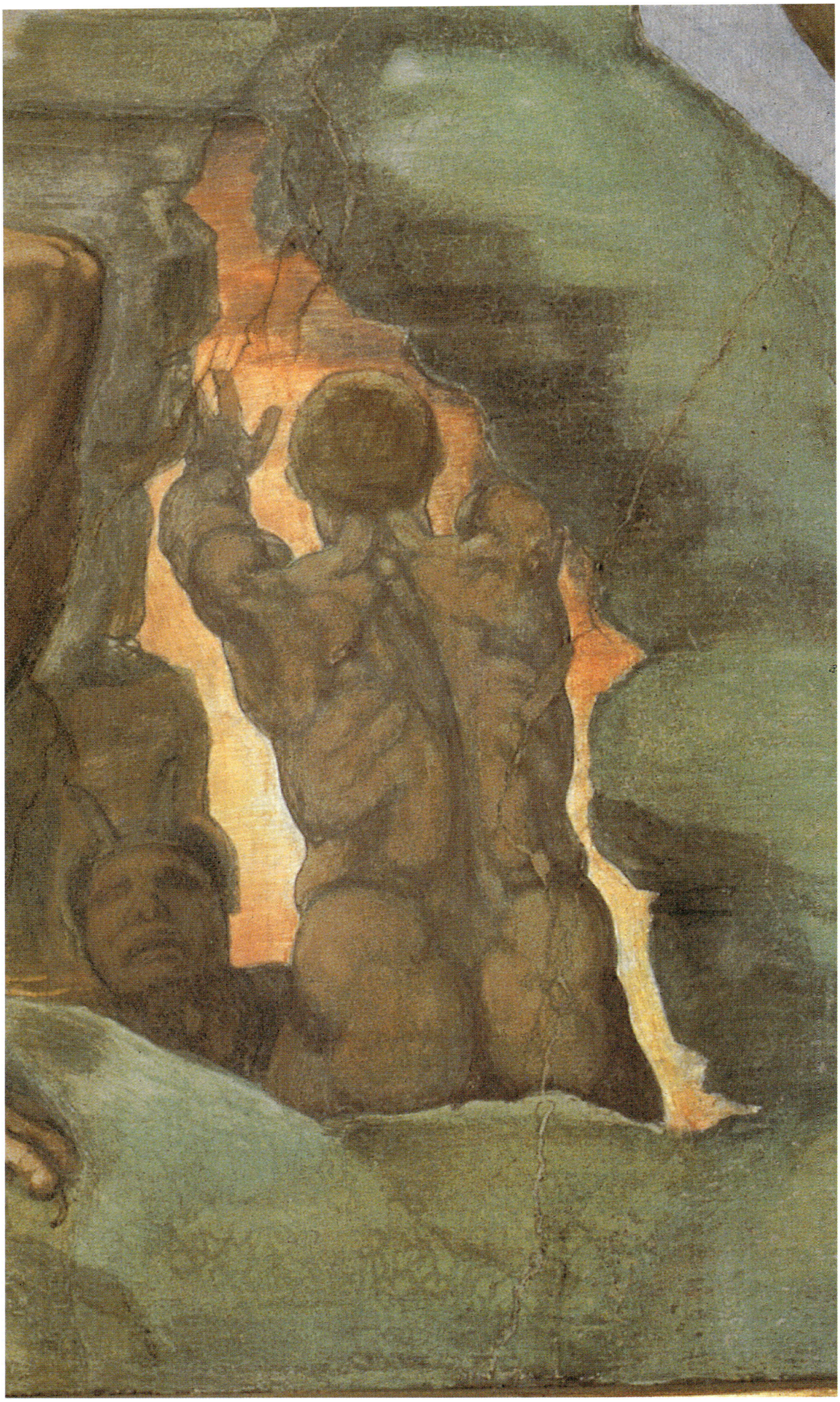

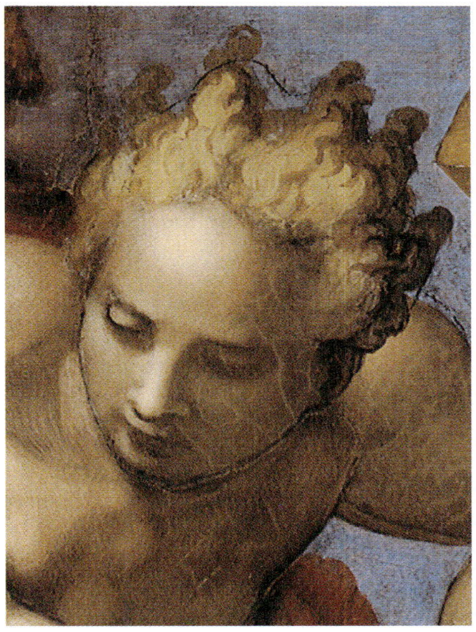

II.
LINKE LÜNETTE
ENGEL TRAGEN DAS KREUZ
UND DIE DORNENKRONE

Die Leidenswerkzeuge Christi, vor allem das Kreuz, finden wir in Szenen des Jüngsten Gerichts häufig unterhalb von Christus oder in der Nähe des oberen Bildrands dargestellt (Abb. 4–9, 11). Sie wurden einerseits als Zeichen der Passion Jesu verstanden, andererseits aber auch als Sieges- und Hoheitszeichen Christi, der durch seinen Kreuzestod die Menschen erlöst und die Macht des Todes überwunden hat. Darauf basiert auch die Theologie des Jüngsten Gerichts. Michelangelos Darstellung der Passionswerkzeuge inmitten von Engelsgruppen, die sich mit den Werkzeugen zu bewegen scheinen und zugleich allesamt unwillkürlich von Christus angezogen werden, war allerdings etwas völlig Neues.

Die linke Lünette zeigt das Kreuz Christi (Taf. 19). Etwa in der Mitte des Kreuzes legen zwei nackte, miteinander korrespondierende Engel ihr jeweils rechtes Bein über bzw. unter den Längsbalken des Kreuzes (Taf. 21). Die sichtbare Verkettung ihrer Arme, Köpfe, Schultern und Körper beschreibt den Drehpunkt, um den sich das Kreuz zu bewegen scheint. Die angedeutete Drehbewegung verläuft im Uhrzeigersinn, ausgelöst durch das Körpergewicht des rechten Engels, der sich mit seiner linken Hand am Kreuzesbalken festhält. Direkt unter ihm folgt ein Engel mit lavendelfarbener Draperie dieser Drehbewegung, indem er seine Knie und Füße in die Wolken stemmt und den unteren Teil des Längsbalkens mit seiner Schulter angestrengt nach links schiebt (Taf. 22). Seine Aufgabe wird durch das Gegengewicht eines Engels erleichtert, der – vom Betrachter abgewandt – am Kreuz hängt und seine Hände hinter dem Längsbalken verschränkt.

Gleichzeitig scheint das Kreuz mitsamt dem Gefolge gestikulierender und von dem Geschehen ergriffener Engel nach unten gezogen zu werden, in Richtung Christi (Taf. 20–24, 26). Diese Engel – die meisten mit ausgestreckten Armen und der vorderste mit der Dornenkrone in den Händen – richten sich wie von selbst auf Christus als das Kraftzentrum des Freskos aus und schweben mit flatternden Gewändern auf ihn zu.

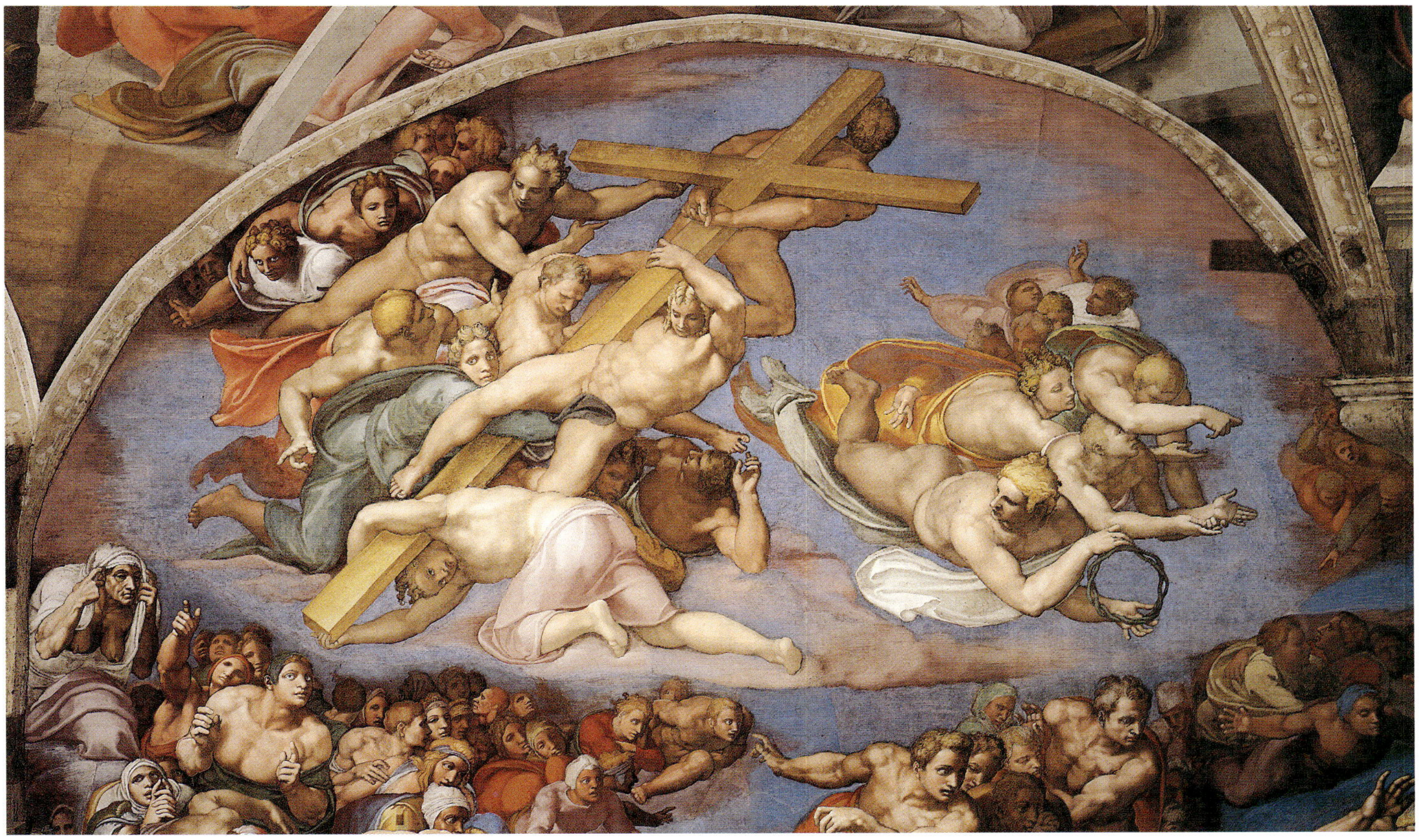
19

In der Mitte des Kreuzschaftes legen zwei nackte, einander korrespondierende Engel ihr jeweils rechtes Bein über bzw. unter den Längsbalken. Dadurch wird der Drehpunkt markiert, um den sich das Kreuz im Uhrzeigersinn zu bewegen scheint (Taf. 21). Der Engel, dessen Bein über dem Kreuz liegt – sein Lendentuch ist eine spätere Hinzufügung – löst die Bewegung aus, da er den Längsbalken mit der linken Hand ergreift und sein Körpergewicht daran hängt. Das Gewicht des Engels, der vom Betrachter abgewandt am Kreuz hängt und seine Hände hinter dem Längsbalken verschränkt, unterstützt die Drehbewegung nach rechts.

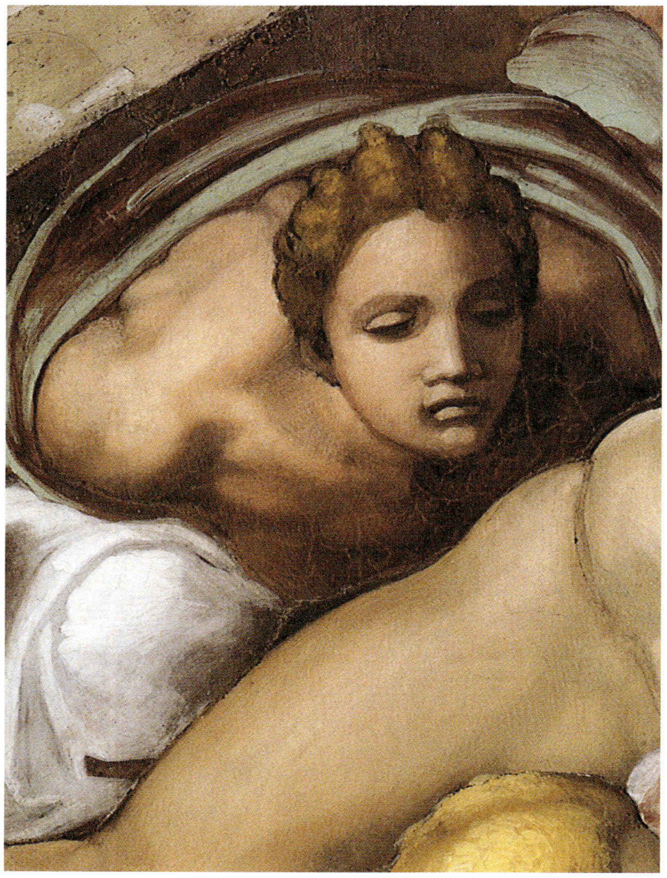

20

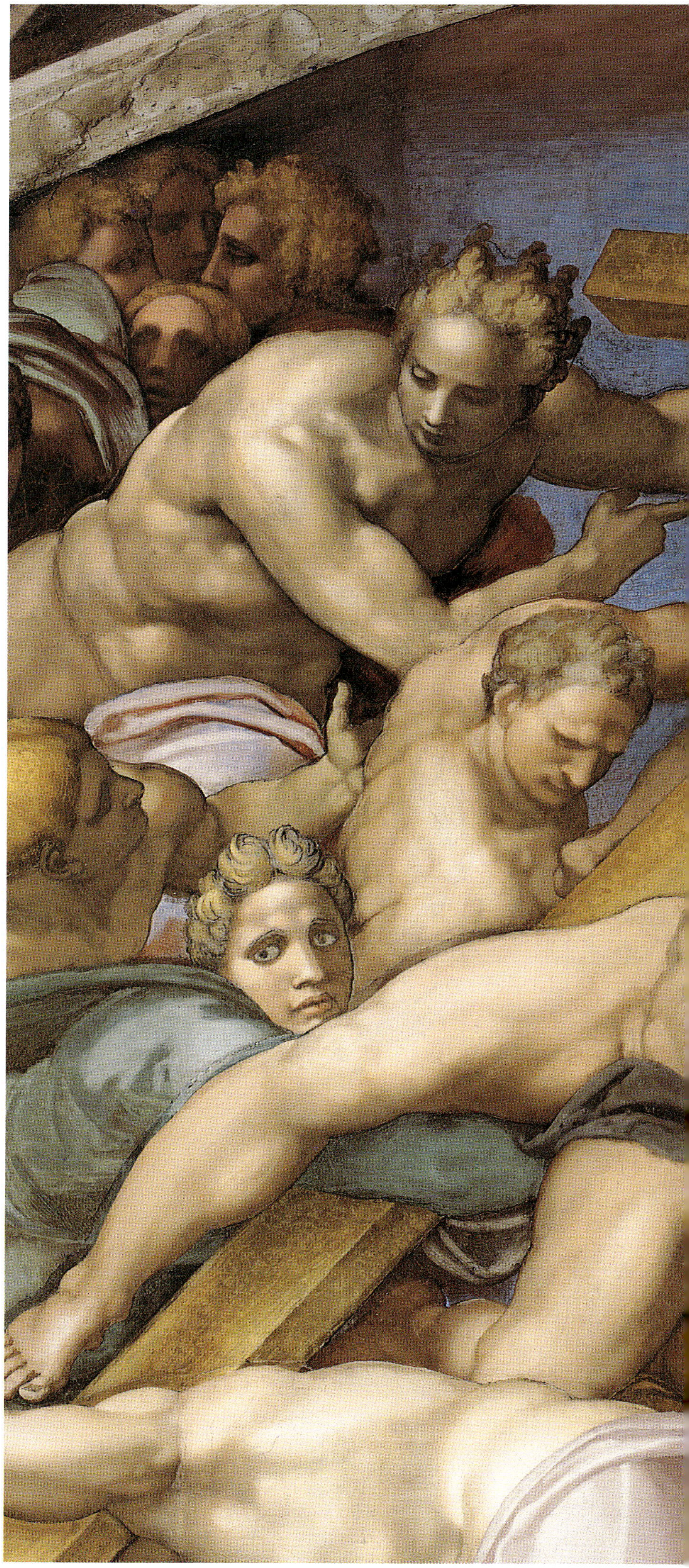

Folgende Seiten:
Der kniende, fliederfarben gekleidete Engel (Taf. 22), der sich mit seinen Beinen gegen eine Wolke stemmt, drückt das untere Ende des Kreuzes kräftig mit den Schultern nach links. Die Drehbewegung des Kreuzes im Uhrzeigersinn entspricht der Bewegungsrichtung des gesamten Freskos.

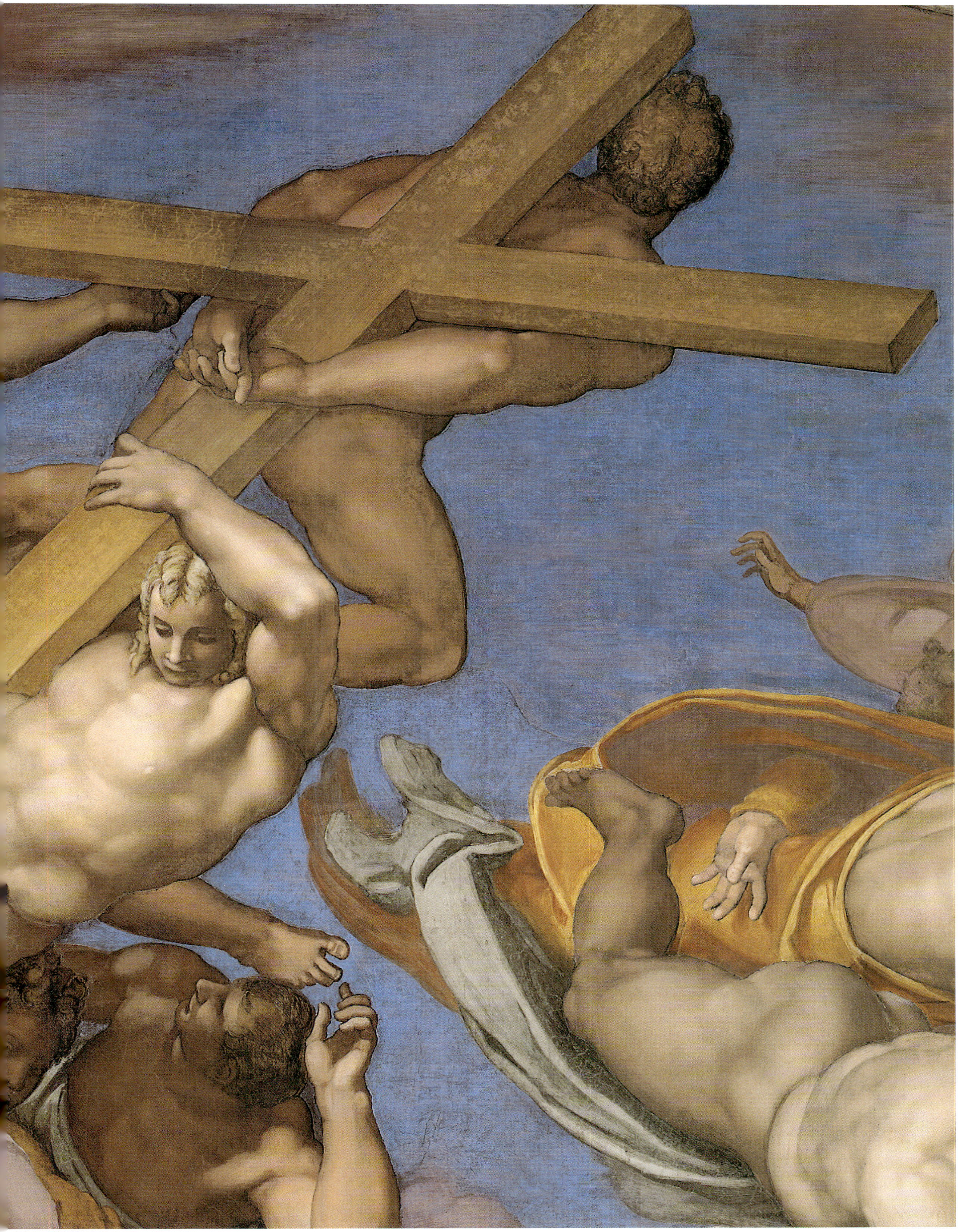

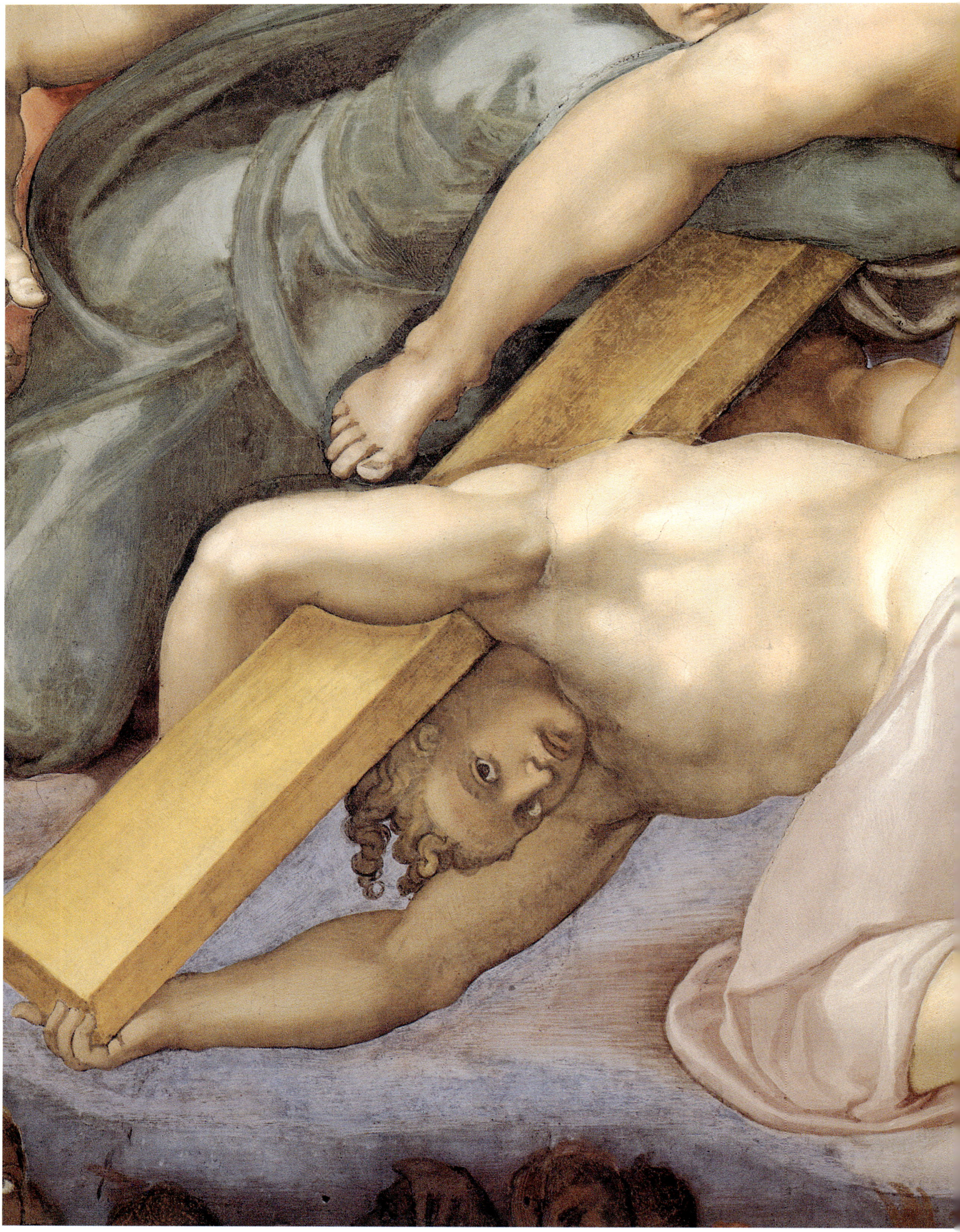

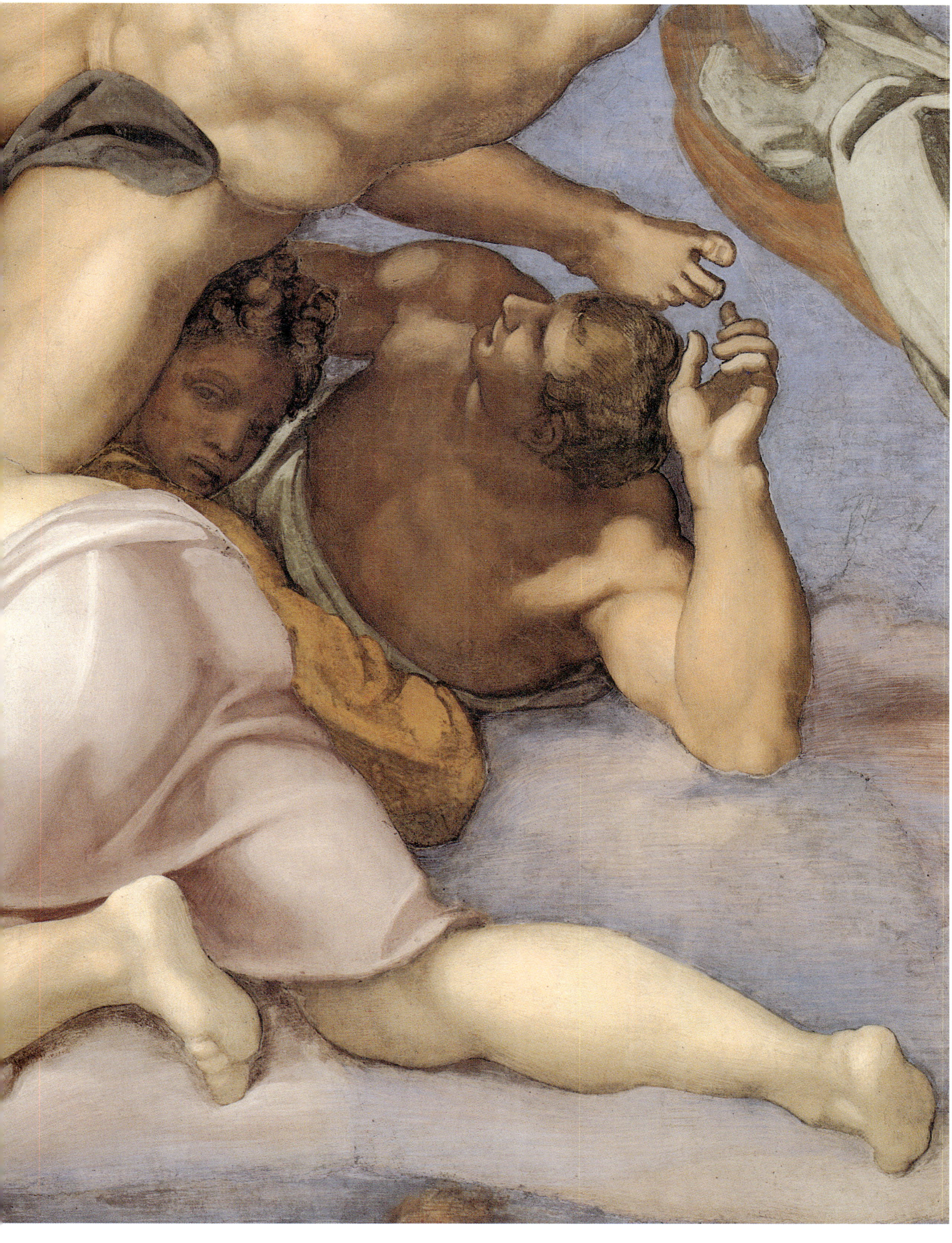

22

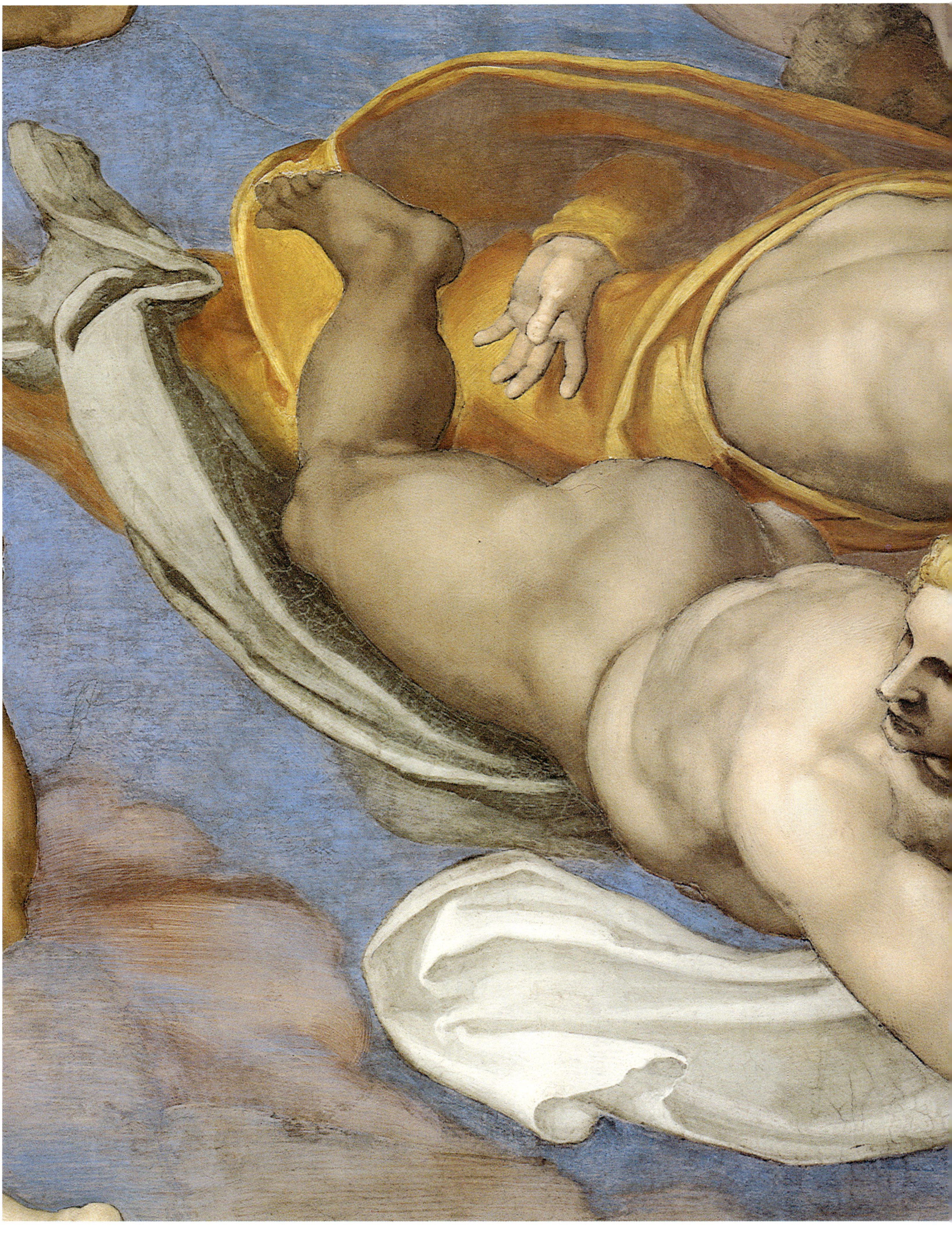

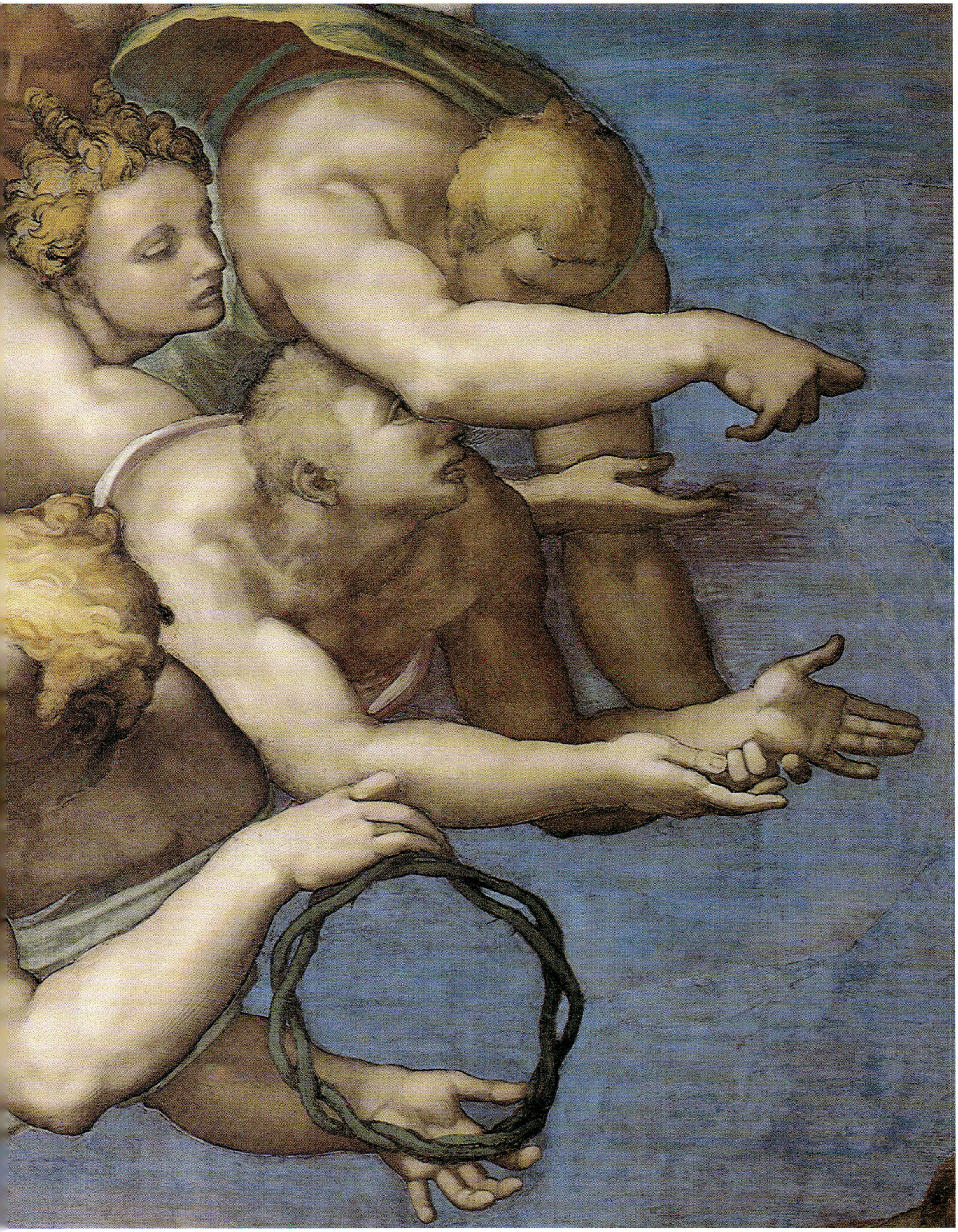

23

Vorhergehende Seiten:
Die Engel, die die Dornenkrone begleiten (Taf. 23), bewegen sich diagonal und mit flatternden Gewändern auf Christus zu. Einerseits sind auch sie in die allgemeine Rotationsbewegung einbezogen, andererseits bewegen sie sich auf Christus als den Mittelpunkt der Komposition zu. Durch die Fülle und Variationsbreite des Ausdrucks und der Gesten der Engel innerhalb der Lünette (Taf. 23–24, 26–28) differenziert Michelangelo das Geschehen und bildet zugleich unzählige Gegenbewegungen, die die Darstellung beleben.

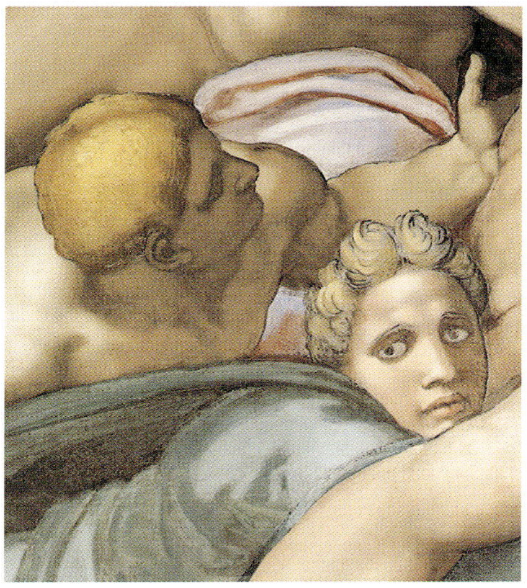
24

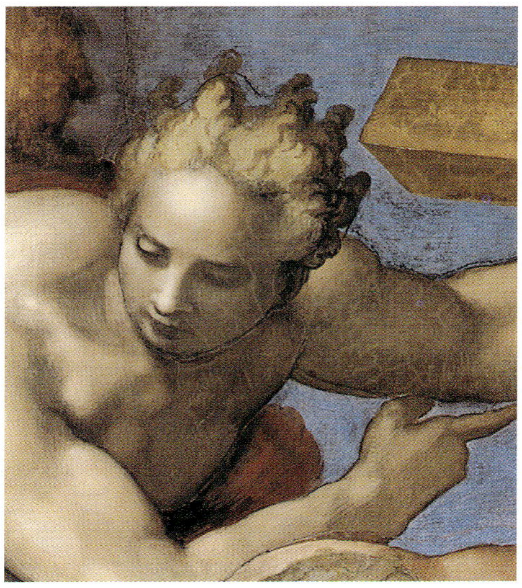
25

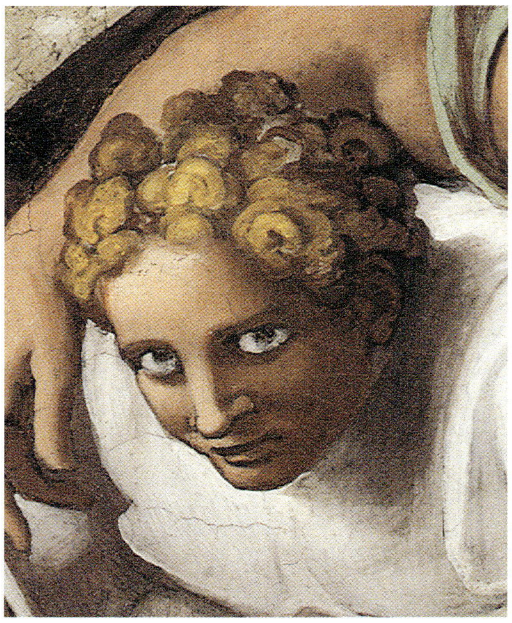
26

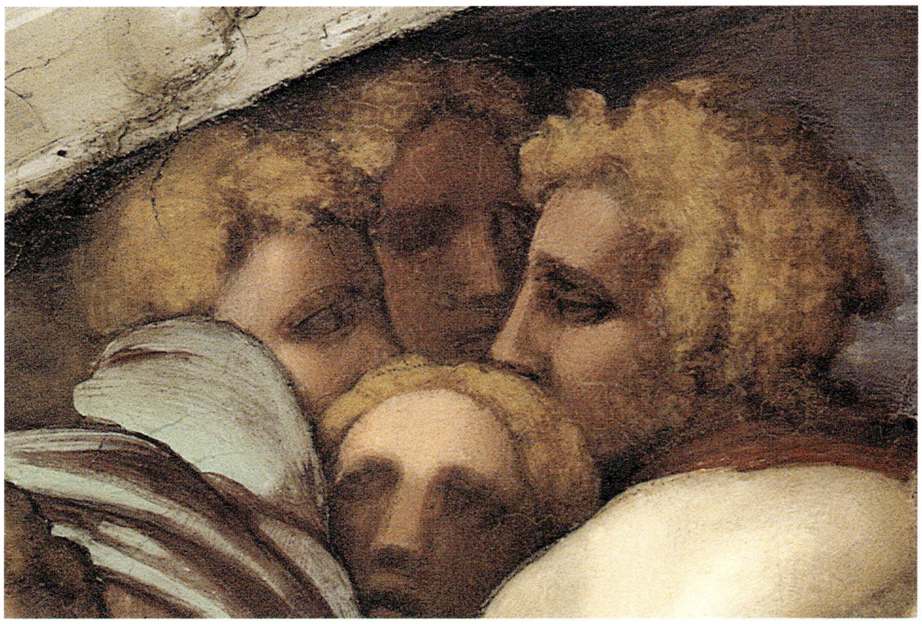
27

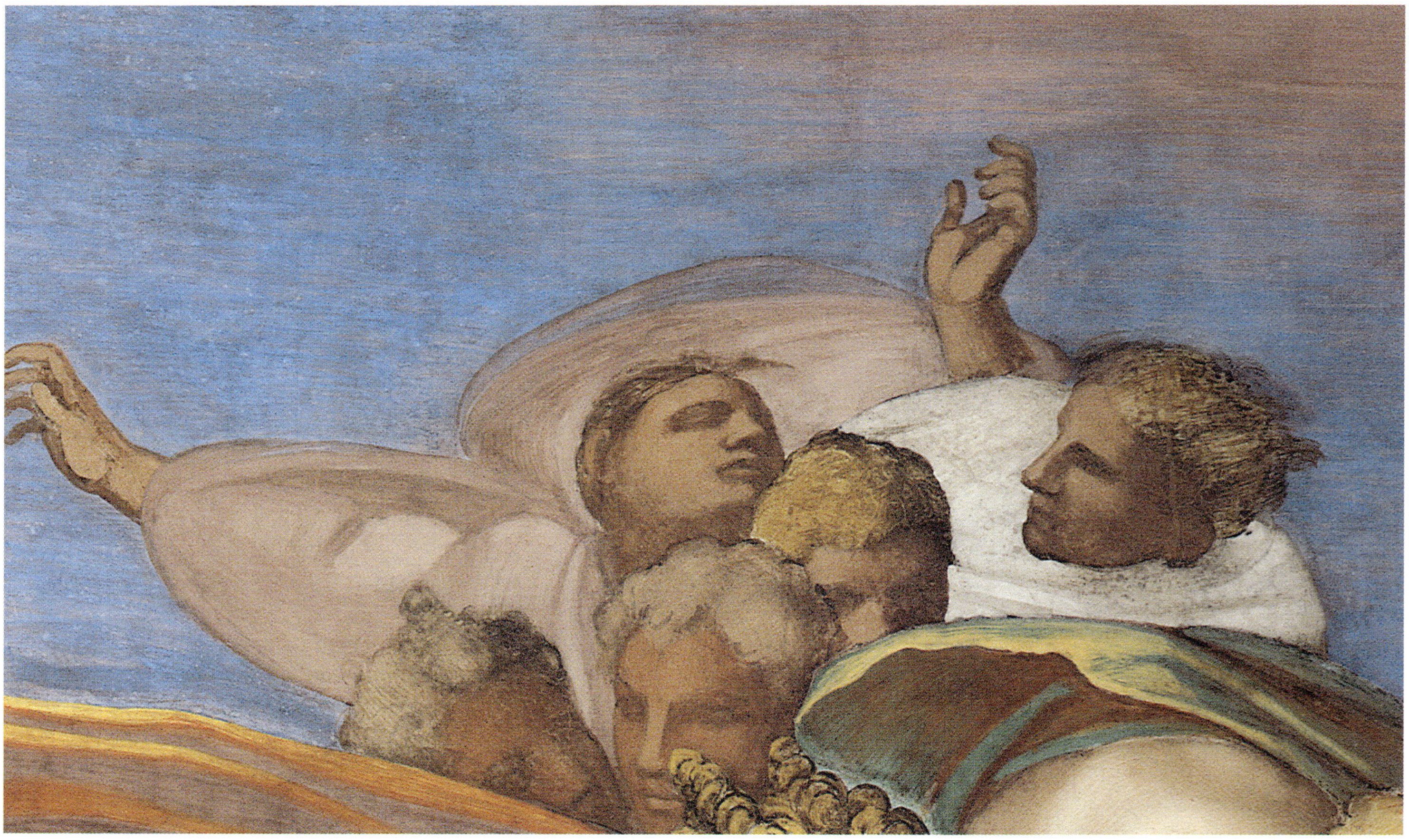
28

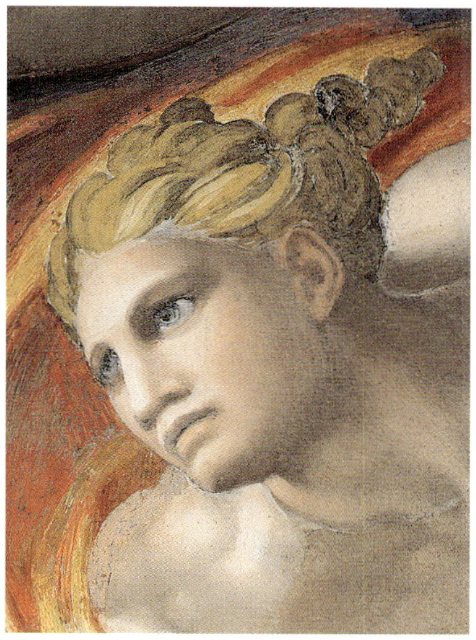

III.
RECHTE LÜNETTE
DIE ENGEL MIT DER GEISSELSÄULE, DEM STAB MIT DEM ESSIGSCHWAMM SOWIE DER LEITER

Die Geißelsäule, der Stab mit dem essiggetränkten Schwamm, den man dem am Kreuz dürstenden Jesus dargeboten hatte, um seinen Durst zu stillen, sowie die Leiter als weiteres Leidenswerkzeug werden in der rechten Lünette gezeigt (Taf. 29). Der Stab mit dem Schwamm und die Geißeln, mit denen Jesus mißhandelt wurde, sind oft in Szenen des Jüngsten Gerichts dargestellt (Abb. 7–9, 11). Die Leiter hingegen wurde zwar häufig in Kreuzigungsszenen gemalt (obwohl sie in der biblischen Leidensgeschichte nicht erwähnt wird), erscheint hier aber zum ersten Mal in einer Darstellung des Jüngsten Gerichts. Die (in den Passionsberichten ebenfalls nicht genannte) Säule, an der Jesus der Überlieferung nach während der Geißelung festgebunden war, erscheint wohl nur einmal zuvor im Zusammenhang mit dem Jüngsten Gericht: Wir sehen sie auch auf einem um 1468/69 von Bertoldo di Giovanni (gest. 1491) geschaffenen Medaillon, auf dem sie – wie später bei Michelangelo – als Gegenstück zum Kreuz dargestellt ist (Abb. 9). Michelangelo hat sich sicherlich aus dem gleichen Grund wie Bertoldo für dieses bis dahin ungewöhnliche Motiv entschieden: Die Säule ist das einzige Passionswerkzeug Christi, das groß genug ist, um ein optisches Gegengewicht zum Kreuz zu bilden.

Korrespondierend zu dem nach rechts geneigten Kreuz neigt sich die Geißelsäule nach links. Das Kreuz befindet sich im äußeren Lünettenbereich, weit entfernt von Christus, während die Geißelsäule im inneren Lünettenbereich, also näher bei Christus, dargestellt ist (Taf. 29). Die Säule dreht sich jedoch ebenso wie das Kreuz im Uhrzeigersinn, obwohl man zunächst den umgekehrten Eindruck haben mag. Die Bewegungsrichtung wird durch den nackten Engel an der Schaftmitte vorgegeben, der sich mit dem Knie auf einer Wolke abstützt und die Säule mit der rechten Hand hält, während er mit der linken Schulter den Schaft nach oben drückt (Taf. 32).

Ein rückwärts gewandter Engel über ihm, der auf einer gestuften Wolke kniet, schiebt mit seiner Schulter das obere Ende der Säule nach rechts; die Krümmung seines Körpers illustriert die Drehbewegung der Säule (Taf. 30). Ihm hilft ein weiterer Engel auf der gegenüberliegenden Seite, indem er die Säule an seine Brust zieht (Taf. 31).

Der nach rechts unten schauende rotgekleidete Engel unterstützt ebenso wie sein grün gekleideter Gefährte rechts, der seine Schulter umfaßt, durch seinen Blick die Rechtsbewegung der Säule (Taf. 36). Der gründrapierte Engel berührt den Drehpunkt der Säule und setzt die Energie seines stark verdrehten Körpers nach oben rechts frei, während er gleichzeitig versucht, seinen linken Arm aus der Umschlingung der Draperie zu befreien.

Die untere Hälfte der Säule wird von einem Engel in Rot, der den Säulenschaft gegen seine Brust preßt und sich mit flatterndem Gewand nach links bewegt, in die Gegenrichtung gezwungen (Taf. 33). Dabei unterstützt ihn ein nackter Engel, der

– gekrümmt wie eine riesige Walnuß – an der Basis der Säule hängt und nach unten zu Christus schaut (Taf. 34). Der linke Unterschenkel dieses Engels durchbricht die nahezu kreisförmige Silhouette seines Körpers, und sein Gewicht verdeutlicht die Bewegung der Säule im Uhrzeigersinn.

Im Gegensatz zu den Engeln der linken Lünette, die Christus entgegeneilen und die Dornenkrone tragen (Taf. 23), sind die zwei Engel mit ausgestreckten Armen im oberen rechten Segment weiter von Christus entfernt. Einer der beiden, dessen feurig-orangefarbenes Gewand sich durch seine Vorwärtsbewegung bogenförmig nach hinten aufbläht, trägt den Stab mit dem essiggetränkten Schwamm. Ebenso wie in der Lünette gegenüber zeigt das diagonale Hinabsteigen der Engel die geheimnisvolle Kraft Christi an, mit der er alle Engel in seine Richtung zieht (Taf. 35–36).

In diesen beiden Lünetten hat Michelangelo eine dynamische Kraft geschaffen, die gegen das Band der Auserwählten darunter zu drücken scheint. Die Gruppe mit der Säule wirkt kraftvoller als die mit dem Kreuz und verschiebt so das Energiezentrum nach rechts. Durch die optische Verbindung des Kreuzes mit dem erhobenen (und vermutlich herabfallenden) rechten Arm Christi einerseits und der Säule mit seinem linken Oberarm und dem schräg nach unten gerichteten Blick andererseits, ist Michelangelo eine enorm bildhafte Steigerung der Macht Christi gelungen. Die Drehbewegung des Kreuzes und der Säule im Uhrzeigersinn sowie die Ausrichtung der Engel und der Leidenswerkzeuge auf Christus hin, all das unterstreicht noch einmal die universale Macht Christi, die Erlösten zu erheben und die Verdammten dem Verderben preiszugeben.

Die Neigung der Säule nach links suggeriert zunächst eine Bewegung gegen den Uhrzeigersinn. Die Aktionen der Engel zeigen jedoch, daß auch die Geißelsäule im Uhrzeigersinn gedreht wird. Auf einer zweigestuften Wolkenbank kniend, schiebt ein Engel am oberen Ende der Säule (Taf. 30) das dorische Kapitell nach rechts. Sein Begleiter (Taf. 31) unterstützt ihn, indem er das obere Ende der Säule an seine Brust zieht. Gemäß der von Vitruv (1. Jh. v. Chr.) abgeleiteten Architekturtheorie der Renaissance paßt die strenge dorische Säulenordnung am besten zu männlichen Gottheiten – und deshalb auch zu Christus, dem neuen Apoll.

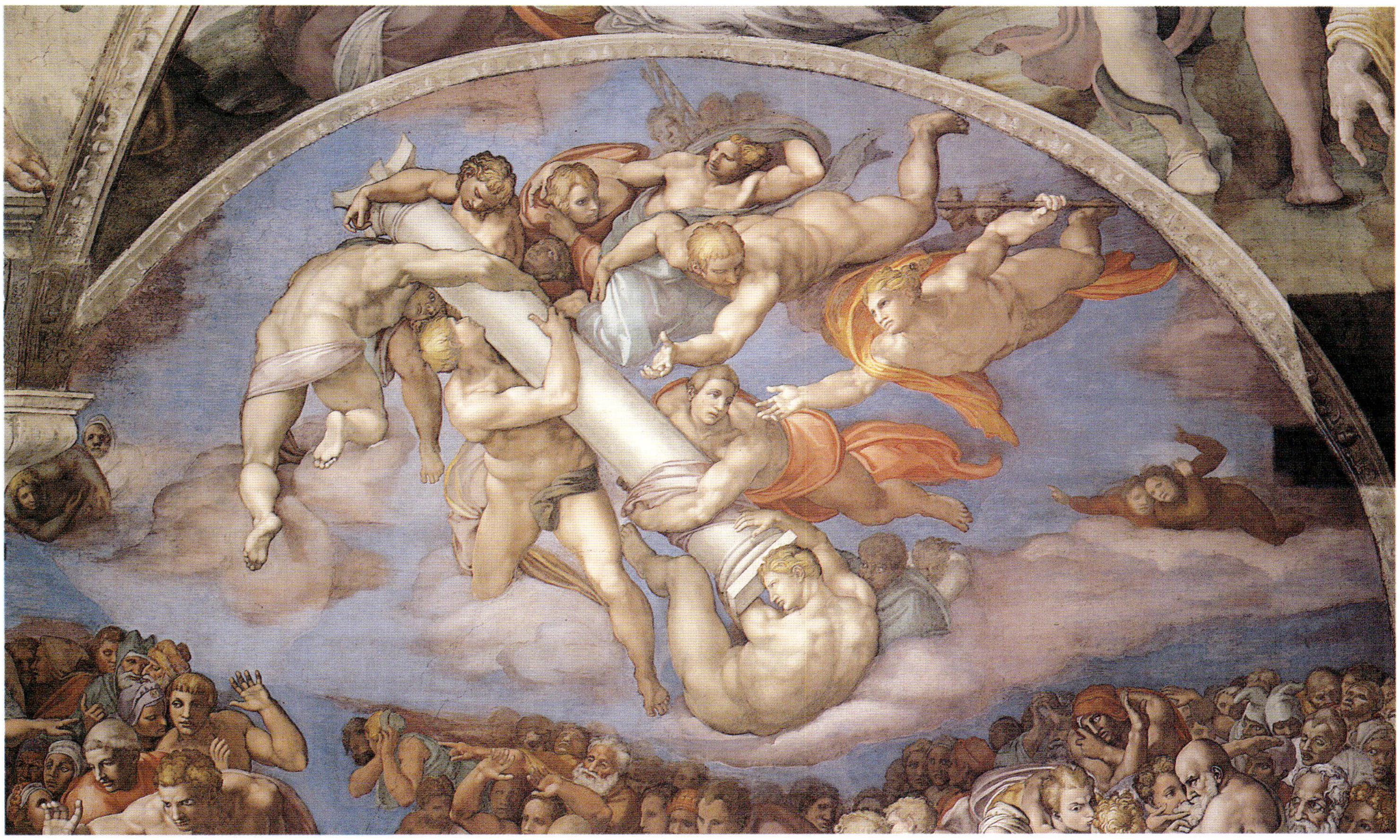

29

Folgende Seiten:
Der mittlere Engel (Taf. 32) – sein Lendenschurz ist eine spätere Zutat – stützt sich auf sein rechtes Knie, schiebt den Säulenschaft nach oben und bildet so den Angelpunkt der Drehbewegung. Ein rot gekleideter Engel (Taf. 33) preßt den unteren Säulenschaft gegen seine Brust und bewegt sich nach links. Allein durch sein Körpergewicht trägt ein an der Säulenbasis hängender Engel (Taf. 34) zur Linksbewegung bei, die optisch durch sein ausgestrecktes linkes Bein unterstrichen wird.

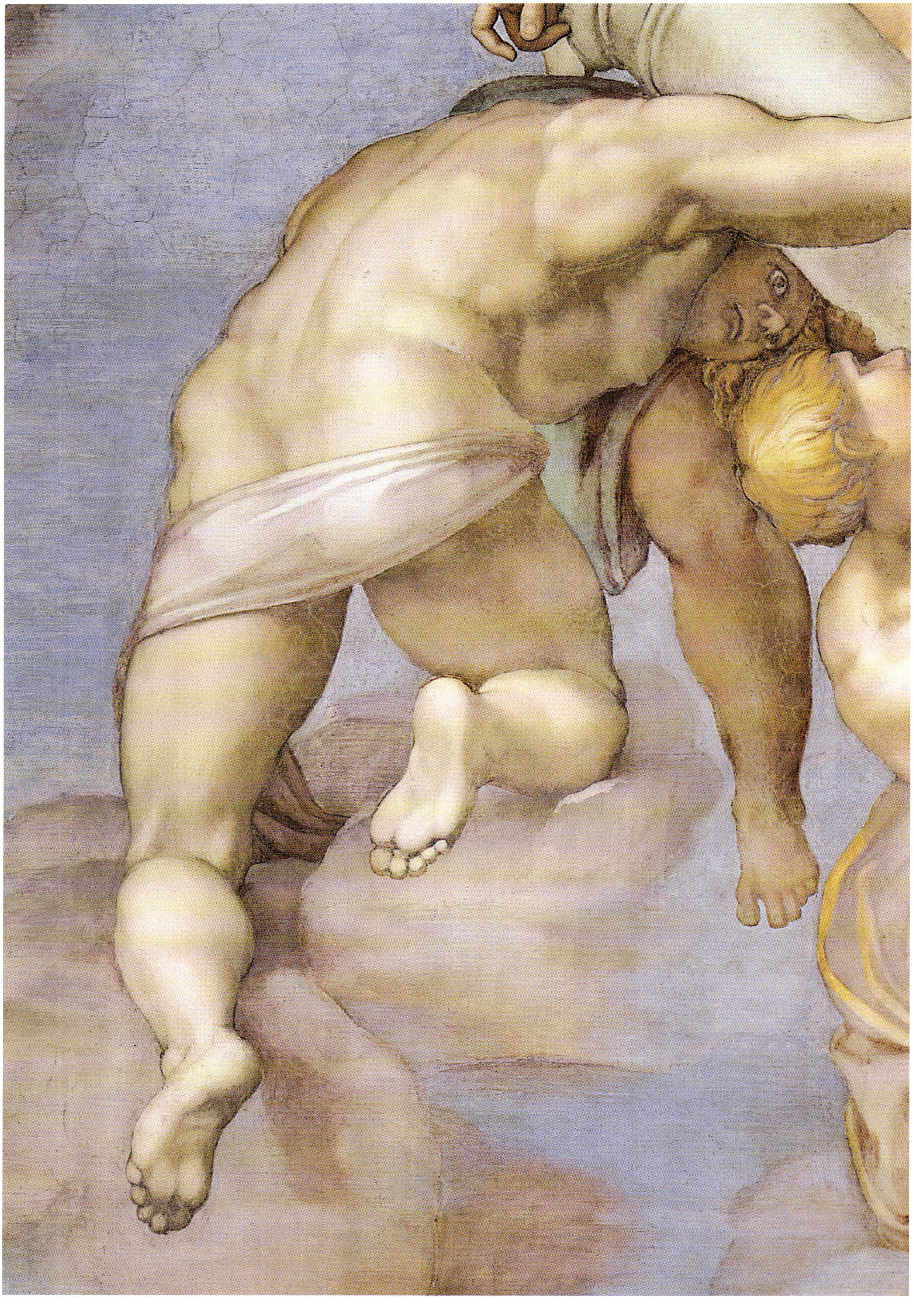

31

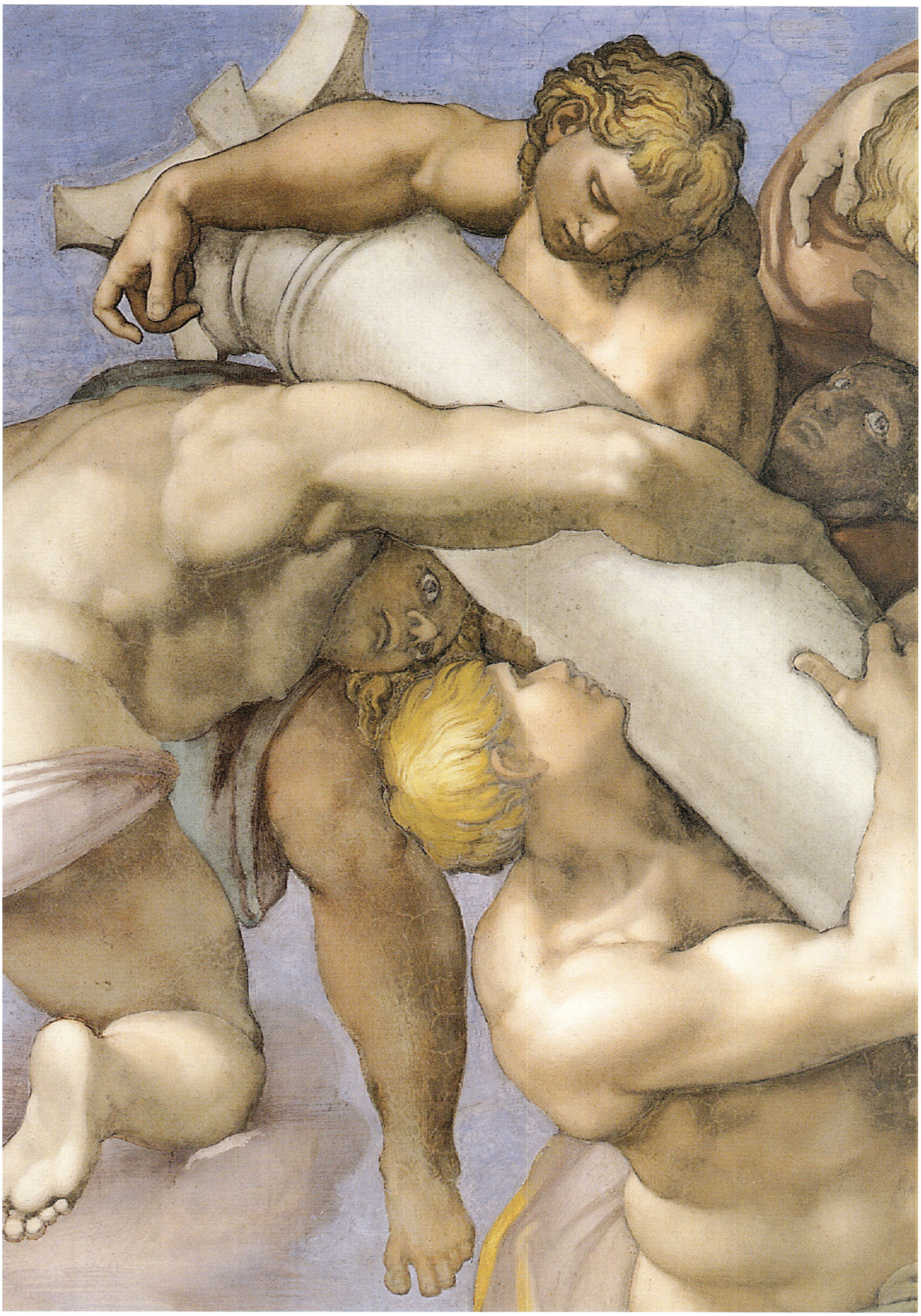

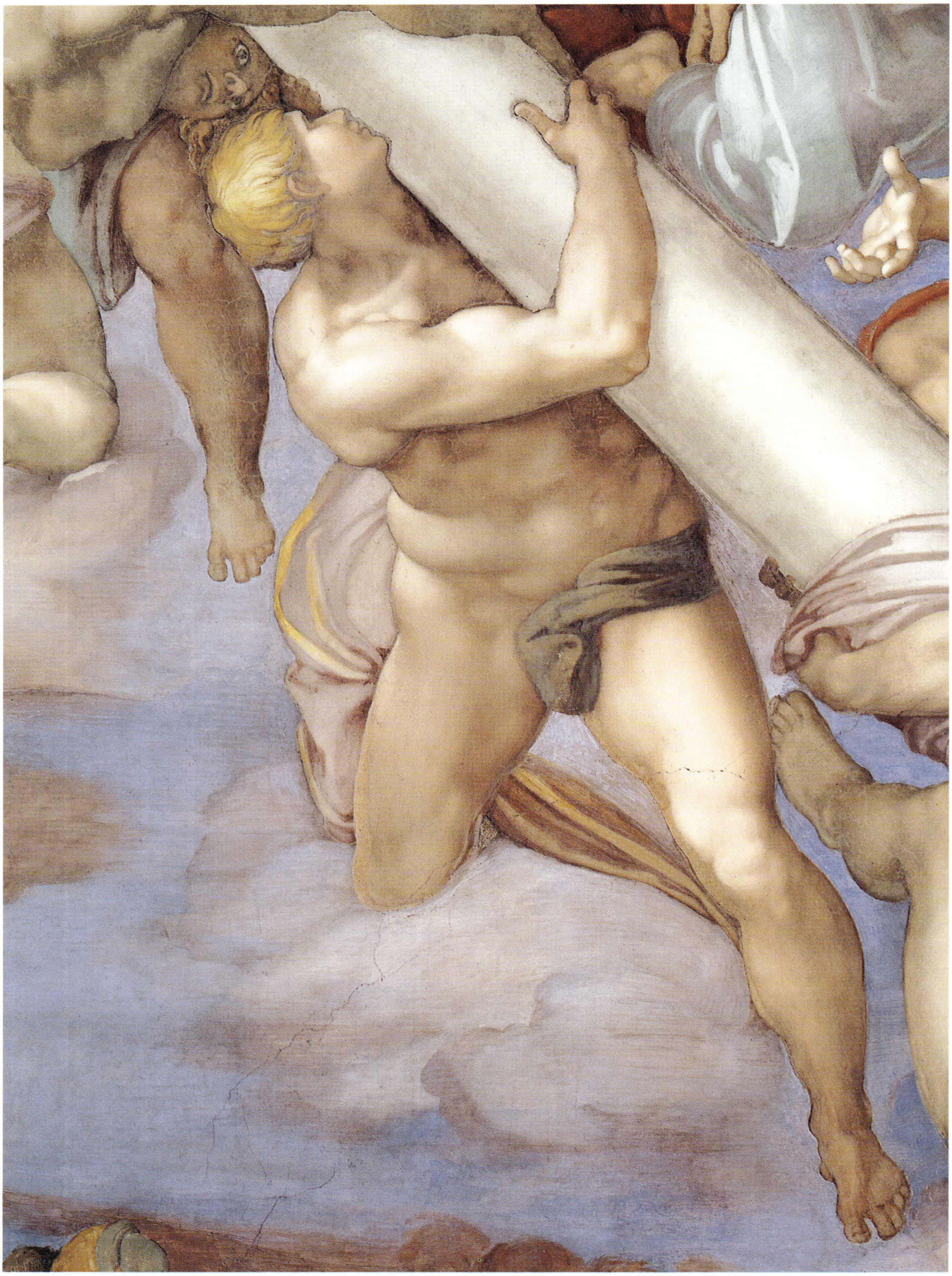

32

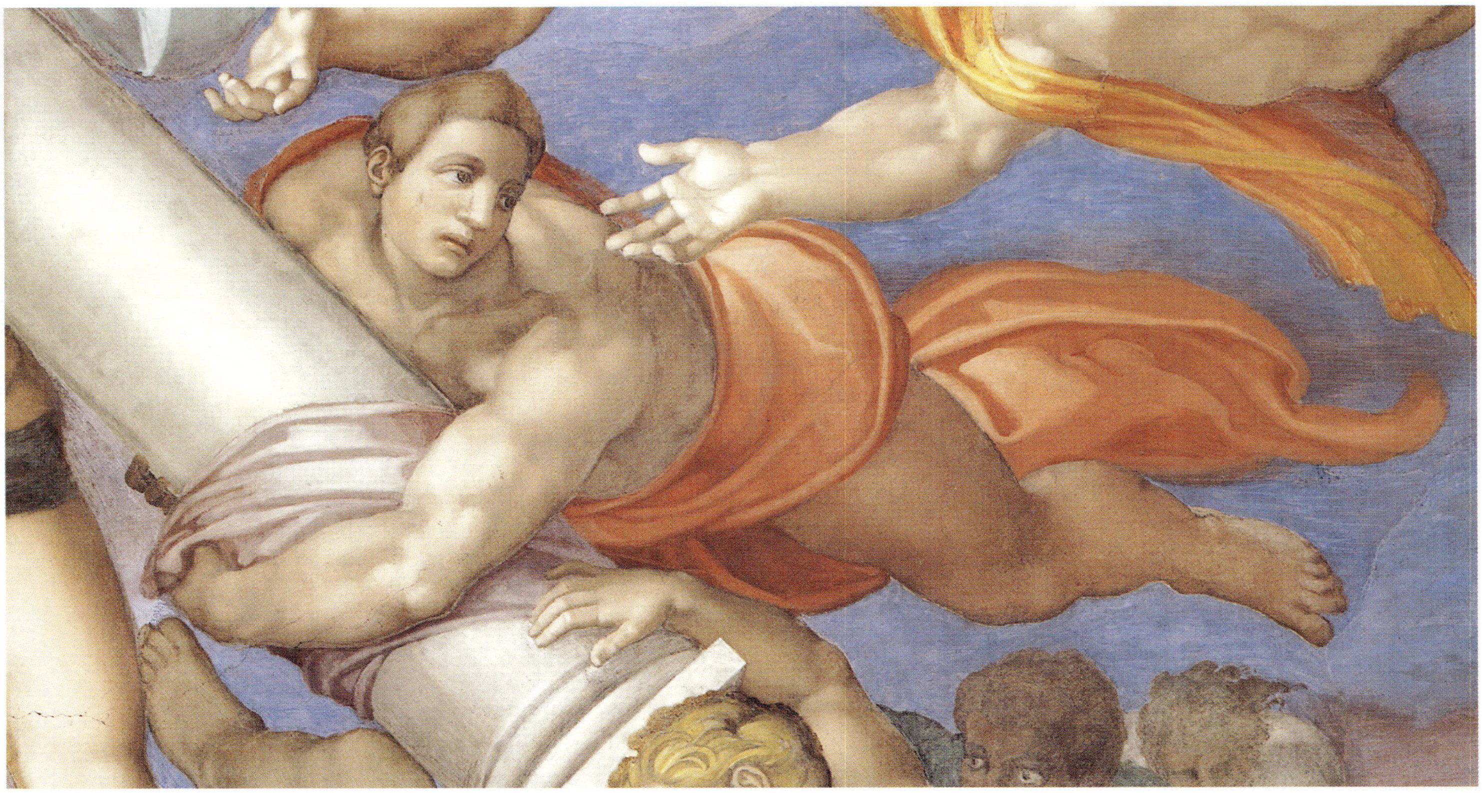
33

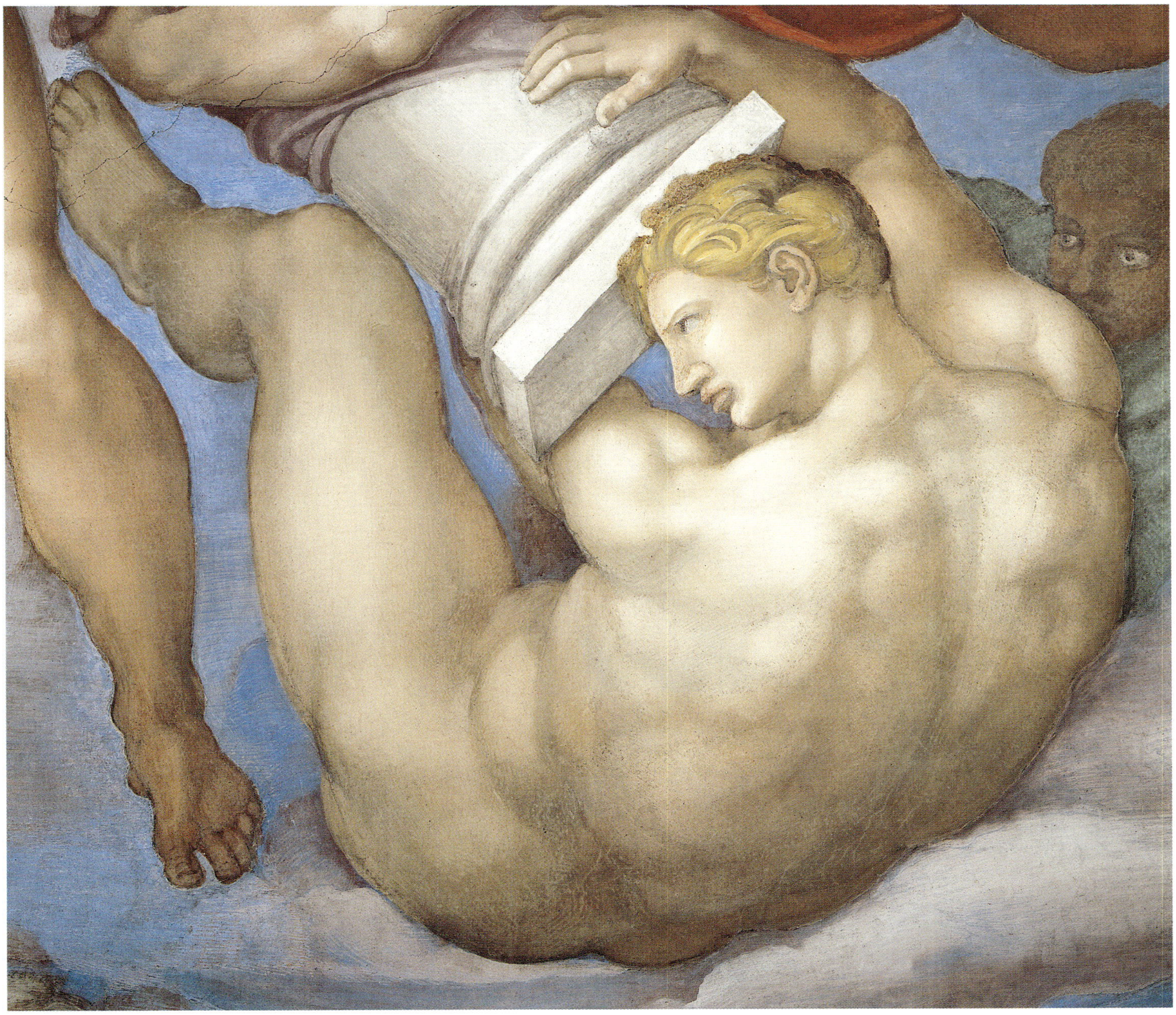
34

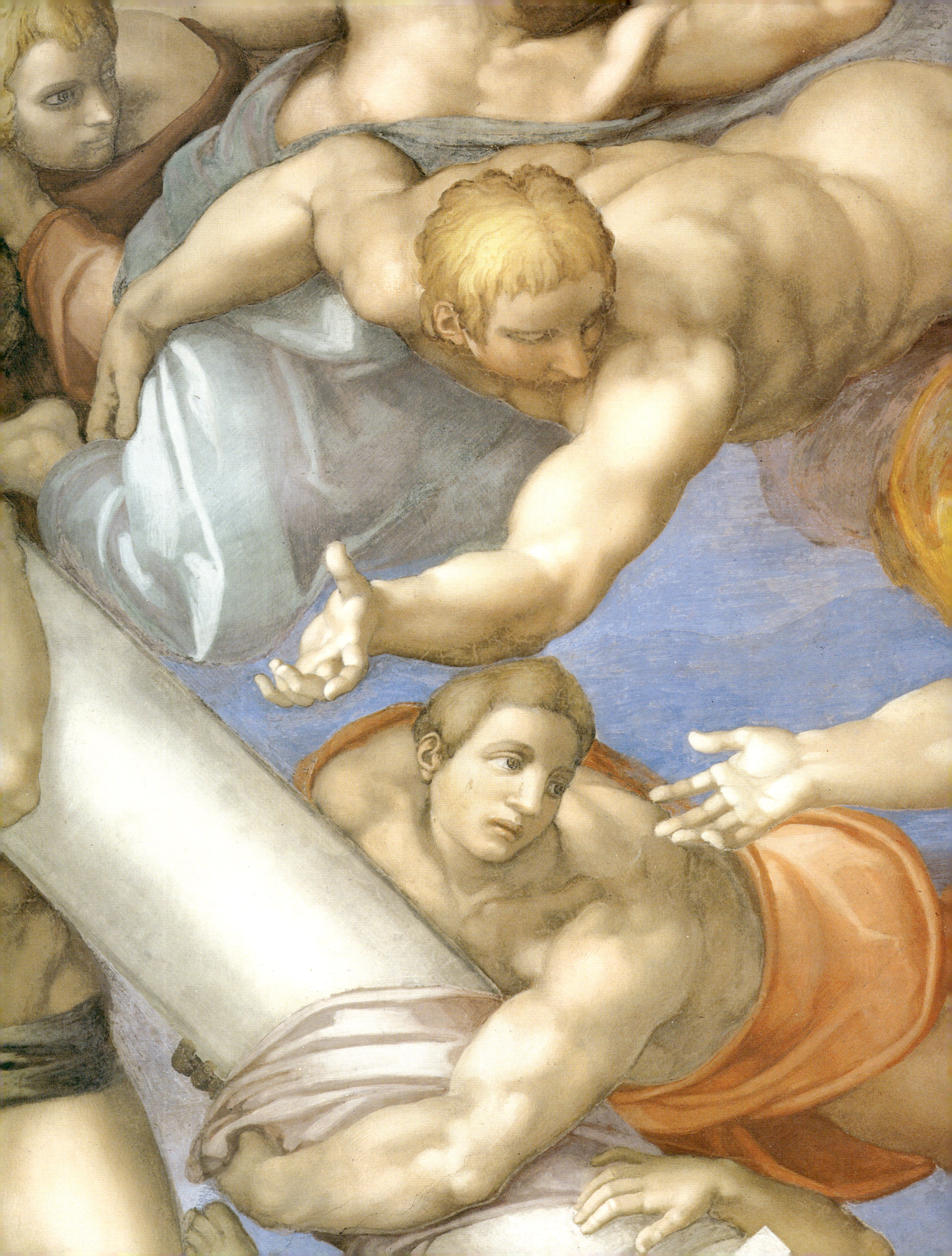

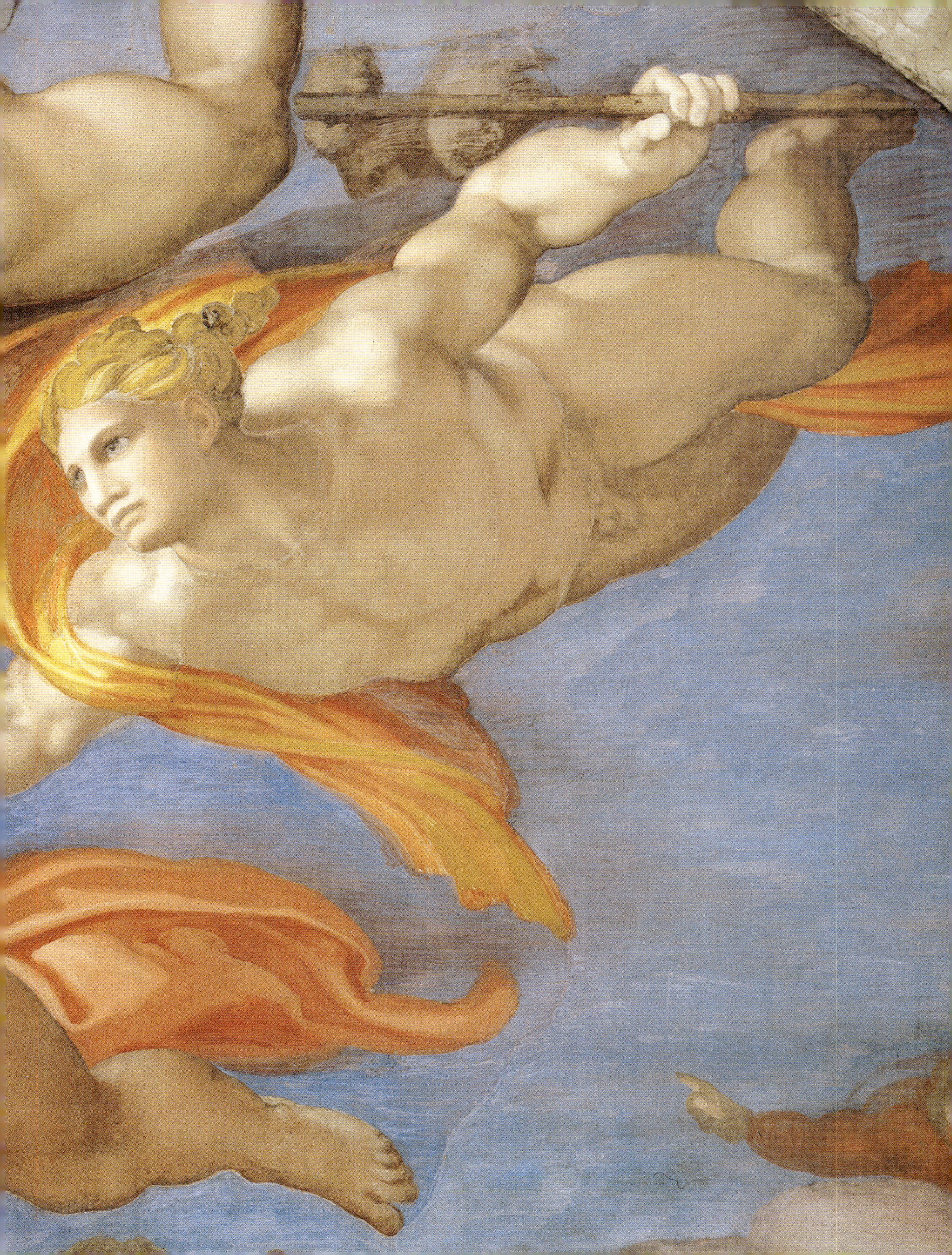

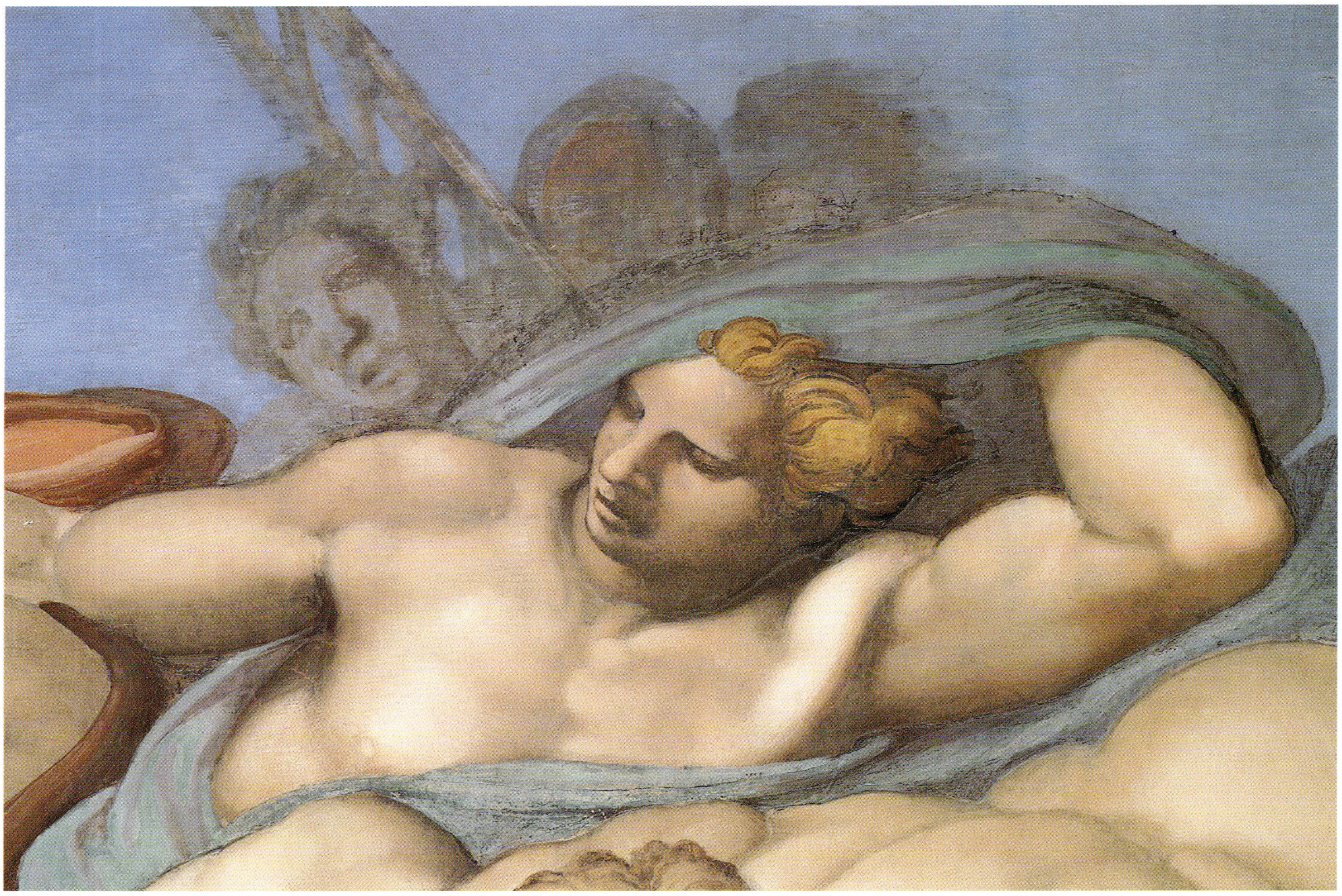
36

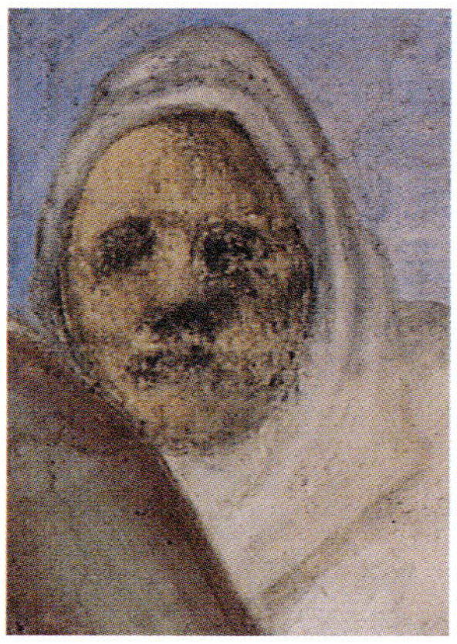
37

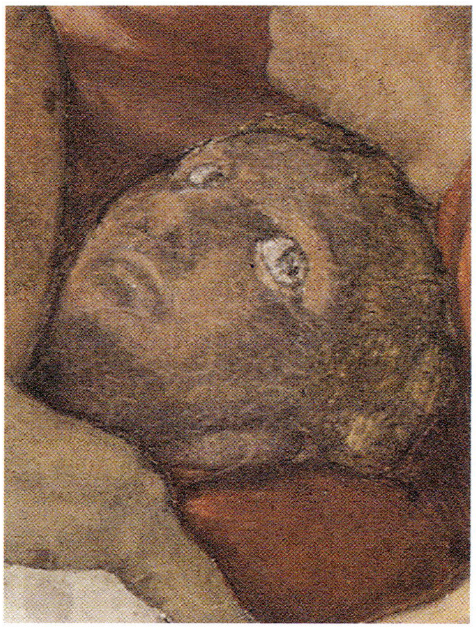
38

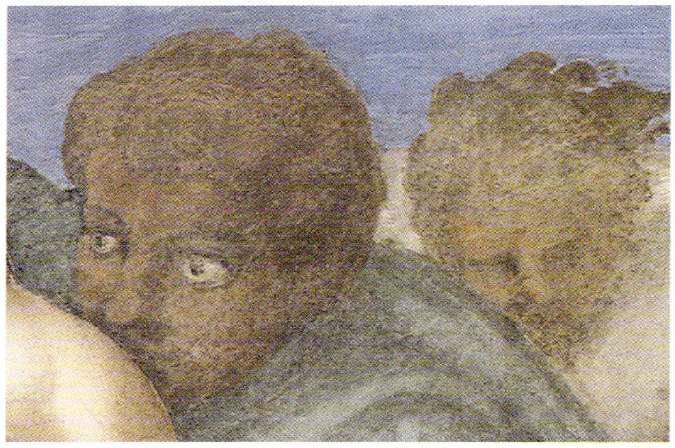
39

Der grüngekleidete Engel (Taf. 36) verstärkt optisch die Rechtsdrehung der Säule, da er sich nach rechts lehnt und seinen linken Arm aus der Draperie freizukämpfen sucht. Die verschattete Figur mit der Leiter direkt hinter ihm bildet eine belebende, wenn auch untergeordnete Gegenbewegung nach links. Der Engel mit dem Stab und dem essiggetränkten Schwamm (Taf. 35) bewegt sich diagonal auf Christus zu und bestimmt so die Bewegungsrichtung der rechten Lünette, auch wenn die Geißelsäule und die zugehörigen Engel eine Rechtsdrehung vollziehen. Der Engel direkt rechts neben dem Kragstein (Taf. 37) wurde (wenig überzeugend) von einem Forscher als ein Portrait Michelangelos identifiziert. Die über die Lünette verstreuten, verschatteten Gesichter (Taf. 37–39) spiegeln die verschiedenen Emotionen wider, mit denen die Engel auf das Jüngste Gericht reagieren. Die gewaltige Säule kann man allerdings nicht nur als Leidenswerkzeug Jesu deuten, sondern auch als Symbol seiner Macht, die am Jüngsten Tag vollkommen aufscheint.

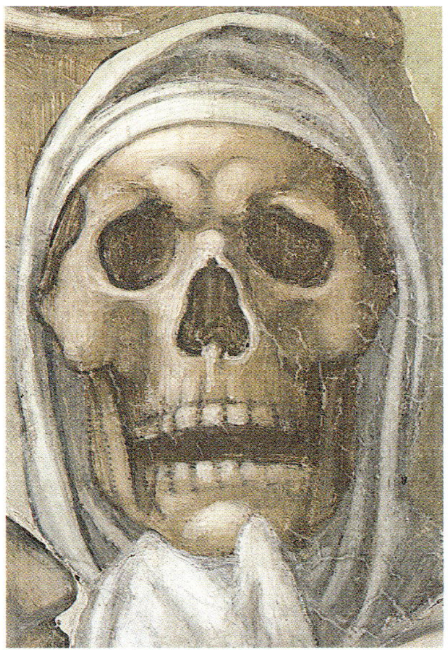

IV.
DIE AUFERSTEHUNG DER TOTEN

So spricht Gott, der Herr, zu diesen Gebeinen: Ich selbst bringe Geist in euch, dann werdet ihr lebendig. Ich spanne Sehnen über euch und umgebe euch mit Fleisch; ich überziehe euch mit Haut und bringe Geist in euch, dann werdet ihr lebendig. Dann werdet ihr erkennen, daß ich der Herrr bin.
(Ez 35,6–7)

Von denen, die im Land des Staubes schlafen, werden viele erwachen, die einen zum ewigen Leben, die anderen zur Schmach, zu ewigem Abscheu.
(Dan 12,2)

So ist es auch mit der Auferstehung der Toten. Was gesät wird, ist verweslich, was auferweckt wird, unverweslich. Was gesät wird, ist armselig, was auferweckt wird, herrlich. Was gesät wird, ist schwach, was auferweckt wird, ist stark. Gesät wird ein irdischer Leib, auferweckt ein überirdischer Leib. Wenn es einen irdischen Leib gibt, gibt es auch einen überirdischen. So steht es auch in der Schrift: Adam, der Erste Mensch wurde ein irdisches Lebewesen. Der Letzte Adam wurde lebendigmachender Geist.
(1 Kor 15,42–45)

Siehe, ich enthülle euch ein Geheimnis: Wir werden nicht alle entschlafen, aber wir werden alle verwandelt werden … plötzlich, in einem Augenblick, beim letzten Posaunenschall. Die Posaune wird erschallen, die Toten werden zur Unvergänglichkeit auferweckt, wir aber werden verwandelt werden.
(1 Kor 15,51–52)

Darstellungen des Jüngsten Gerichts zeigen traditionellerweise die geöffneten Gräber nahe dem unteren Bildrand oder unten links (Abb. 8). Die Wiedergabe zweier Untergruppen von auferstehenden Seelen – zweiunddreißig links, sieben rechts –, die durch eine Erdspalte voneinander getrennt sind, ist jedoch ohne Vorbilder (Taf. 40). Auf der linken Bildseite scheinen sich fast alle Seelen von selbst zu erheben und aktiv an dem von Christus und seinen Engeln ausgelösten letzten Drama teilzunehmen. Im Vordergrund unten links beispielsweise bemüht sich eine Seele, eine schwere Steinplatte anzuheben, um einer anderen das Herauskriechen zu ermöglichen. Entlang einer Diagonalen, die vom Spalt im Vordergrund bis zum Fuß des kleinen Hügels im Hintergrund links oben verläuft, haben drei männliche Akte – abwechselnd von vorn, von hinten und von der Seite gesehen – jeweils ein Bein im spitzen Winkel auf den Boden gesetzt und beide Hände auf den Boden gestützt. Sie sind gerade dabei, das noch begrabene zweite Bein zu befreien, um aufzustehen und auf die Posaunenstöße der Engel zu antworten, zu denen sie aufschauen (Taf. 42, 44). Diese Willensanstrengungen erreichen im oberen linken Horizontbereich ihren Höhepunkt, wo zwei Figuren in flatternden Totenhemden in Richtung Christi aufspringen, indem sie sich selbst vom Hügel abstoßen, und zwar auf der Höhe des unteren Gesimses der Seitenwand (Taf. 43). Die nach oben gerichteten Blicke und Gesten der Figuren entlang des Horizonts – einer mit der Spitzkappe einer Laienbruderschaft, zwei andere hingegen noch als Skelette – unterstreichen die Richtung ihres Aufstiegs (Taf. 44).

Die sieben Figuren rechts wirken völlig hilflos (Taf. 46–48). Fünf Gestalten am unteren Rand liegen am Boden, wie von einer schweren Last niedergedrückt. Obwohl sie wieder mit Fleisch umkleidet sind, scheinen sie doch Willen und Tatkraft gänzlich verloren zu haben. Ein Teufelspaar umklammert die beiden anderen Seelen – eine ist aschgrau gefärbt, die andere hängt kopfüber nach unten. Ein Teufel, der aus dem Höllenschlund herausgreift, packt mit festem Griff die um die Beine des Opfers gewundene Schlange, während der andere Dämon mit Gewalt an den Haaren seines Opfers zieht.

Doch drei Engel befreien die beiden letztgenannten Seelen aus den Klauen der Teufel. Ein fliederfarben gewandeter Engel greift der schlangenumwundenen Gestalt unter die Achseln und zieht sie nach oben (Taf. 40). Ein grüngekleideter Engel kämpft sich mit der kopfüber hängenden Seele nach oben, deren Beine von den Knien ab über seine Schultern gelegt sind (Taf. 47). So fest ist jedoch der Griff des Dämons (Taf. 48), daß ein zweiter, schräg von vorn gesehener und in eine rötlichorangefarbene Draperie gehüllter Engel dem ersten helfen muß, indem er die auferweckte Seele an den Kniekehlen hochzieht. Traditionellerweise geleiten in Darstellungen des Jüngsten Gerichts Engel die Auserwählten in das Paradies (Abb. 8). Auf dem Fresko Michelangelos aber werden die Seelen geradezu durch die physische Anstrengung von Engeln emporgehoben.

Die beiden Untergruppen der Auferstehenden bilden optisch eine Einheit, obwohl sie sich durch unterschiedliche Kräfte angetrieben aus ihren Gräbern erheben: die einen aus eigener Kraft, die anderen durch göttlichen Willen und mit Unterstützung der Engel. Die Auferstehenden auf der rechten Seite neigen sich nach links und bilden eine Reihe von Achsen, die immer steiler ansteigen und deren physische Energie zunimmt. Die linke Untergruppe wird durch eine Diagonale von rechts unten nach links oben bestimmt, und zwar entlang der bereits besprochenen drei männlichen Akte, die sich gerade erheben. Die Seelen am oder nahe des Horizonts kehren dann den Kraftstrom in die entgegengesetzte Diagonalrichtung um, zu Christus hin. Die diagonalen Kraftströme beider Untergruppen laufen direkt über dem Horizont in zwei freischwebenden Seelen zusammen, die – körperlich und doch geistig, in Leichentücher gehüllt und dennoch auferstanden – unweigerlich zu Christus hingezogen werden. Der einheitlich grüne Erdboden – grün

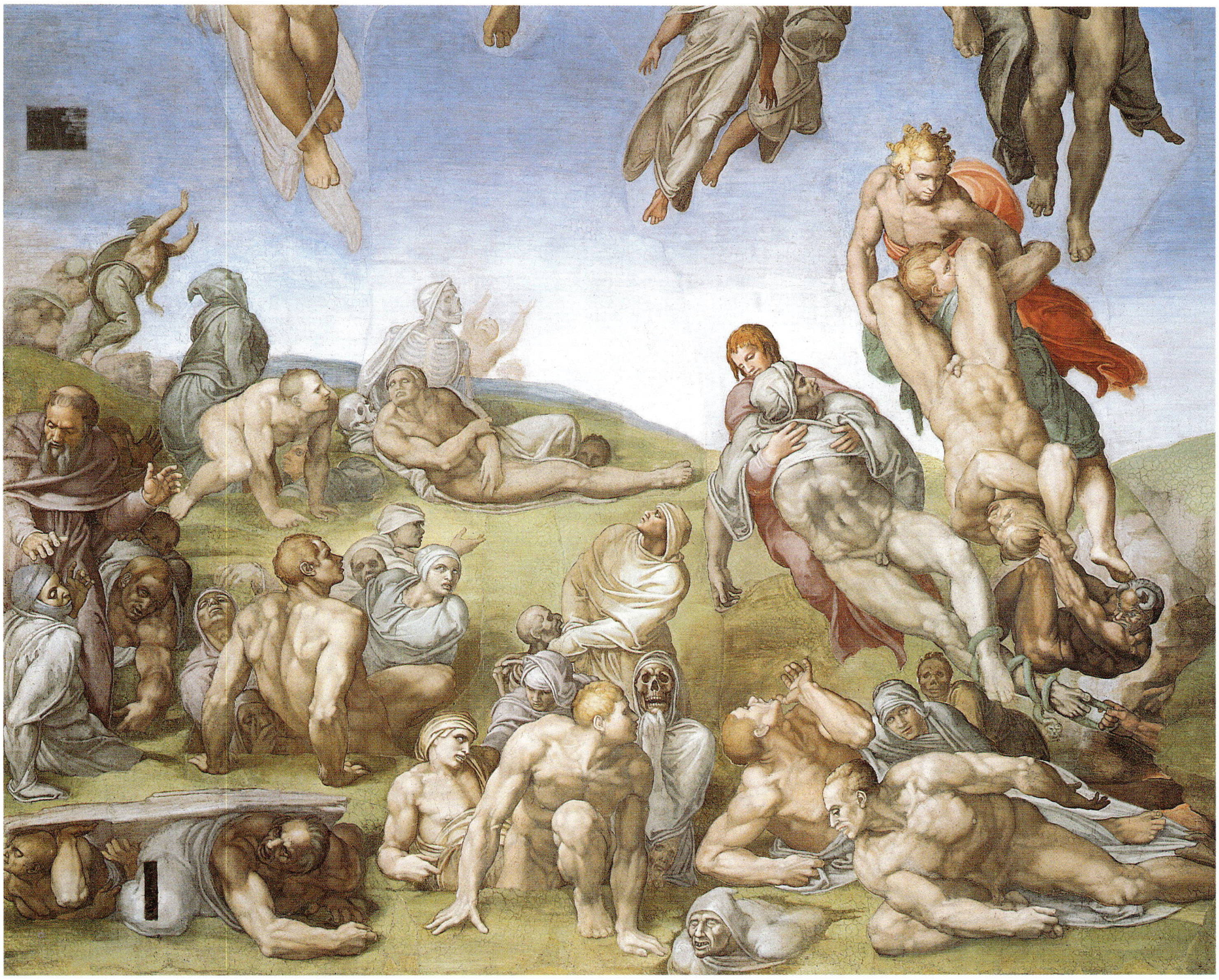
40

ist die Farbe des Wachstums, der Regeneration und der religiösen Tugend der Hoffnung – verbindet die beiden Untergruppen zusätzlich. Die auseinanderstrebenden, jedoch untereinander verbundenen Untergruppen der Auferstehenden symbolisieren die beiden gegenläufigen, aber gleichermaßen wichtigen Elemente

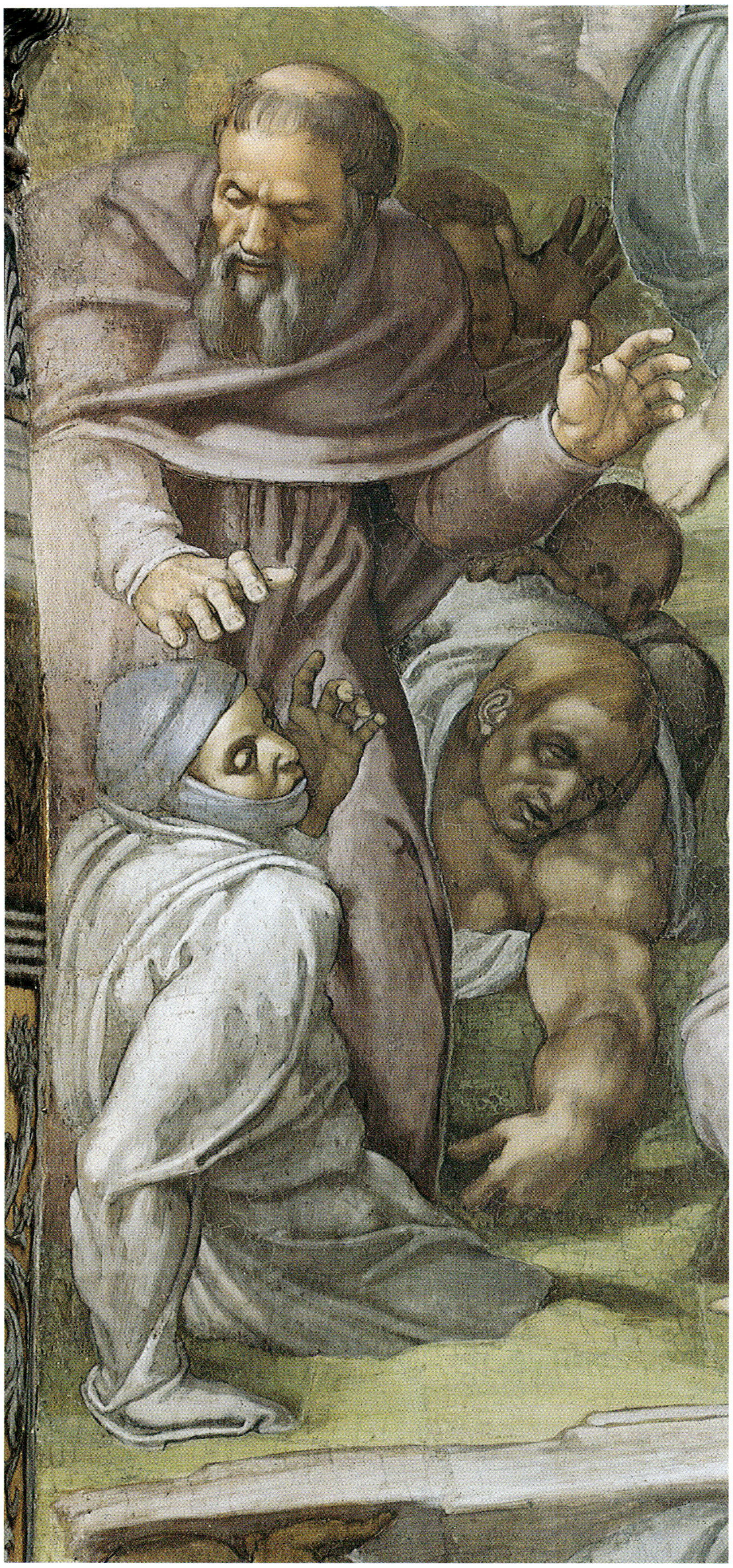

41

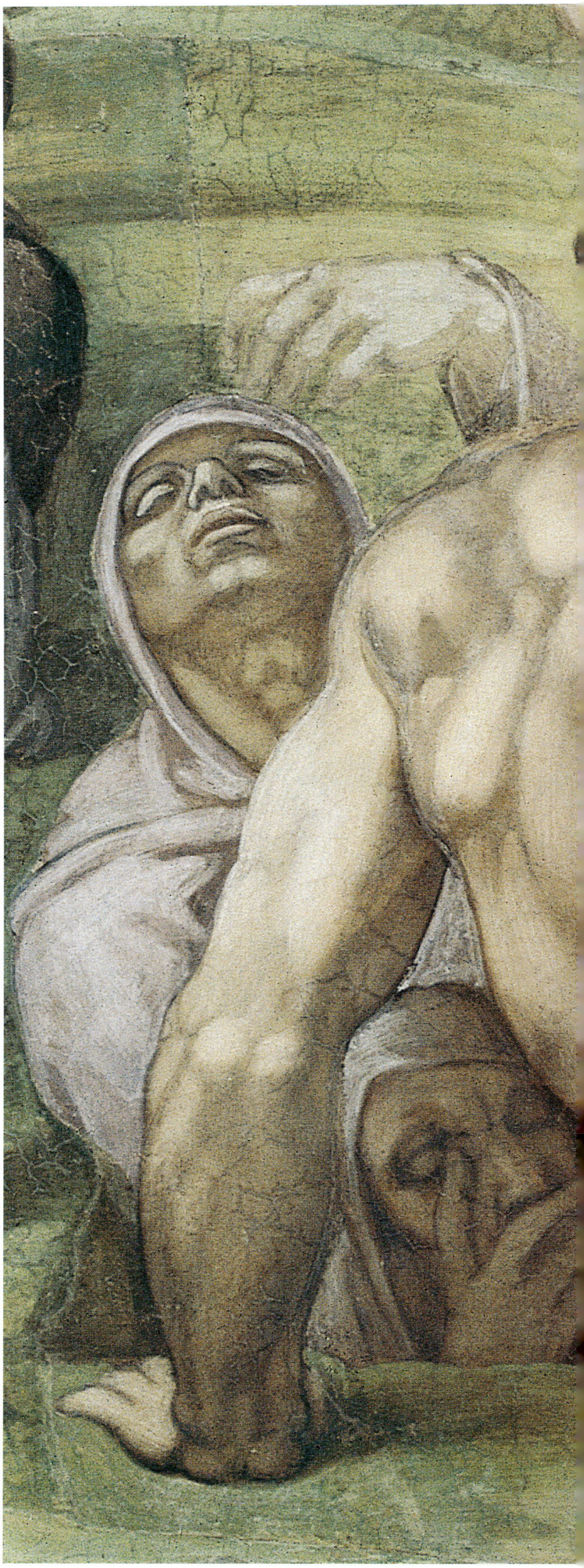

Ein bärtiger Kleriker mit Tonsur (Taf. 41) hält seine rechte Hand über das Haupt einer anderen Figur. Damit wird die Geste des Segnens angedeutet, die im kirchlichen Leben eine große Rolle spielt: Durch seinen Dienst spricht der Priester den Gläubigen die göttliche Zuwendung und Gnade zu. Mit der linken Hand weist der Kleriker auf Christus und stellt so auch optisch diesen Bezug her. Hinter ihm steigt eine Seele aus ihrem Grab, um den Fuß des Priesters zu umfassen, ein Akt der Ehrerbietung gegenüber dem kirchlichen Amtsträger und seinem Dienst am Menschen. Gespannt betrachtet eine muskulöse, jugendliche Gestalt die Posaunenengel (Taf. 42). Sie stützt beide Hände auf den Boden hinter ihrem Rücken, um sich aus ihrem Grab zu erheben.

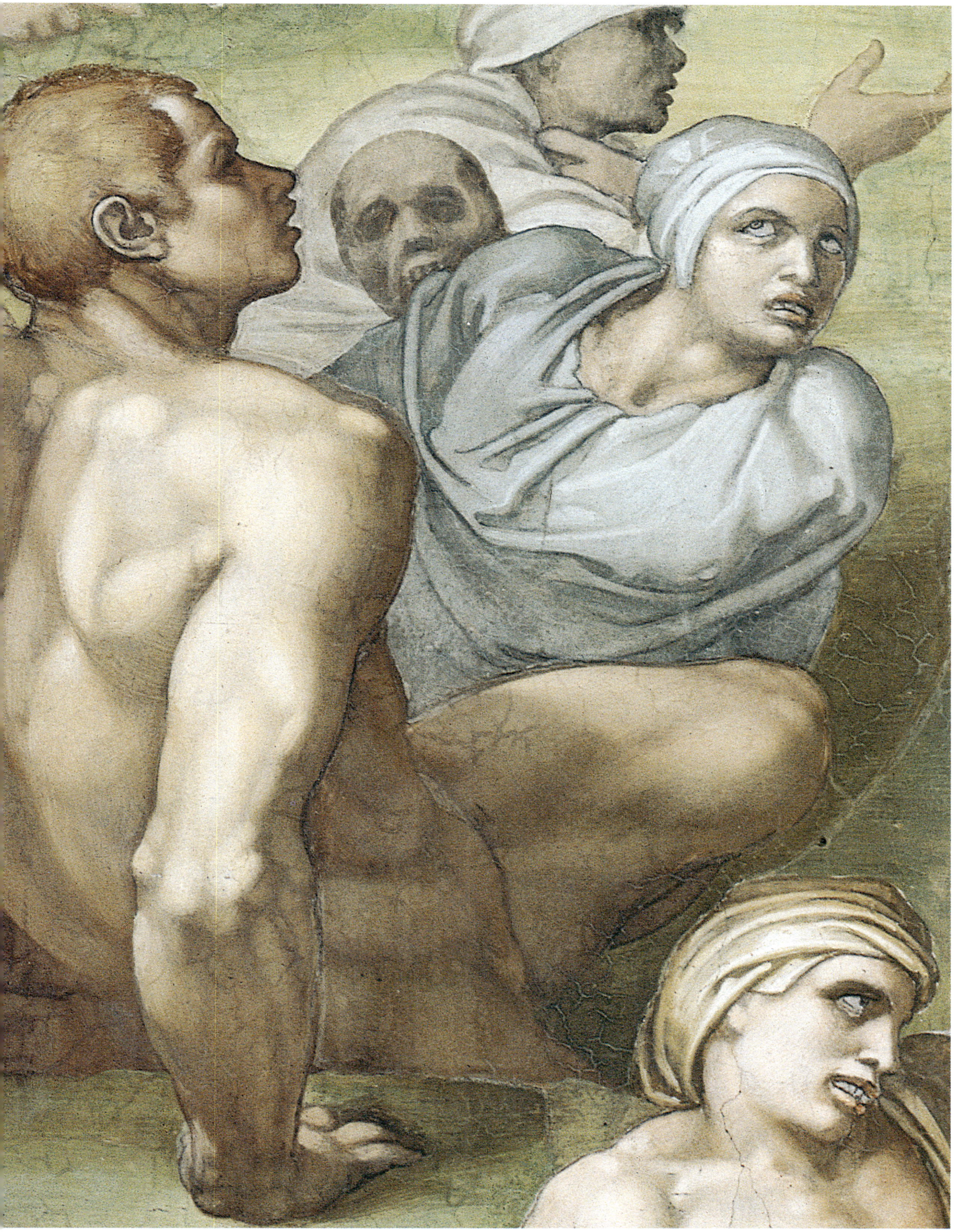

42

Die meisten Auferstehenden blicken zu Christus (Taf. 43–44), als wollten sie sich auf diese Weise selbst zum Himmel erheben. Die Horizontlinie der gemalten Erdoberfläche korrespondiert mit dem untersten Gesims der Kapellenwand, so daß zwischen der formalen Bildkonzeption und der architektonischen Gliederung des Raumes ein Zusammenhang hergestellt wird.

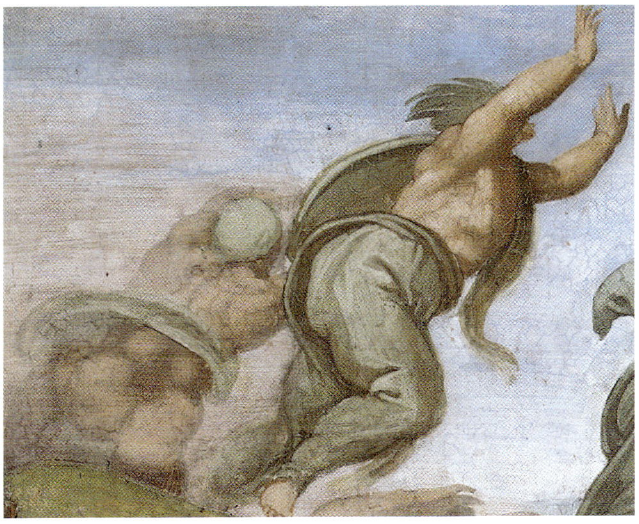

43

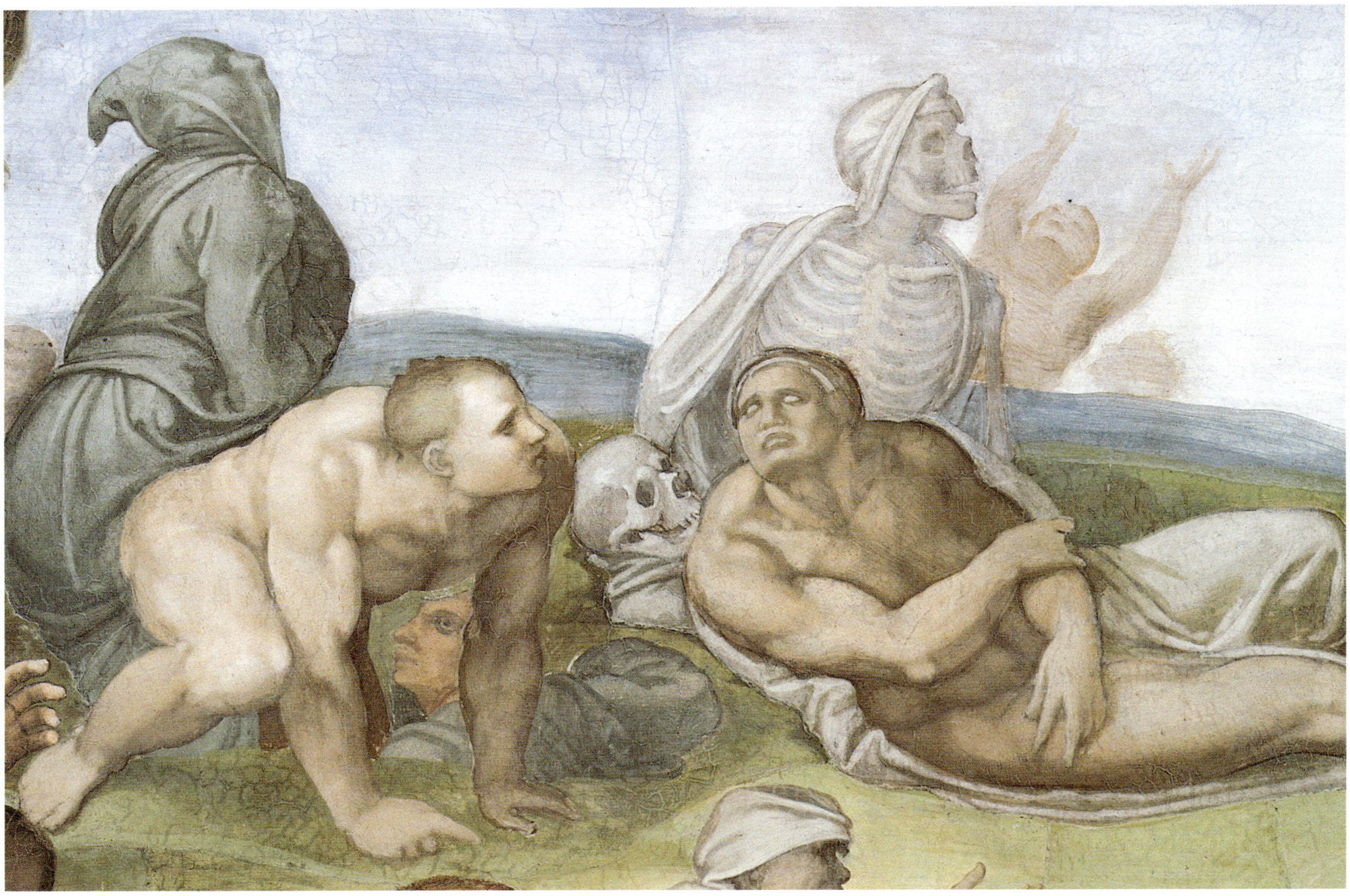

44

Folgende Seite:
Die nackte Figur im Vordergrund, die zu den Posaunenengeln schaut und sich gerade aus eigener Kraft erheben will, weist womöglich – wie die gesamte linke Untergruppe der Auferstehenden – auf die theologische Lehre hin, daß der Mensch aufgrund seines freien Willens und der dadurch vollbrachten guten Werke in Übereinstimmung mit der göttlichen Gnade zum Heil findet.

der katholischen Rechtfertigungslehre, wie sie wenige Jahre später das Rechtfertigungsdekret des Trienter Konzils formulieren wird: zum einen die Gnade, die durch Gottes Erbarmen unabhängig vom menschlichen Willen zuteil wird (rechte Untergruppe), und zum anderen die von den Gläubigen aufgrund und in Übereinstimmung mit der göttlichen Gnade vollbrachten guten Werke (linke Untergruppe). Es ist bemerkenswert, daß Michelangelo mit der linken Gruppe der Auferstehenden die Willenskraft des Menschen hervorhebt, während andere Zeitgenossen, Martin Luther und viele katholische Reformer, die Überzeugung vertraten, daß der Mensch aufgrund seiner Sündhaftigkeit niemals aus eigener Kraft, sondern allein durch die Gnade Gottes gerechtfertigt werden könne.

Der Künstler hat außerdem die Bedeutung dieser Gruppe noch gesteigert, indem er einen bärtigen Kleriker mit Tonsur eingefügt hat, der ganz links aufrecht steht, als sei er schon auferstanden oder – noch wahrscheinlicher – am Jüngsten Tag noch am Leben (Taf. 41). Dieser Priester, für den es kein Vorbild in Darstellungen des

45

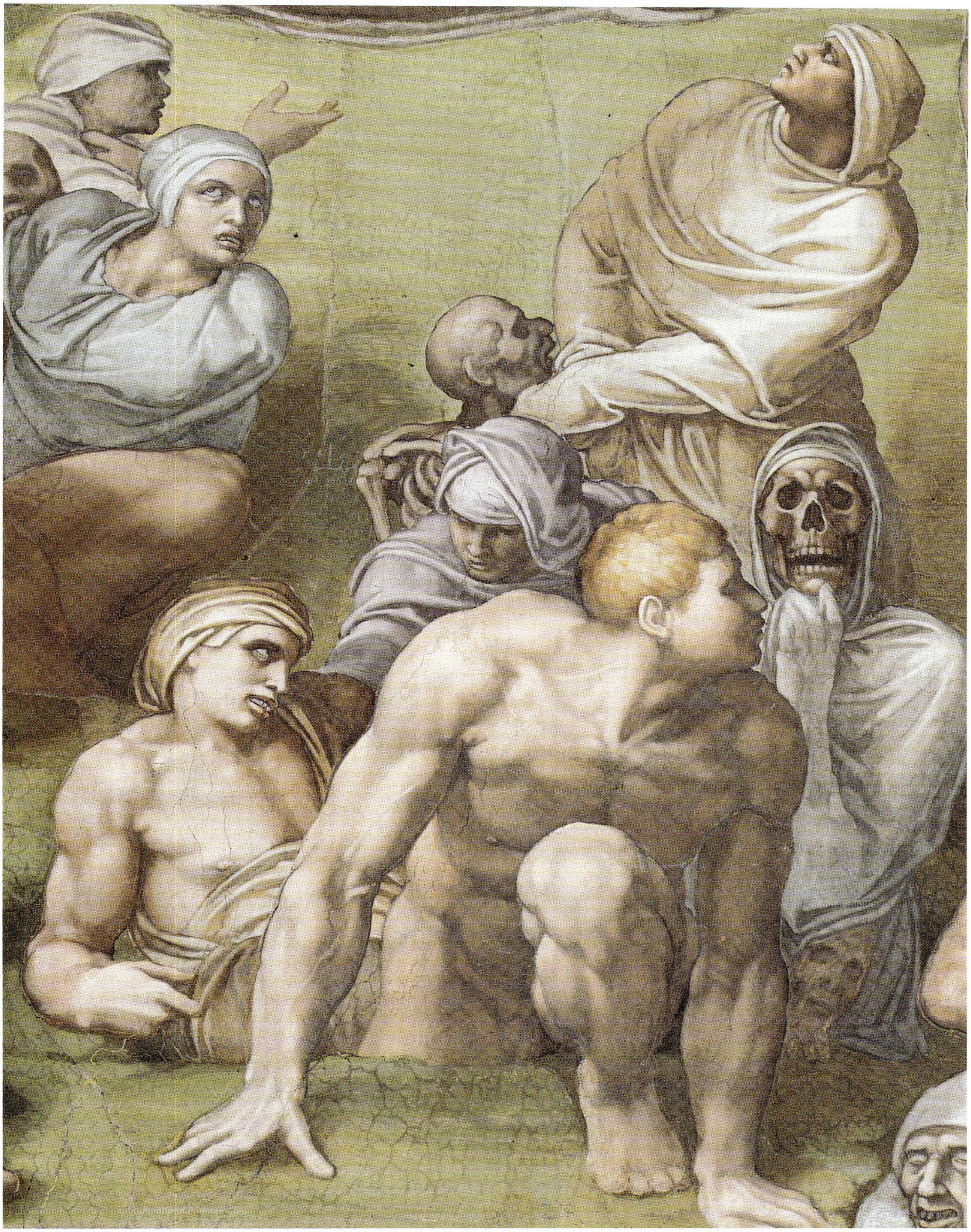

Jüngsten Gerichts gibt, hält segnend seine rechte Hand über das Haupt einer anderen Figur im Totenhemd. Mit der linken Hand weist er den Weg zu Christus. Die Seele, die aus ihrem Grab steigt und dabei den Fuß des Priesters umfaßt, zeigt, daß Glauben und Frömmigkeit notwendig sind, um die erlösende Frucht der Sakramente, die vom Priester gespendet werden, zu empfangen.

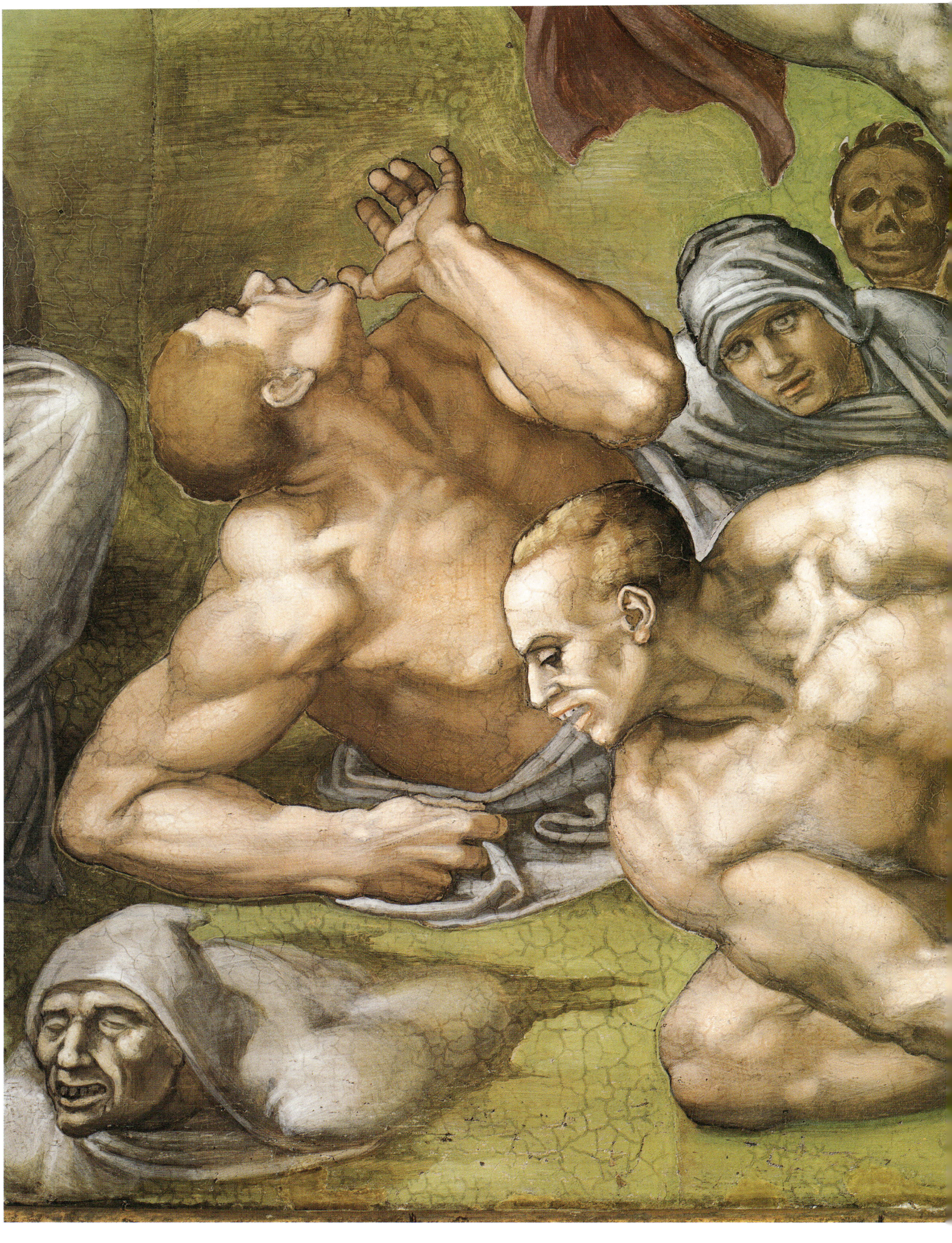

46

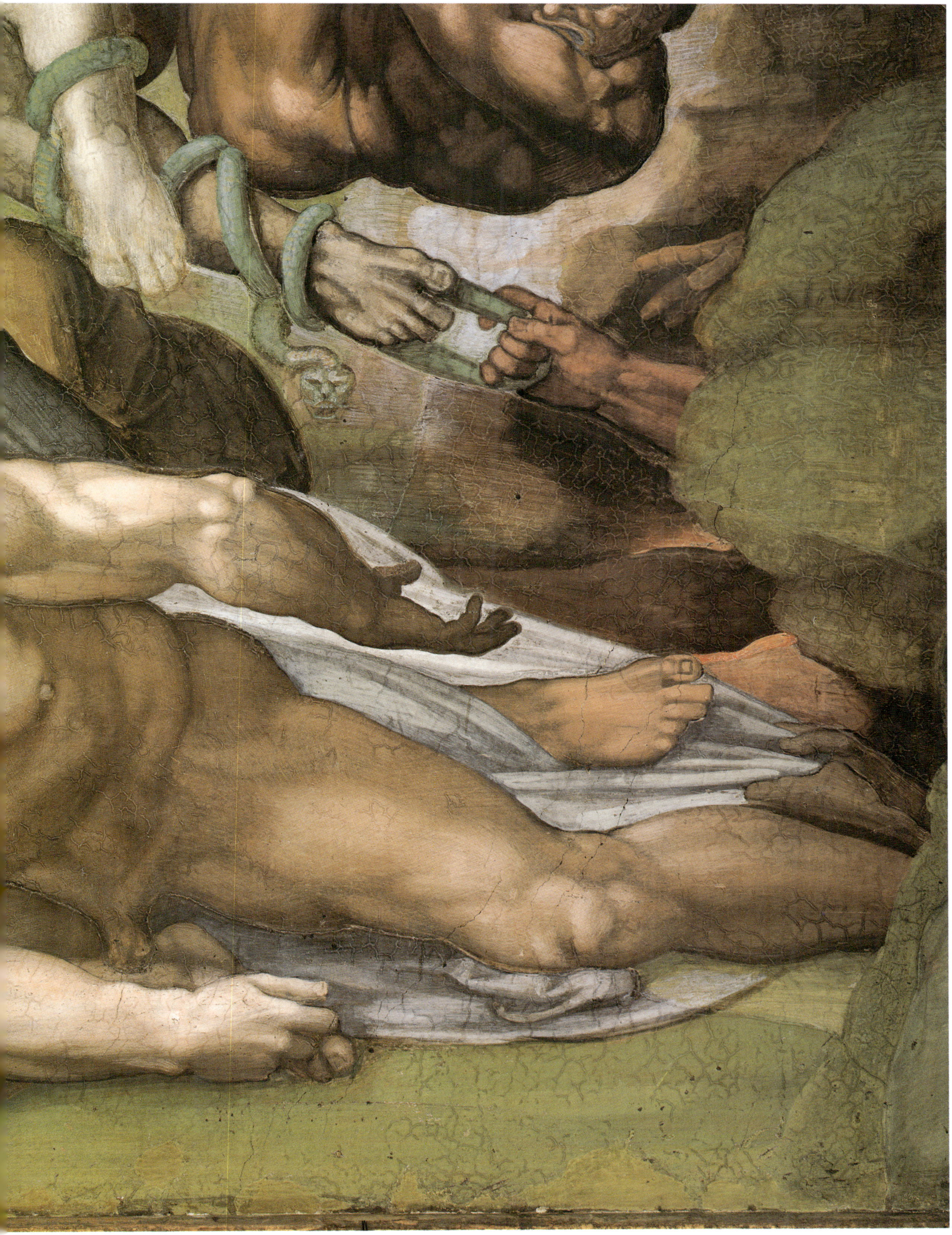

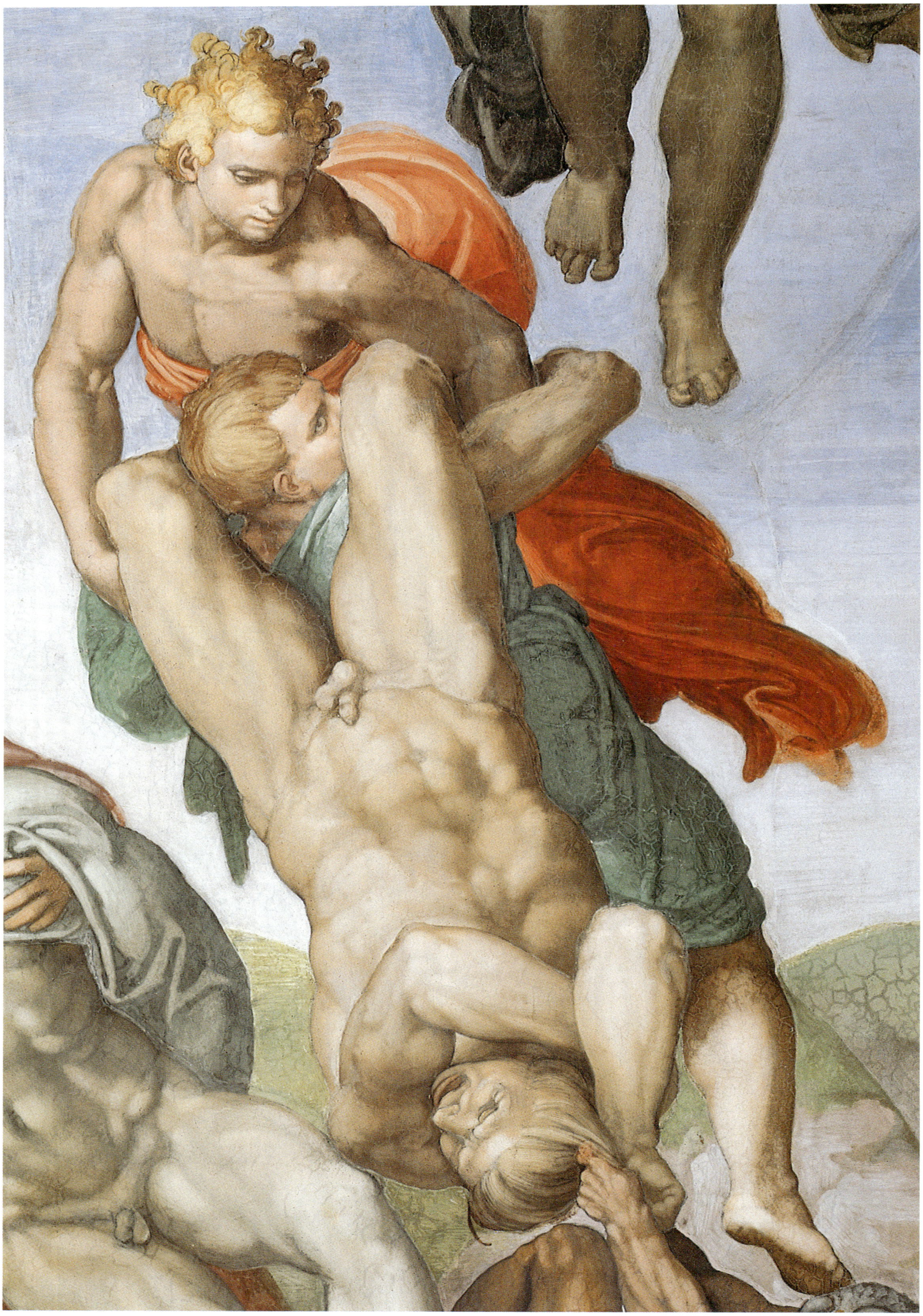

47

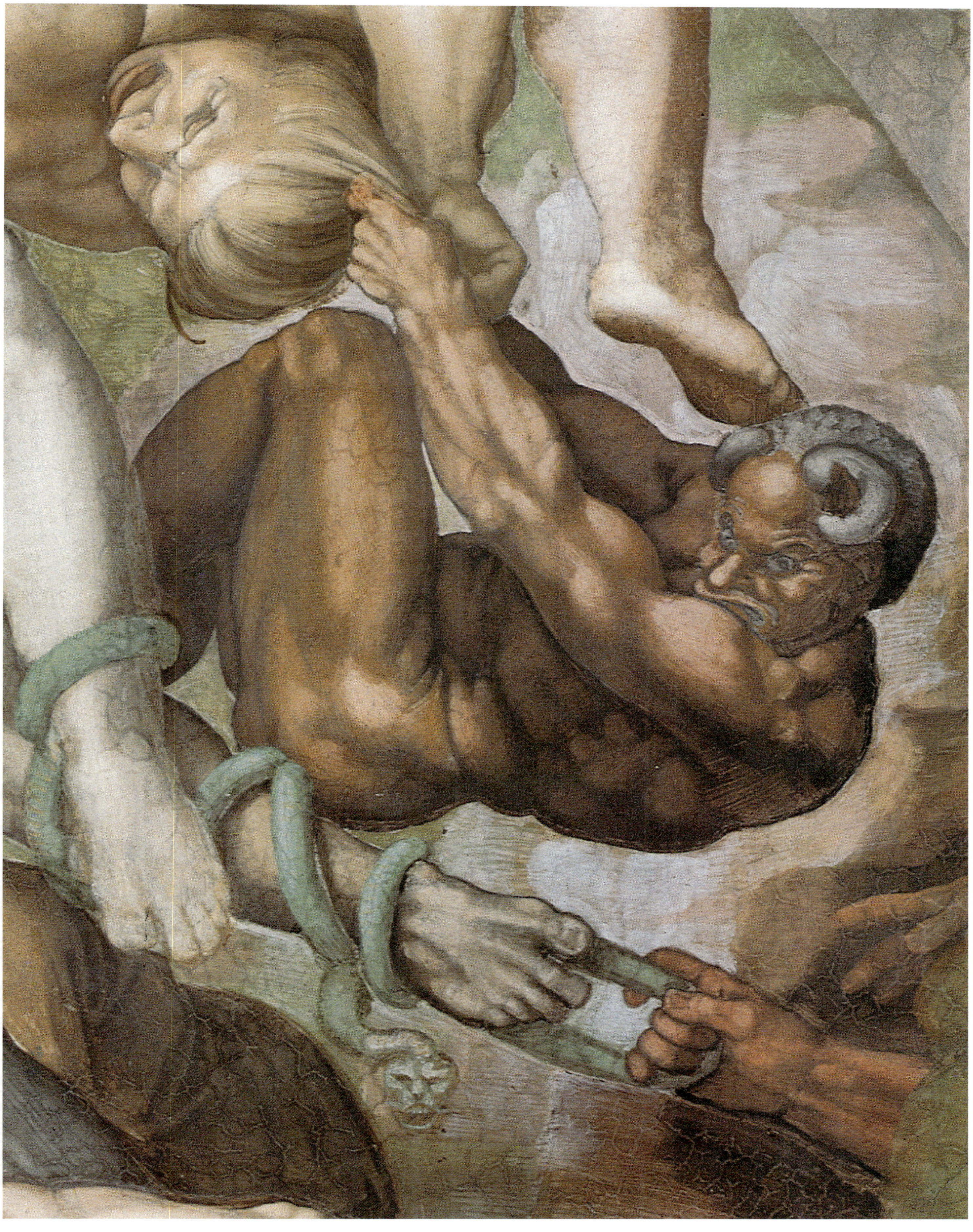
48

Die Seelen der rechten Untergruppe (Taf. 46), die durch die Schwerkraft zu Boden gedrückt oder durch den Griff von Dämonen festgehalten werden, scheinen selbst nicht handlungsfähig zu sein. Nur mit Hilfe der Engel – hier Verkörperungen der göttlichen Gnade – werden sie aus den Klauen des Todes und des Teufels befreit. Gemeinsam verkörpern die hilflosen und die aktiven Seelen zwei grundlegende Komponenten der katholischen Rechtfertigungslehre: Die göttliche Gnade wirkt mit dem freien menschlichen Willen zusammen. Die gemalten und bei der jüngst abgeschlossenen Reinigung wieder entfernten Lendenschurze bedeckten die Genitalien der beiden Akte, die von Engeln nach oben gezogen werden. Die eindrucksvolle, kopfüber hängende Gestalt rechts wird von zwei Engel nach oben gezogen, während ein Dämon an ihren Haaren zieht (Taf. 47–48).

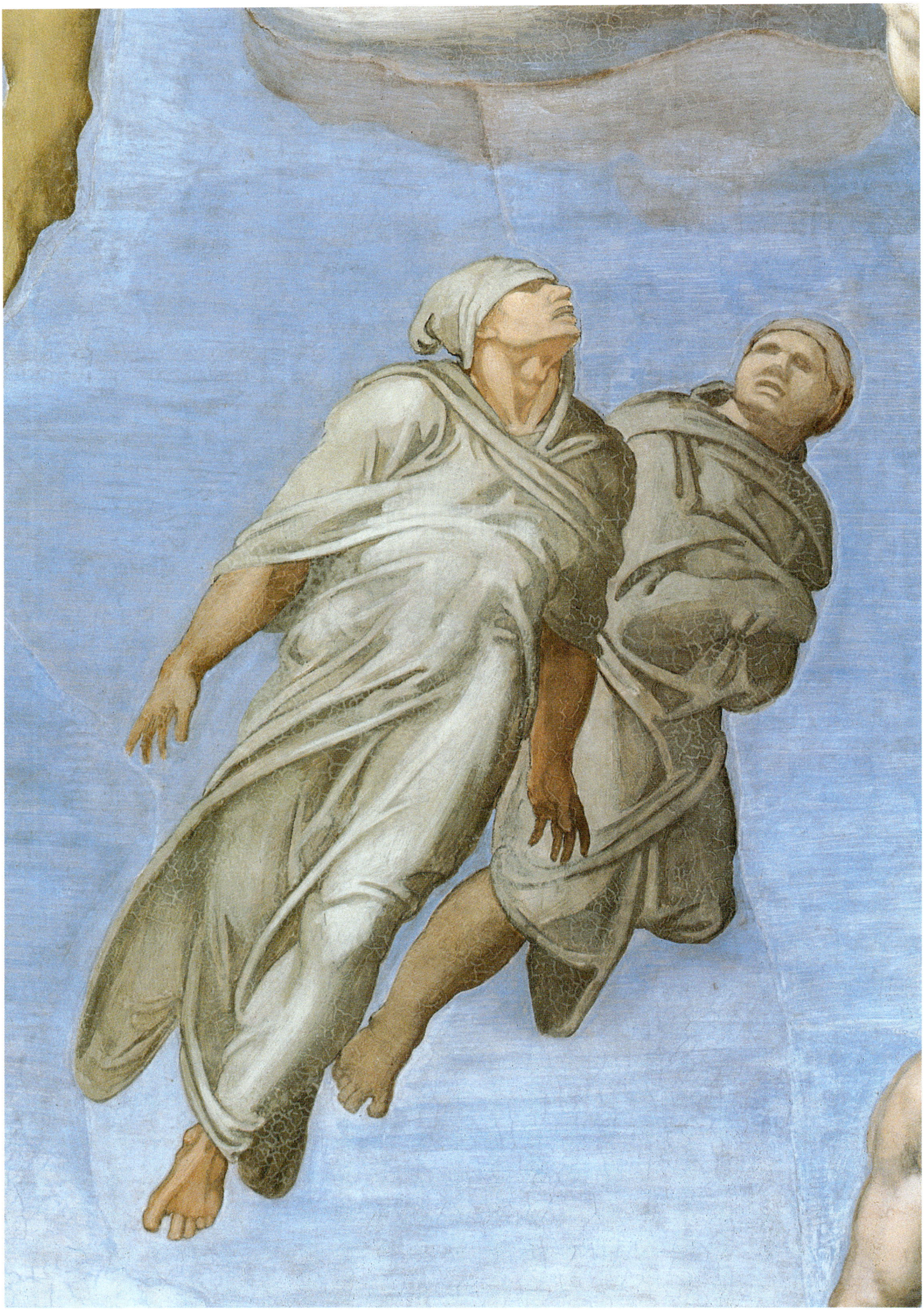
49

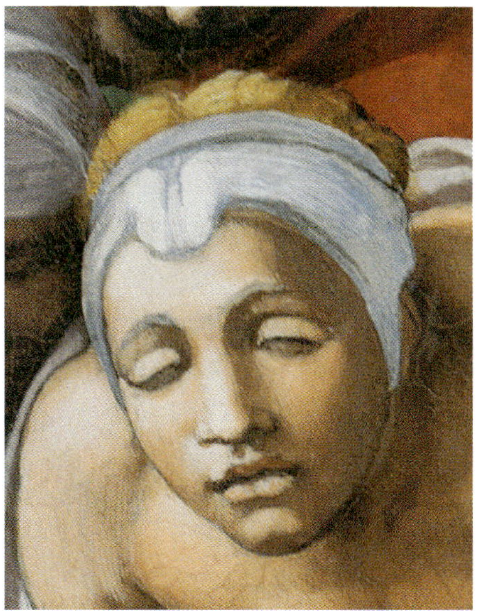

V.
DIE AUFSTEIGENDEN AUSERWÄHLTEN

Dann wird der König denen auf der rechten Seite sagen: Kommt her, die ihr von meinem Vater gesegnet seid, nehmt das Reich in Besitz, das seit der Erschaffung der Welt für euch bestimmt ist.
(Mt 25,34)
Zuerst werden die in Christus Verstorbenen auferstehen; dann werden wir, die Lebenden, die noch übrig sind, zugleich mit ihnen auf den Wolken in die Luft entrückt, dem Herrn entgegen. Dann werden wir immer beim Herrn sein.
(1 Thess 4,16–17)

Michelangelo hat die aufsteigenden Auserwählten in zwei V-förmige Gruppen unterteilt, eine kleinere rechts und eine größere links (Taf. 50). Zwei Seelen, die von einem mächtigen nackten Engel nach oben gezogen werden, der sich dazu tief nach unten bücken muß, gehören der kleineren rechten Gruppe an. Die rettende Kette, an die sich die beiden Seelen klammern, ist ein Rosenkranz, der hier zum ersten Mal auf einer solchen Szene des Jüngsten Gerichts abgebildet wurde. Die Gestalt links von dem Engel, von der lediglich der Kopf und die gefalteten Hände zu sehen sind, während der Körper von einer Wolke umhüllt ist, mag zusätzlich auf die rettende Kraft des Gebetes hinweisen.
Zudem küßt eine der beiden Figuren, die mit erstaunten Blicken an der Kette des Engels hängen, inbrünstig die Perlen, während die andere, als wollte sie ihre Dankbarkeit zeigen, die Arme über der Brust kreuzt. Gemeinsam verkörpern die beiden aufsteigenden Seelen das Wesen des Gebets: Anbetung, Danksagung und Fürbitte (Taf. 59). Beide stehen für geistig-geistliche Haltungen (Glaube, Demut und Buße), die das Sprechen zu Gott wirkliches und wirksames Gebet werden lassen. Dabei ist die nackte Figur rechts passiver und wird, ohne sich festzuhalten, von der ihren Körper umschlingenden Perlenschnur nach oben gezogen, während ihr dunkler (vielleicht schwarzer) Begleiter die Beine weit und unbeholfen spreizt und sich verzweifelt an der rettenden Kette festklammert.
Der linke Balken des kleineren «V» steht in starkem Kontrast zur Gegenseite (Taf. 60, 63). Die aufsteigenden Seelen hier wirken aktiver und geistig wacher. Die nackte Figur im Vordergrund hat ihre eigene Aufstiegsmethode gefunden: Sie stößt sich mit dem rechten Arm von dem blaudrapierten Knie ihres Begleiters ab, der sie von hinten umarmt, und holt mit dem linken Arm und den Beinen zu einem schwungvollen Sprung aus. Michelangelo wollte hier möglicherweise zeigen, daß die Gnade nur dem zuteil wird, der frei und mit festem Willen nach seinem Glauben handelt, ein Grundsatz, der auch für das Gebet gilt. Die meisten dieser aus eigenem Antrieb handelnden Seelen blicken nach links und richten ihre Aufmerksamkeit auf die größere V-förmige Gruppe.
Eine nackte, verschattete Frau, deren Knöchel gefesselt sind, bildet die Spitze des größeren «V» (Taf. 51). In einem Zustand der Ekstase – ihre erhobenen Hände umrahmen das nach oben gewandte Gesicht mit den geschlossenen Augen – wird sie durch die «mystisch» von Christus ausgehende Macht nach oben gezogen. Links von ihr hängt ein wuchtiger männlicher Akt an der Hand eines Engels, der von einer Wolke herabgreift, um ihn am Handgelenk hochzuziehen (Taf. 54, 55). Eine weitere Figur mit weißem Stirnband und rotem Gewand kniet hinter ihm und weist den Weg zu Christus (Taf. 50). Hinter ihnen spähen drei Auserwählte, einer auf allen vieren kniend, auf die Errettung des Nackten herunter (Taf. 53). Das Schauspiel der helfenden Engel wird direkt unter dem rechten Bein des Engels mit dem blauen Stirnband am linken Rand des Freskos wiederaufgegriffen, wo sich eine helfende Hand durch die Wolkendecke streckt und das Handgelenk einer

vom Betrachter abgewandten Figur in Weiß und Olivgrün ergreift (Taf. 50). Als meisterhafte Variante des Engels mit dem Rosenkranz hat Michelangelo den Engel mit dem blauen Stirnband geschaffen, dessen Muskeln sich kraftvoll unter seiner Haut abzeichnen (Taf. 55). Indem er ihn ebenfalls – wie die beiden Figuren darunter, die vom Hügel aufspringen (Taf. 43) – neben das Gesims der Kapellenwand setzt, verbindet er die architektonische Gliederung der Wand mit der formalen Gliederung des Freskos in Bänder. Zugleich stellt Michelangelo damit einen Zusammenhang her zwischen der realen Architektur des Kapellenraumes und der inneren, spirituellen Dynamik des Jüngsten Gerichts mit seiner Aufstiegsbewegung.
Rechts von der ekstatischen Frau (an der Spitze des «V») sieht man einen weiteren männlichen Akt, der seinen rechten Arm und das rechte Bein erhoben hat, während seine linken Gliedmaßen herunterhängen und verschattet sind. Er wird von einem grüngolden gewandeten Engel, der ihn unter den Achselhöhlen hält, nach

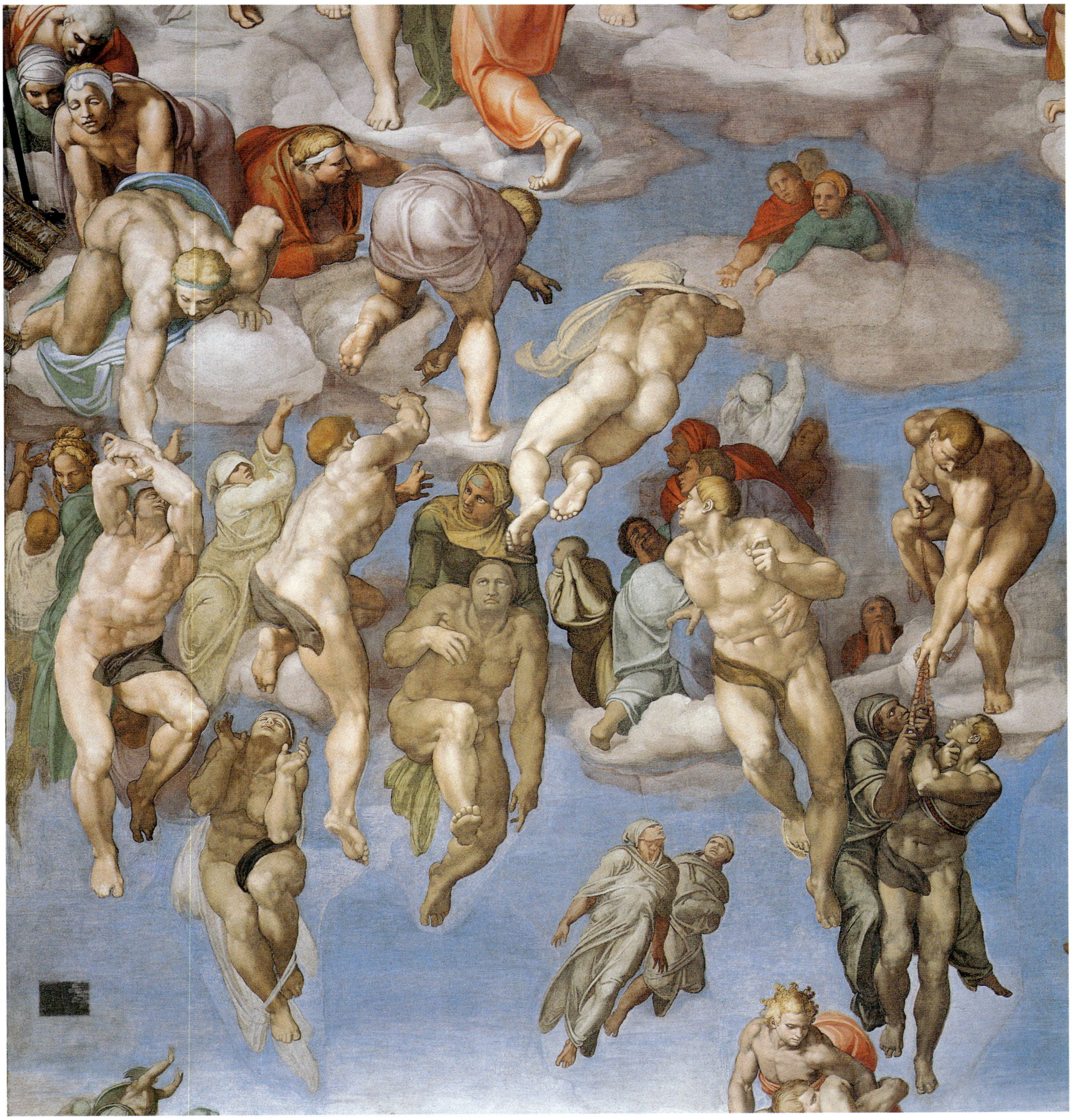

50

oben gezogen (Taf. 52). Diese Gruppe wird von vier Figuren (eine davon ist mit einem Totenhemd bekleidet) umgeben, die entweder von hinten oder von der Seite gezeigt werden und jeweils einen Arm ausstrecken, so als ob sie von Christus angezogen würden (Taf. 56–57, 61). Die Bewegung dieser Figuren verläuft entlang einer diagonalen Linie zu den beiden rot- und gründrapierten Seelen, die von einer Wolke herab ihre Arme ausstrecken (Taf. 62). Der Umstand, daß zwei der Figuren aufgrund der über den Kopf gezogenen Totenhemden (Taf. 56, 61) nichts oder nur wenig sehen können, zeigt, daß ihre Aufwärtsbewegung unwillkürlich geschieht. Die beiden anderen, deren rechte Hände sich fast berühren, knien ungeschickt auf dem linken Bein und scheinen plump voranzustolpern, angezogen durch die von Christus ausstrahlende Kraft zur «mystischen» Vereinigung mit ihm (Taf. 56–57).

Michelangelo betont in der linken V-förmigen Gruppe die Abhängigkeit der Menschen von der Gnade Christi: Um zum Heil zu gelangen, bedürfen die Seelen der Hilfe der göttlichen Macht, ihre eigenen Bewegungen sind ungeschickt und nicht dem eigenen Willen unterworfen. Auf der anderen Seite zeigen die Figuren des kleineren «V» rechts, daß die Erlösung auch mit dem eigenen freien Willen zusammenhängt, der sich durch Glaube und entsprechende Werke ausdrückt und so mit der göttlichen Gnade zusammenwirkt. Die gleiche Entsprechung zwischen Autonomie und Abhängigkeit zeigt Michelangelo nochmals, indem er über der Gruppe der Auferweckten, die sich selbständig aus ihren Gräbern erheben (unterer Freskostreifen), diejenigen Seelen abbildet, die in ihrem Aufstieg von der göttlichen Macht abhängig sind (linkes «V»). Auf dieselbe Weise kontrastiert er den Aufstieg der Seelen durch die Leistung des freien Willens (Glaube, Gebet) im rechten «V» mit der Hilflosigkeit der kleineren Gruppe Auferstehender direkt darunter.

51

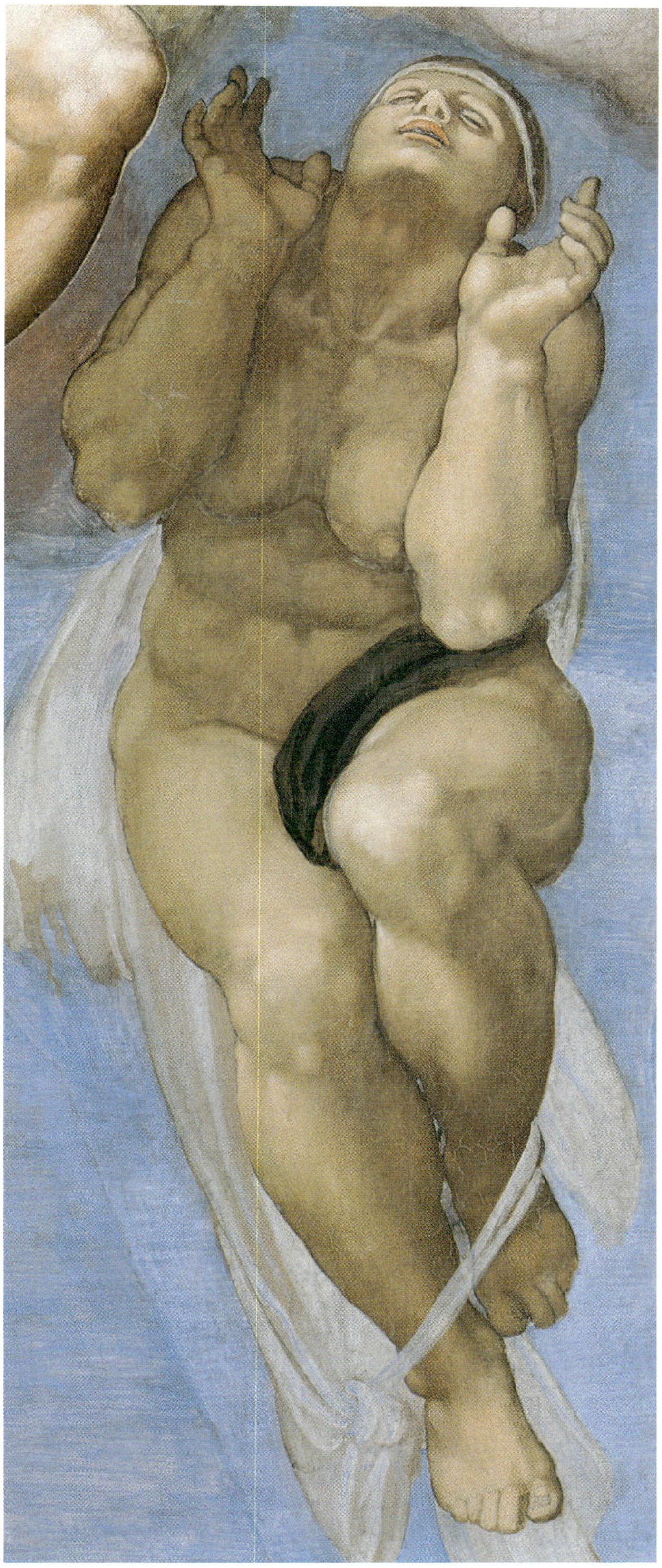

52

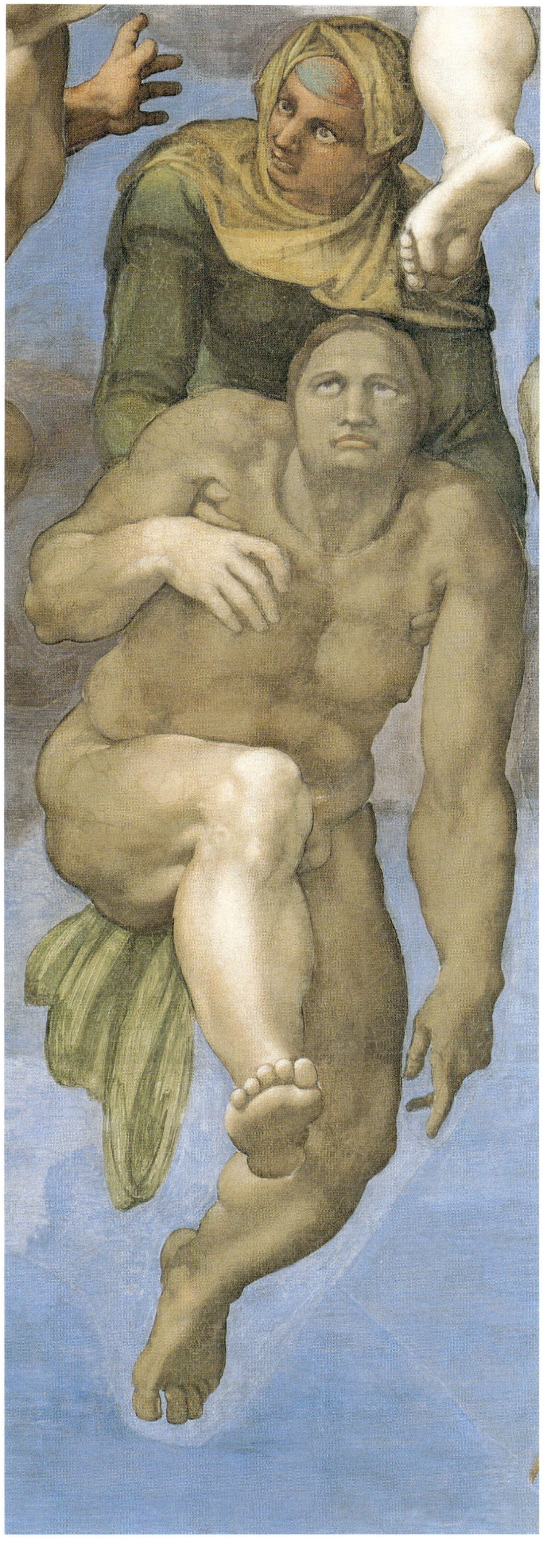

Durch die «mystische» Macht Christi angezogen, schwingt sich eine nackte Frau (Taf. 51), deren Knöchel noch durch das Totenhemd gebunden sind, in einem Zustand der Ekstase zum Himmel empor. Ein nackter Mann (Taf. 52), der vollkommen auf die göttliche Gnade angewiesen ist, hängt am Arm eines grüngekleideten Engels mit goldenem Schleier.

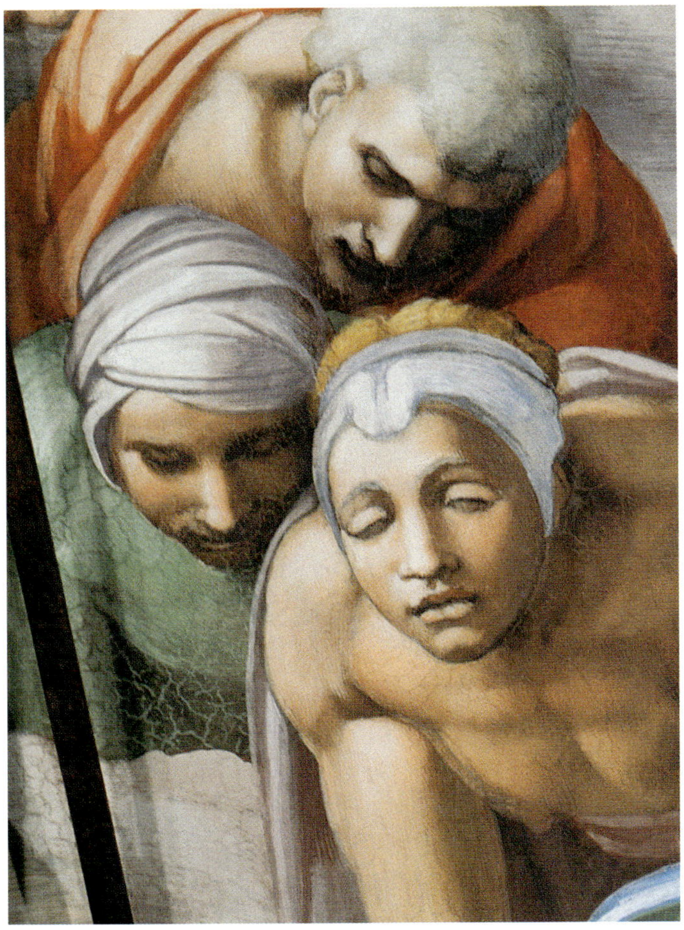

53

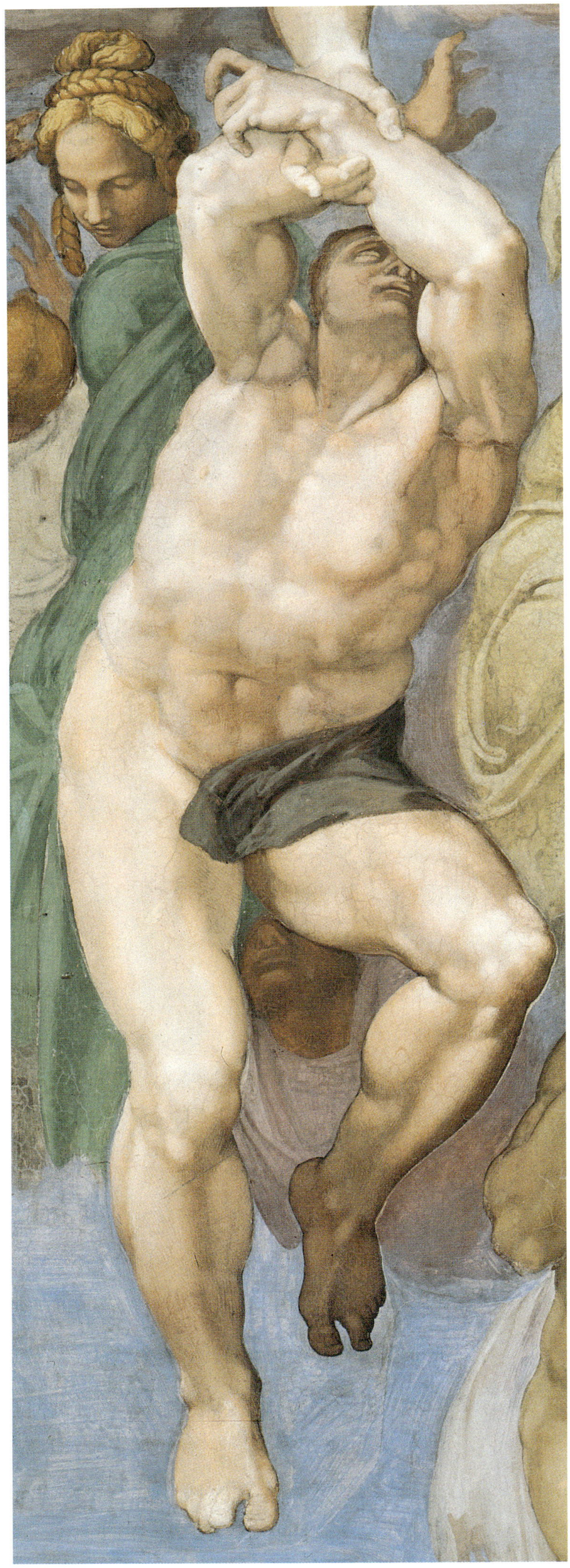

54

Drei Erlöste – einer kniet auf allen vieren – spähen nach unten, um die Rettung des Nackten durch die helfende Hand des Engels (Taf. 53–54) zu bestaunen. Dieser Nackte, dessen Geschlechtsteile nachträglich durch ein Lendentuch verhüllt wurden, hängt unbeholfen an der Hand des Engels. Eine gründrapierte Frau mit kunstvoller Frisur schmiegt sich an die Seite der Gestalt, die nach oben gezogen wird.

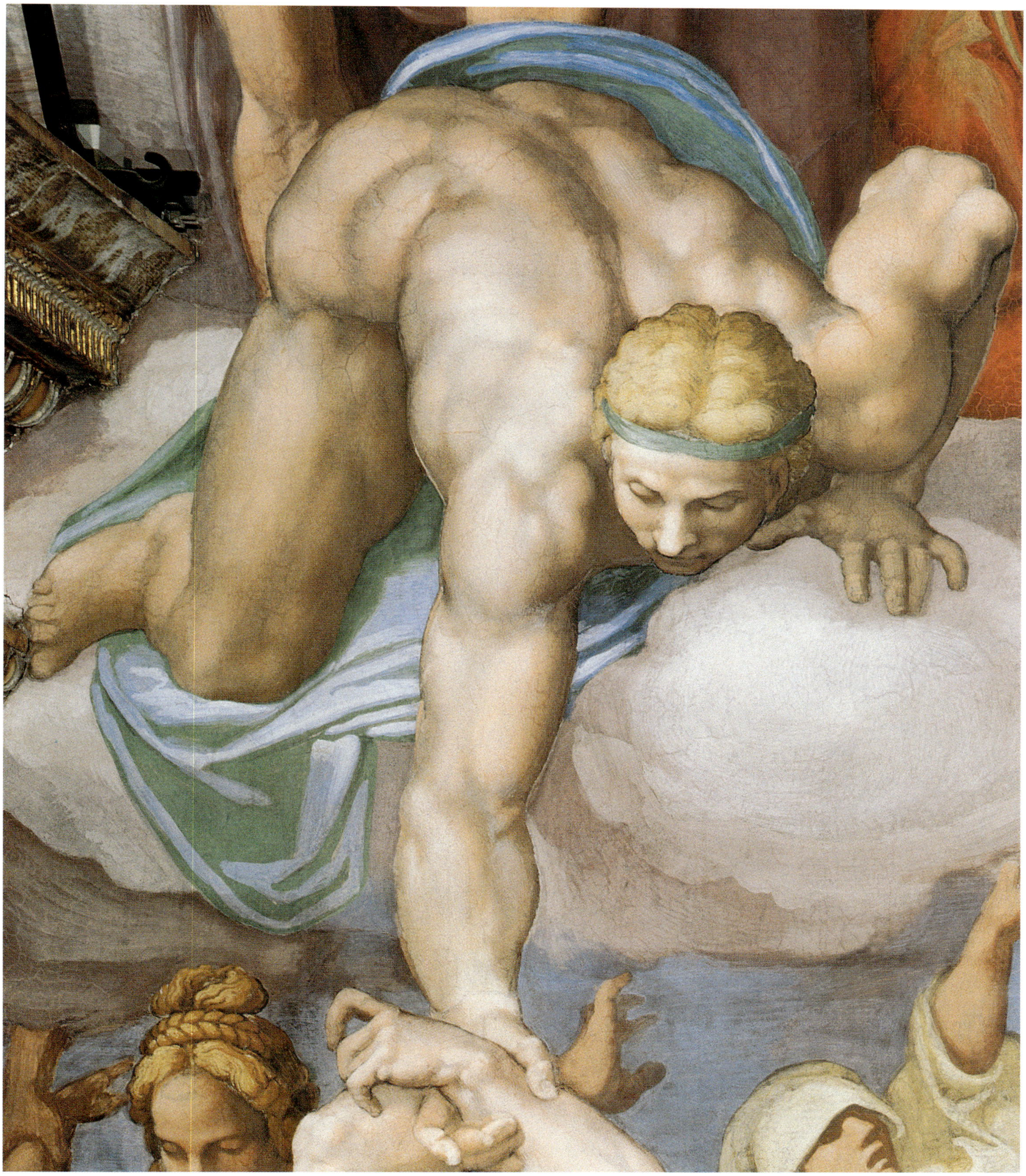

55

Ein jugendlicher Engel mit blauem Stirnband (Taf. 55), der niederkniet und von einer Wolke herabgreift, um die in Taf. 54 gezeigte Seele hochzuziehen, gehört zu Michelangelos erstaunlichsten Verkörperungen göttlicher Macht. Der stark gekrümmte Rücken des Engels ist angespannt und läßt die Muskeln hervortreten. Sein linker Arm und das gebeugte rechte Bein rahmen kontrapunktisch seinen Körper und verstärken die Torsion der Gestalt. Die blaue Draperie, die sich hinter seinem Leib wölbt und unten entfaltet, rahmt die Figur und verleiht ihr – trotz der gewaltigen körperlichen Anstrengung – eine gewisse Anmut und formale Geschlossenheit. Michelangelo hat diesen Engel neben das vorkragende Hauptgesims der Südwand gesetzt und damit wiederum die Bildkomposition mit der Architektur des Raumes verbunden.

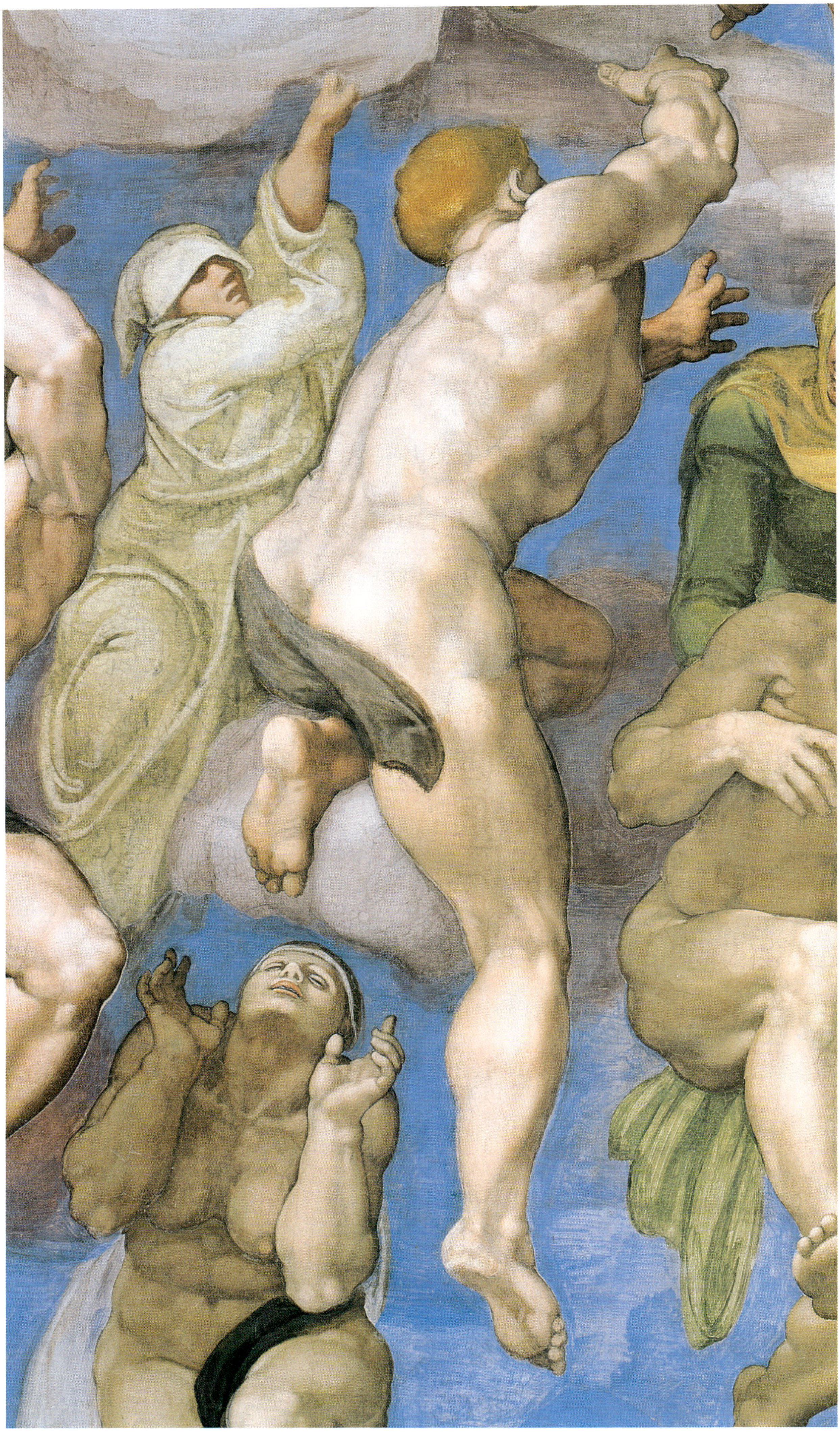
56

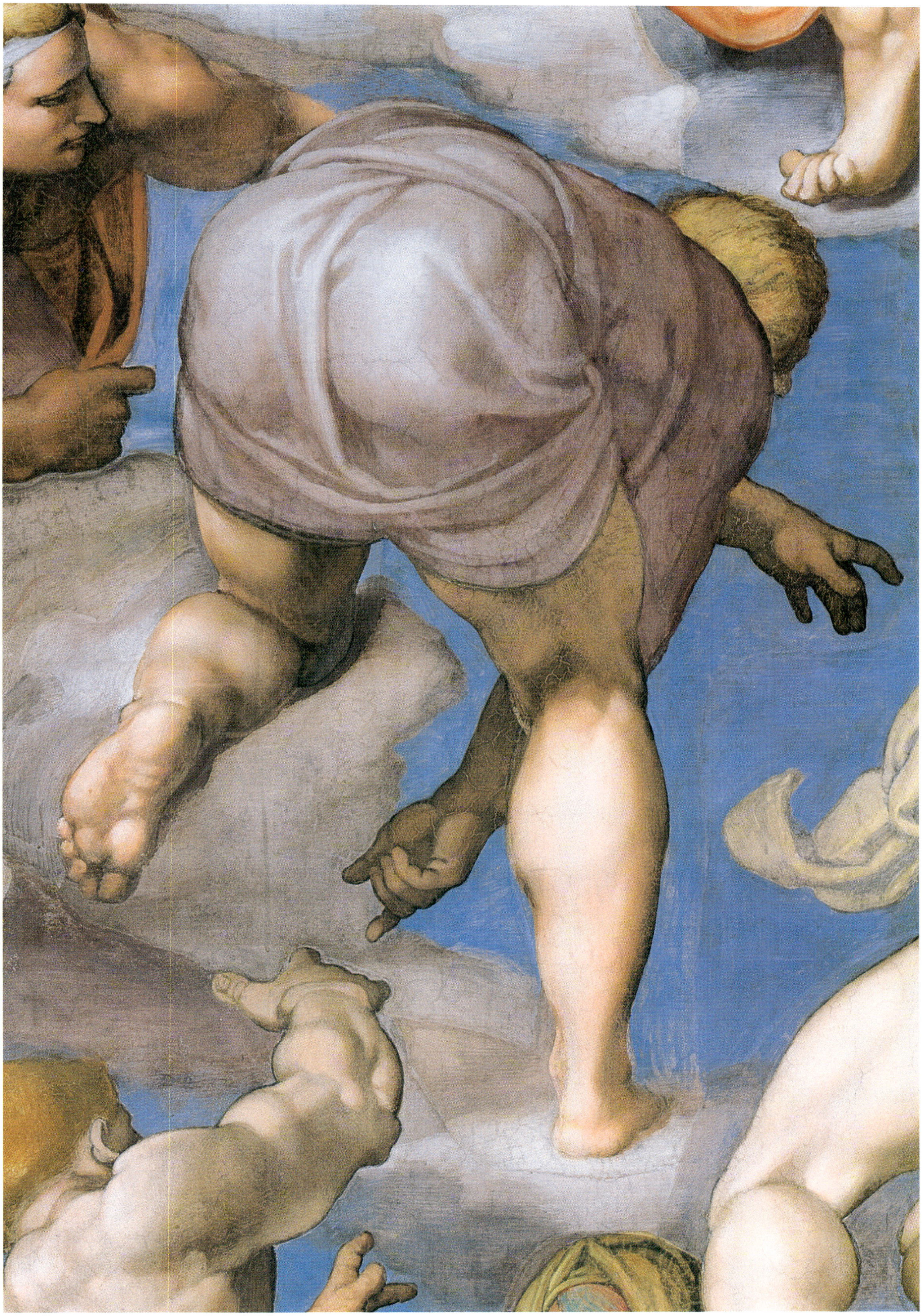

57

58

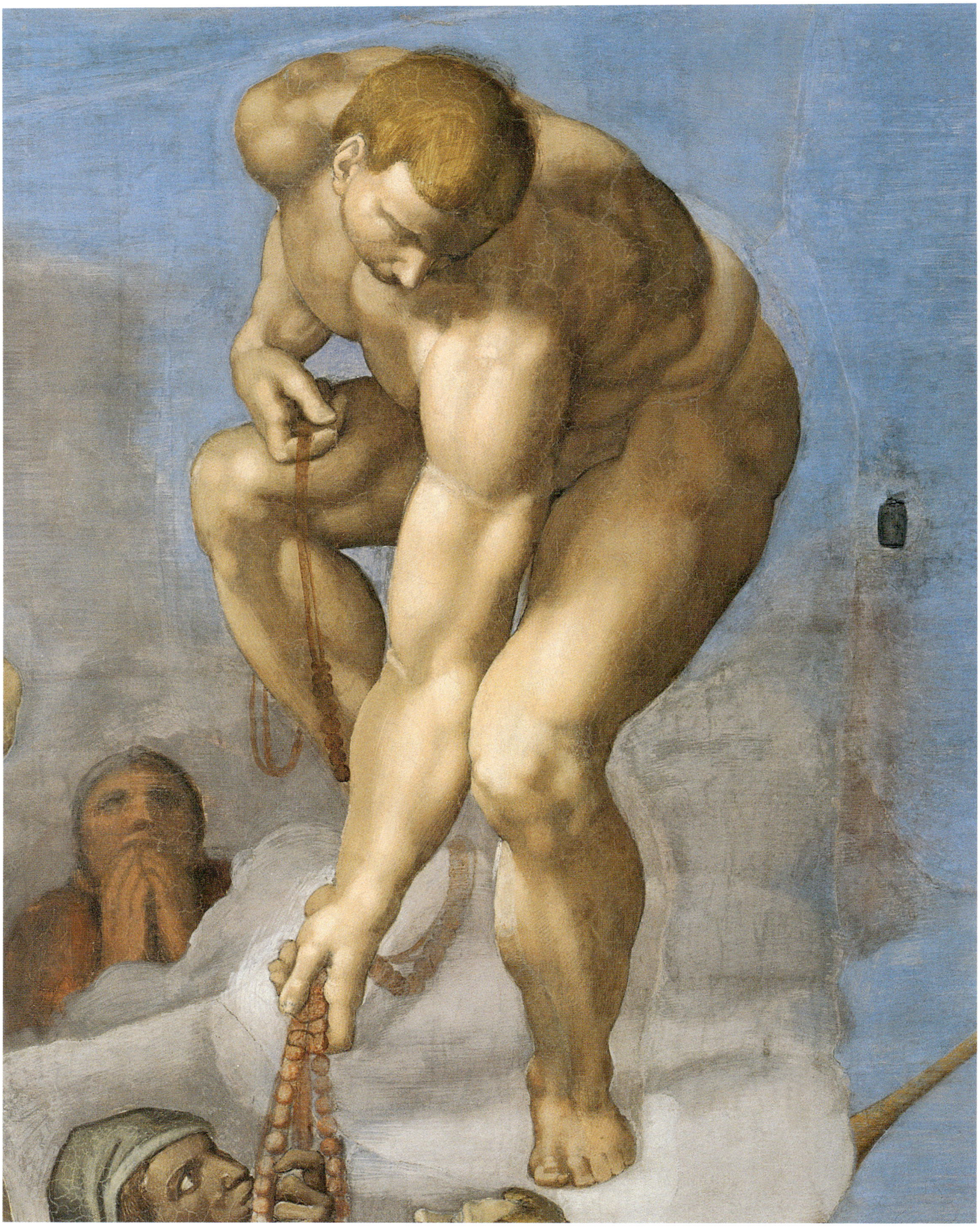

Der nach unten gebeugte Engel, der zwei Seelen an einer Kette, wahrscheinlich einen Rosenkranz, nach oben zieht (Taf. 58), ist eine meisterhafte Variante des knienden Engels mit blauem Stirnband (Taf. 55). Die beiden rahmen die Gruppe der aufsteigenden Auserwählten. Seine gebeugte Haltung erinnert an den gebückten Teufel im Höllenschlund, der vergeblich versucht, sich aufzurichten (Taf. 16). Die beiden Geretteten schauen ehrfürchtig zu ihrem himmlischen Helfer auf. Der eine küßt den Rosenkranz, während der andere seine Arme über der Brust kreuzt, vielleicht als Zeichen der Dankbarkeit oder der Ergebung. Gemeinsam verkörpern sie die Kraft des Gebets.

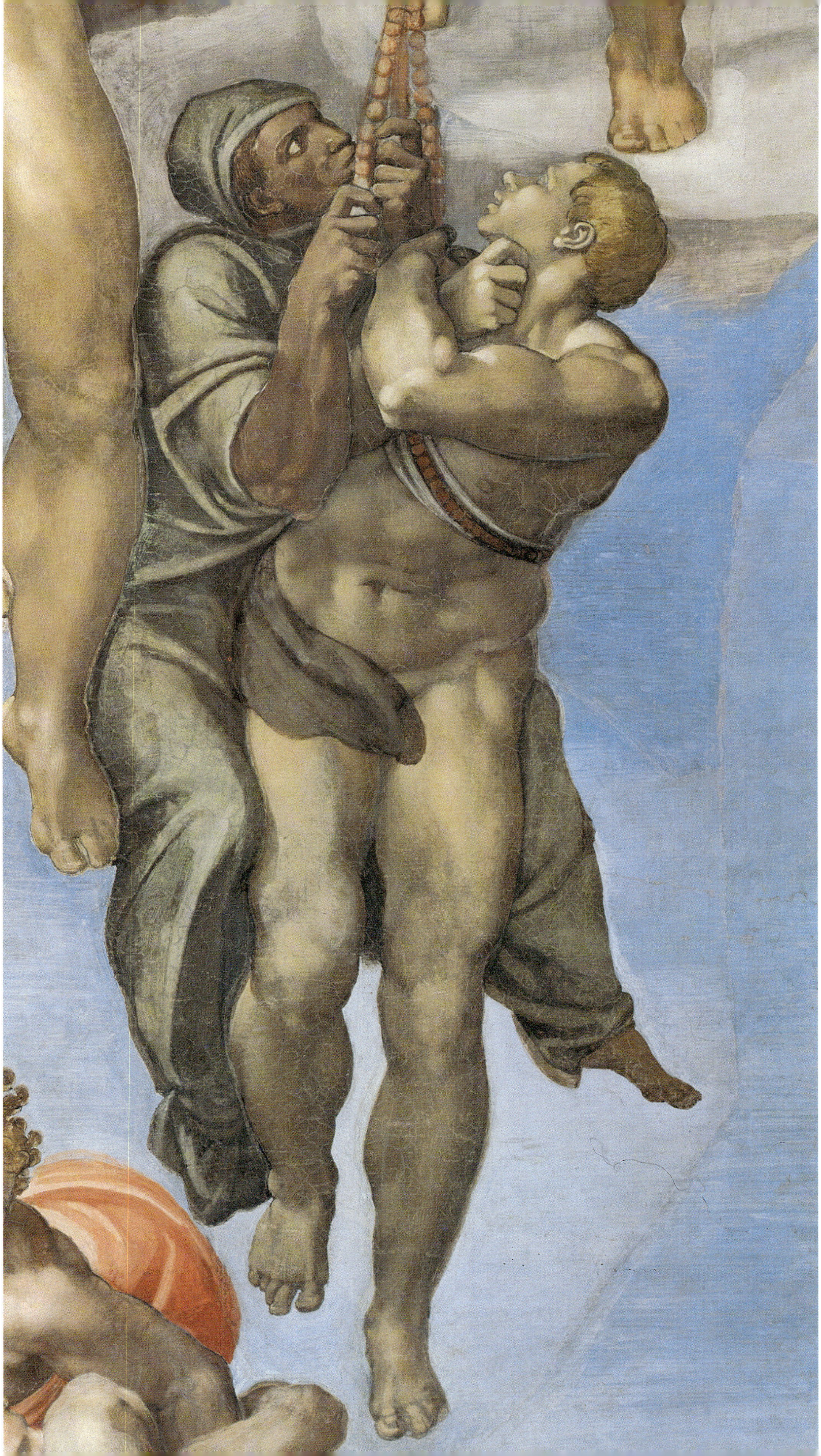
59

60

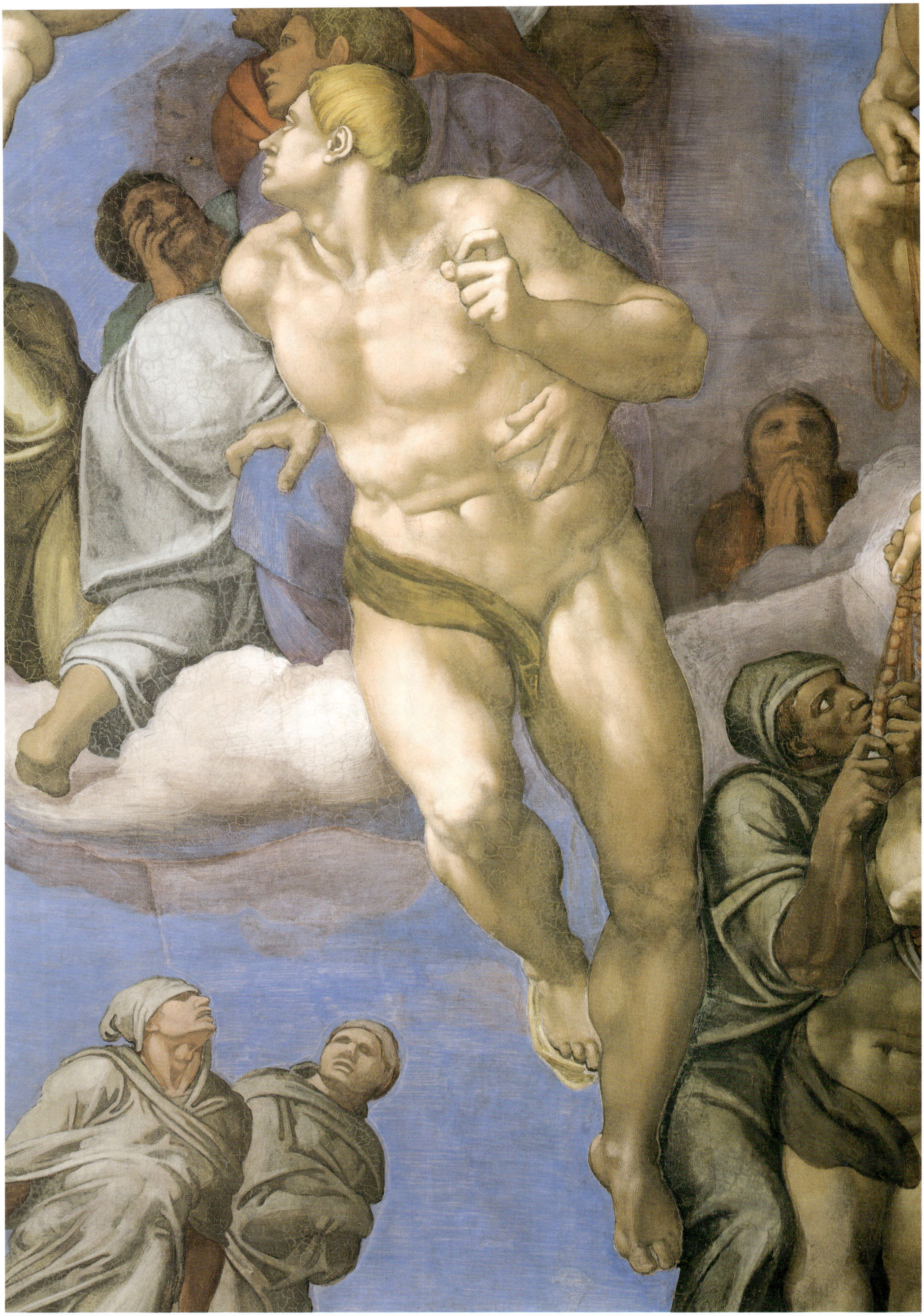

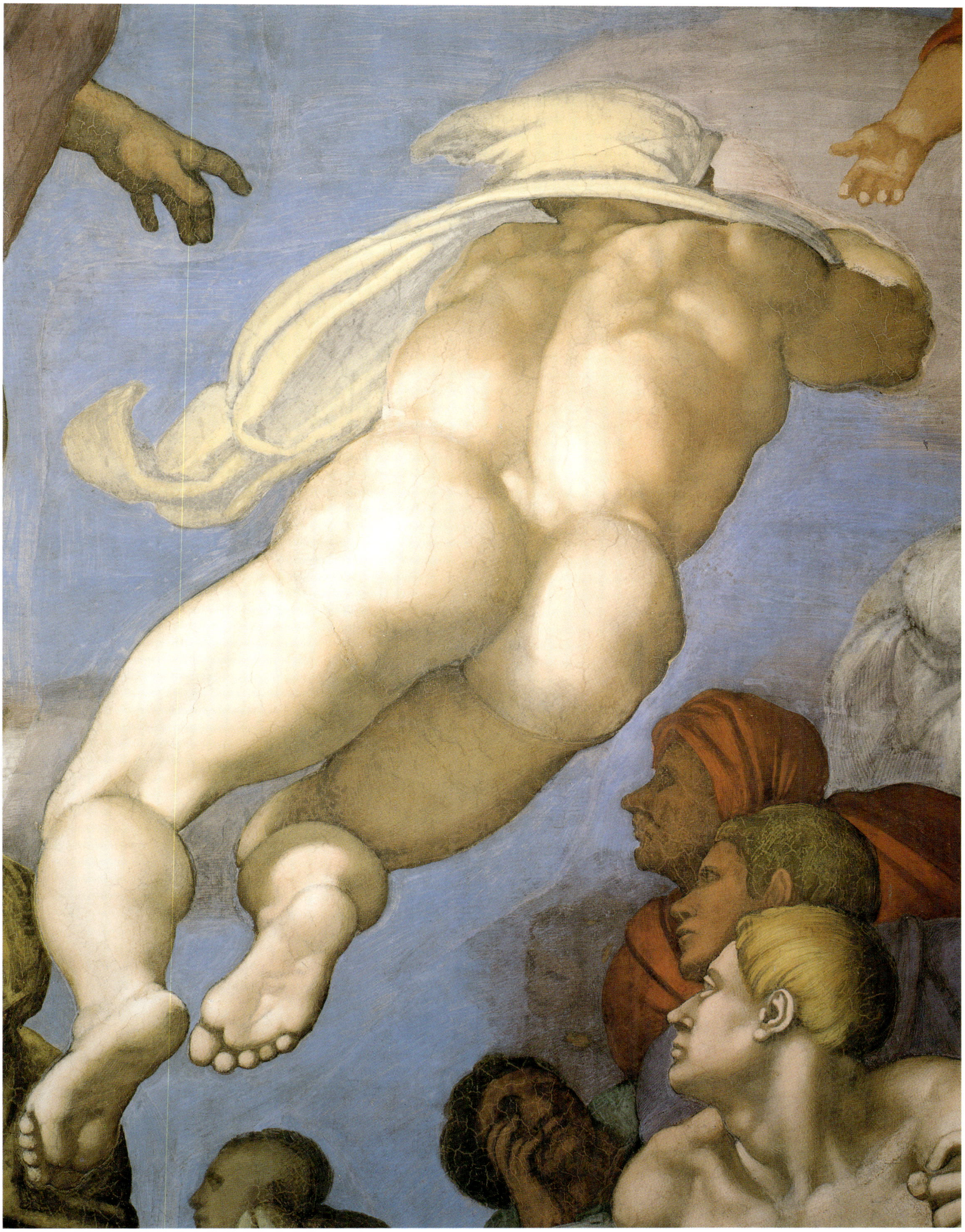

61

Die aus eigenem Antrieb handelnde Gestalt (Taf. 60) bildet einen starken Kontrast zu ihrer Gegenfigur, die durch die «mystische» Kraft Christi diagonal nach oben gezogen wird (Taf. 61). Die beiden gegensätzlichen Gestalten weisen erneut auf das Prinzip der göttlichen Gnade einerseits und das des freien Willens andererseits hin. Die Gewänder, die das Gesäß bzw. die Genitalien der Seelen in den Taf. 56, 59 und 60 bedecken, wurden erst nach Michelangelos Tod hinzugefügt. Das Tuch, das das Gesäß der Figur in Taf. 61 verhüllt hatte, wurde bei der jüngsten Reinigung entfernt.

62

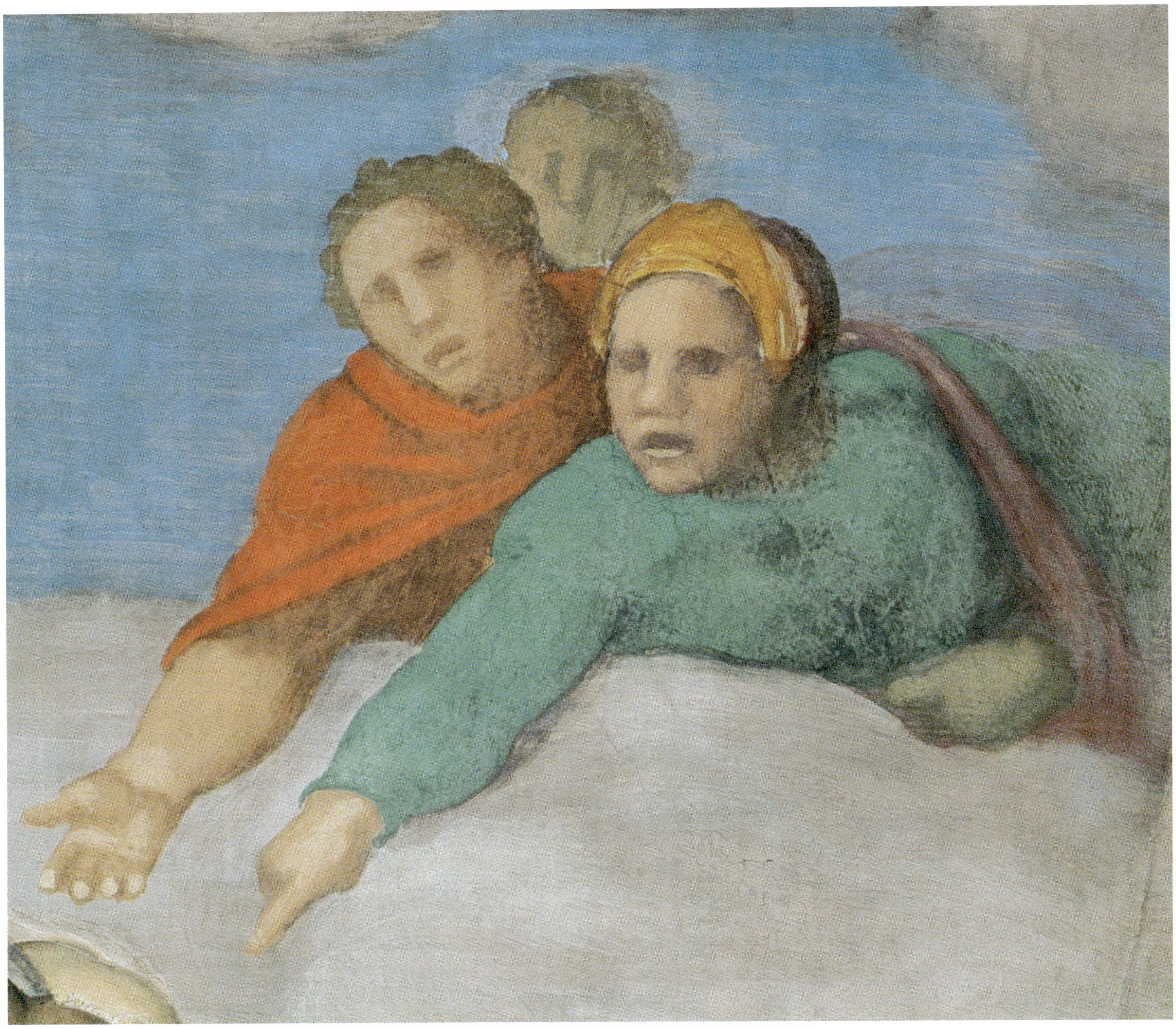

63

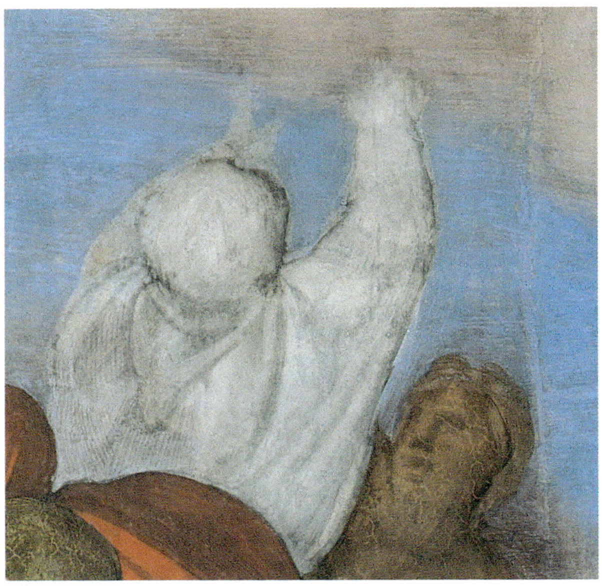

Zwei Gestalten, von denen die eine mit dem Zeigefinger weist und die andere eine einladende Geste macht, beugen sich über eine Wolke (Taf. 62). Ihre Arme zeigen die Diagonale an, die vom linken Bildrand mit den beiden aufspringenden Figuren hin zu Christus führt.

Zwei Seelen mit einem Leichentuch (Taf. 63) bzw. mit der Kapuze einer Bruderschaft bewegen sich nach oben; drei andere mit ausgestreckten Armen scheinen von Christus zu sich hingezogen zu werden (Taf. 56–57).

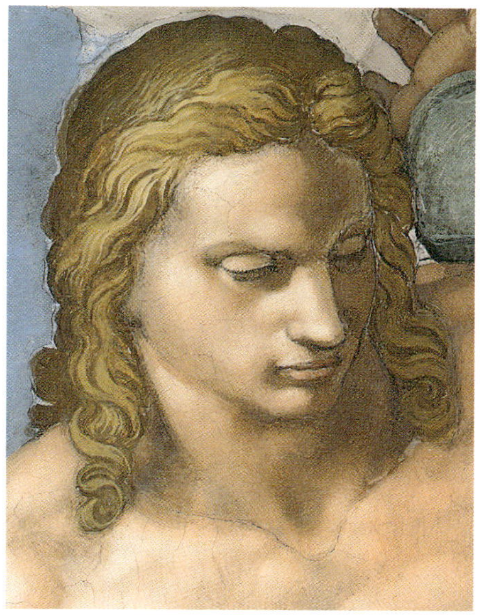

VI.
DIE MÄRTYRER

Für die Darstellung von Märtyrern als separate Gruppe im Jüngsten Gericht gibt es Vorläufer, etwa in der Brizio-Kapelle der Kathedrale von Orvieto. Allerdings war Michelangelo der erste, der die Heiligen am Jüngsten Tag die erlittenen Martyrien noch einmal nachvollziehen läßt: Der Apostel Simon sägt, Philippus errichtet sein Kreuz, der heilige Blasius bewegt zwei Eisenrechen, die heilige Katharina dreht ein mit Dornen besetztes Rad, Sebastian hält Pfeile in seiner Linken und ahmt mit der rechten Hand das Spannen des Bogens nach, während Stephanus das Werfen eines Steins andeutet (Taf. 64).

Aus theologischer Sicht zeigen die erlittenen Qualen der Märtyrer den Grund ihrer Rechtfertigung: Sie haben die Selbsthingabe Christi bis zur letzten Konsequenz mitvollzogen, sind ihm also bis zur Preisgabe des eigenen Lebens nachgefolgt und ihm dadurch gleich geworden. Durch ihr Leiden und Sterben haben sie ihren unerschütterlichen Glauben an Christus bezeugt. Die Märtyrer weisen darauf hin, daß der Mensch einen freien Willen hat, der ihn – mit Hilfe der göttlichen Gnade – sogar zur Annahme des Martyriums befähigt. Zugleich machen sie deutlich, daß der Mensch durch seine eigenen Verdienste zu seinem Heil beitragen kann, eine Ansicht, die vom Reformator Martin Luther und auch von anderen Befürwortern einer Kirchenreform zurückgewiesen wurde.

Formal gesehen bilden die Märtyrer eine deutliche Trennlinie zwischen den Auserwählten darüber und den Verdammten darunter. Michelangelo unterstreicht diese trennende Funktion, indem er die Märtyrer in Richtung Kapellennordwand auf der Höhe des Gesimses plaziert. Die letzte Märtyrergestalt (vielleicht eine Frau) stützt sich mit der rechten Hand auf diesem kräftigen Wandgesims ab, während sie gleichzeitig nach unten, zu den Verdammten, schaut.

Michelangelo hat die Märtyrer außerdem in zwei Gruppen unterteilt. Die linke Gruppe wird von zwei Figuren gerahmt, die nach oben steigen: ganz links eine Figur, die dem Betrachter den Rücken zuwendet und nach rechts oben steigt, den Blick aber auf Christus richtet, rechts der Apostel Philippus mit dem Kreuz, der sich nach links lehnt und sich mit dem rechten Bein abstützt. Diese beiden Hauptfiguren und ihre fünf Begleiter entsprechen der allgemeinen Aufstiegsbewegung auf der gegenüberliegenden linken Freskoseite, auch wenn ihr Interesse – abgesehen von der linken, abgewandten Figur – auf die Verdammten gerichtet ist.

Die rechte Gruppe der Märtyrer lenkt ihre Aufmerksamkeit nach rechts oder nach unten (Taf. 66–67). Vor der A-fresco-Überarbeitung des heiligen Blasius durch Daniele da Volterra um 1556 (Taf. 66) blickte nur die heilige Katharina in die Richtung Christi.

Durch ihre vornehmliche Blickrichtung nach unten sind die Märtyrer in die Spiralbewegung des gesamten Freskos eingebunden. Sie trennen die Auserwählten von den Verworfenen, indem sie die Werkzeuge ihrer Pein gegen die absteigenden Verdammten kehren.

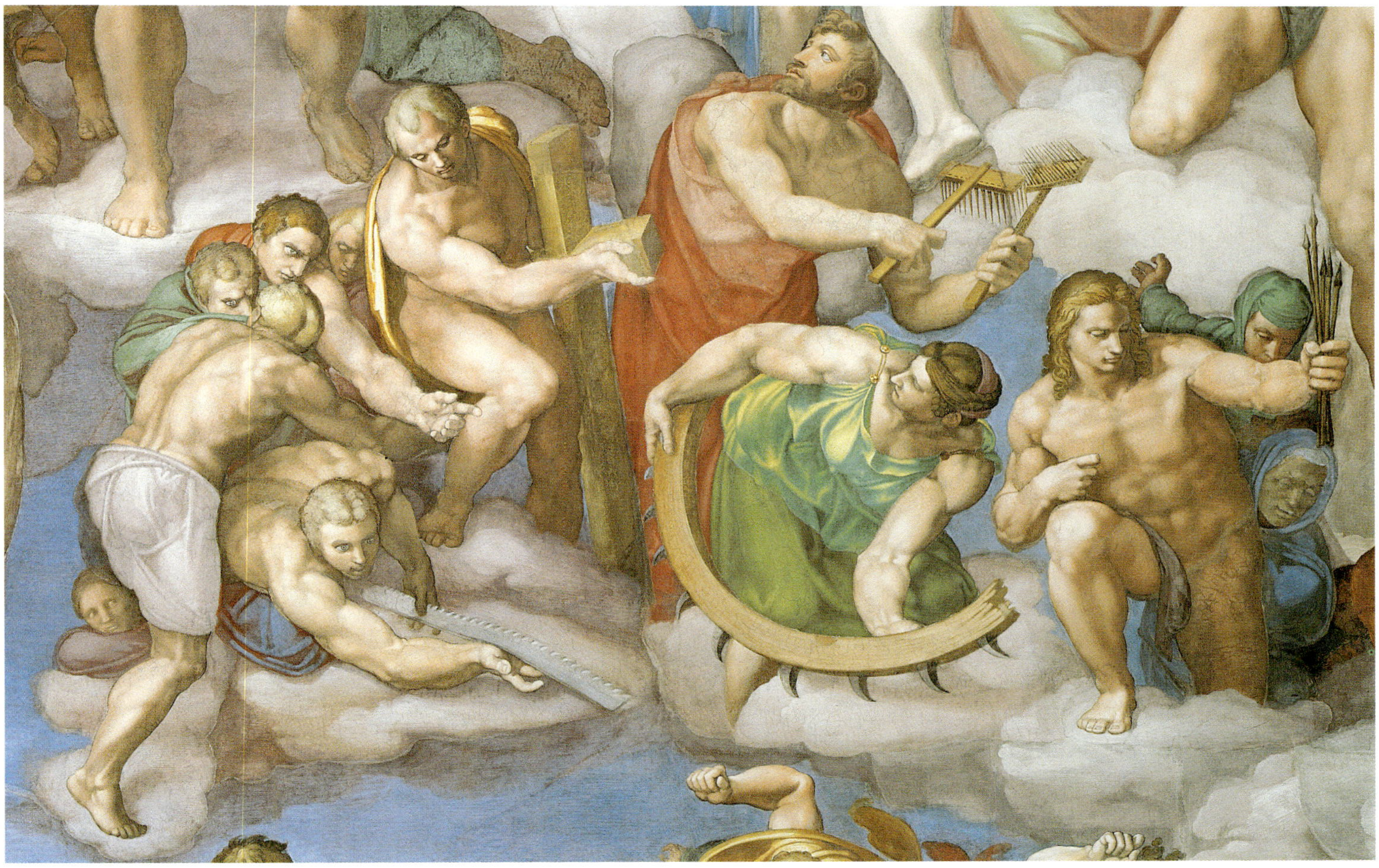

64

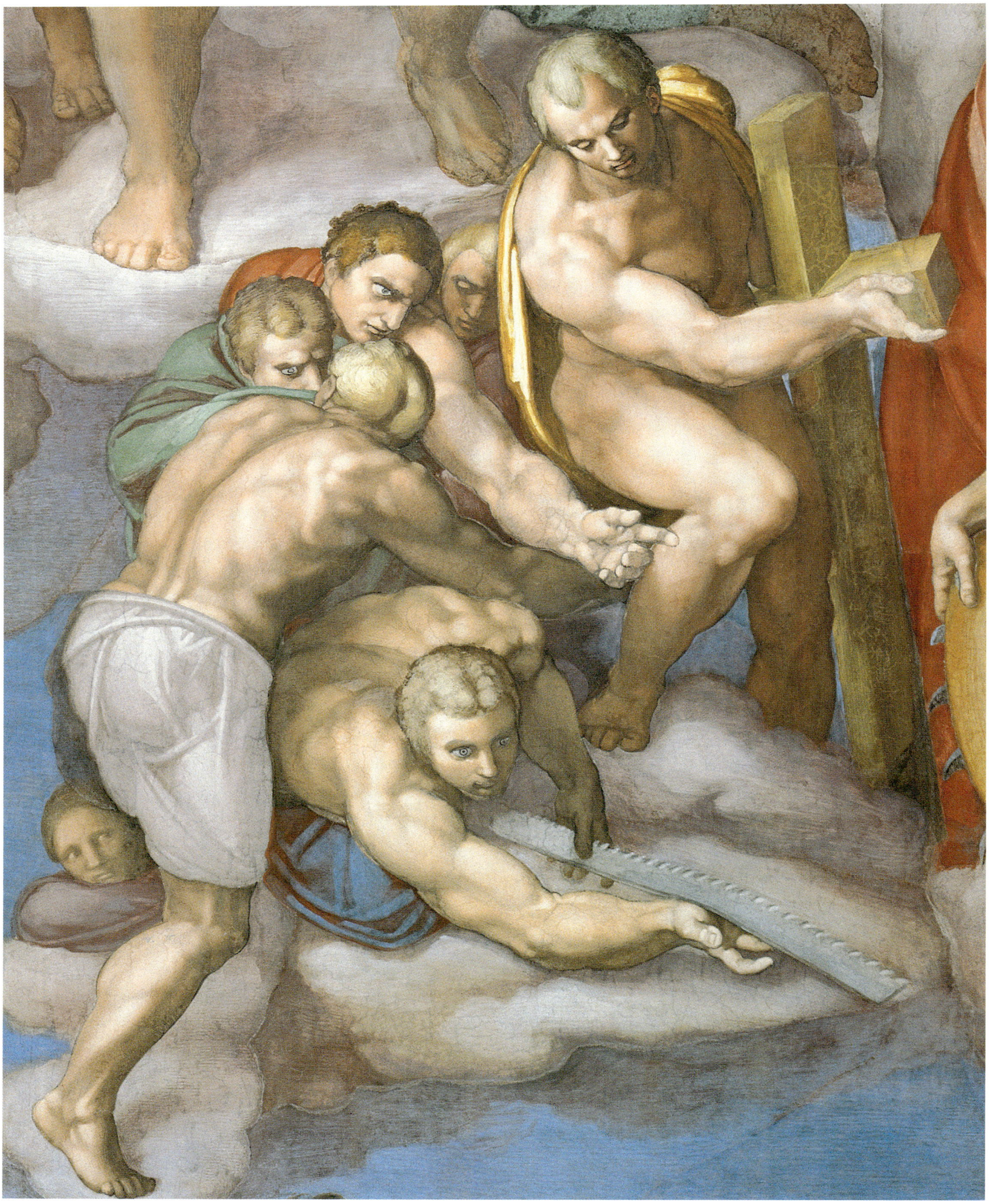
65

Frühe Kopien des Jüngsten Gerichts, beispielsweise die von Marcello Venusti aus dem Jahr 1549, zeigen, daß Michelangelo die heilige Katharina nackt gemalt hatte und daß sich der heilige Blasius über sie beugt. 1565 hat Daniele da Volterra die beiden Figuren – mit Ausnahme des Kopfes und der beiden Arme Katharinas – abgeschlagen und neu a fresco *gemalt (Taf. 66). Die Physiognomie von Blasius, der goldene Schimmer von Katharinas Gewandoberteil und die bleiernen Wolken unterscheiden sich deutlich vom Stil Michelangelos. Höchstwahrscheinlich zur gleichen Zeit hat Daniele da Volterra* a secco *(auf die bestehende Putzschicht, ohne das Fresko zu zerstören) die Genitalien des heiligen Sebastian übermalt (Taf. 67). Wegen ihrer Arbeiten wurden Daniele da Volterra und seine Künstlerkollegen, die nach ihm noch weitere Lendentücher auf das Fresko gemalt haben, als* braghettoni, *als «Höschenmaler» verspottet.*

66

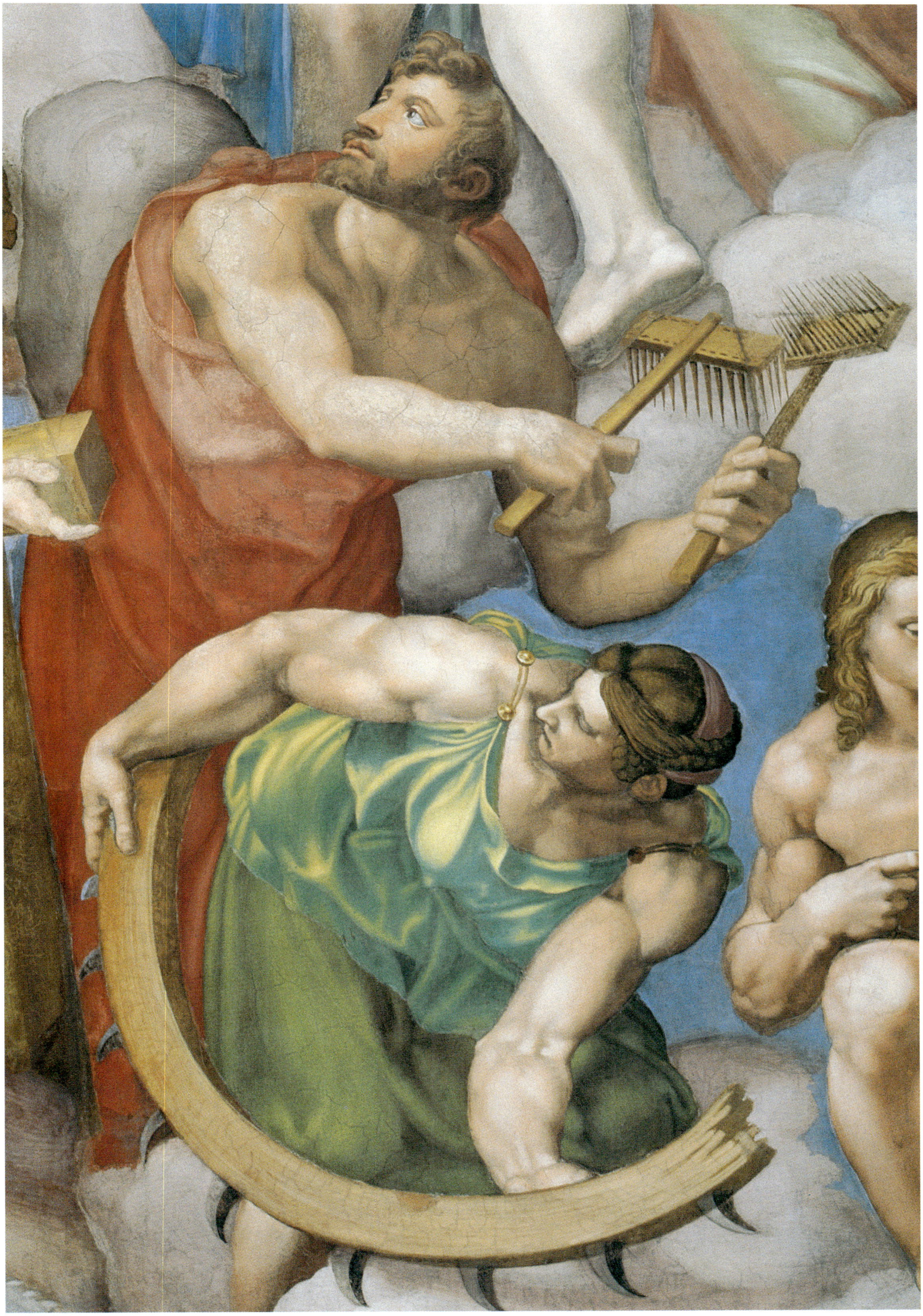

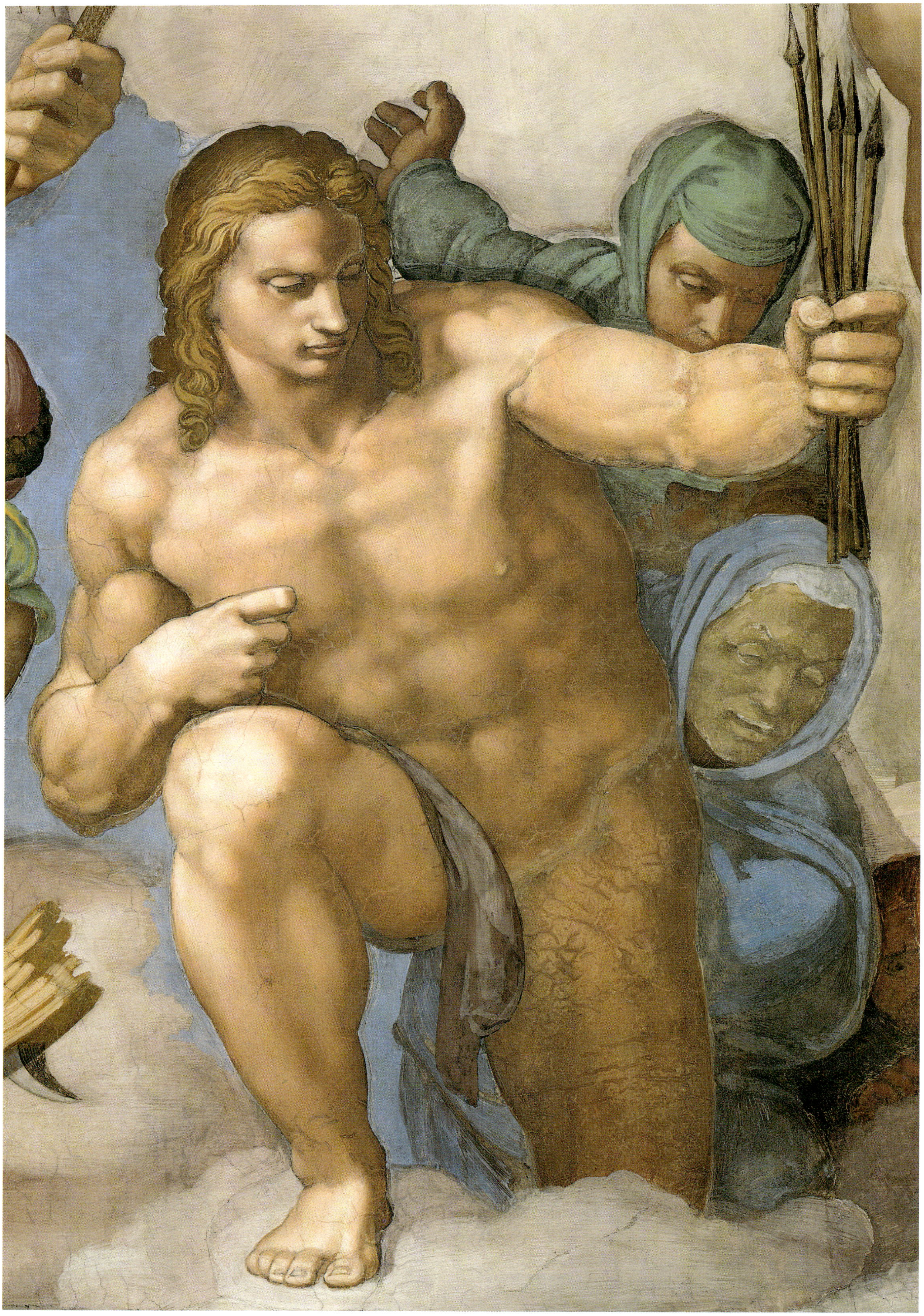

67

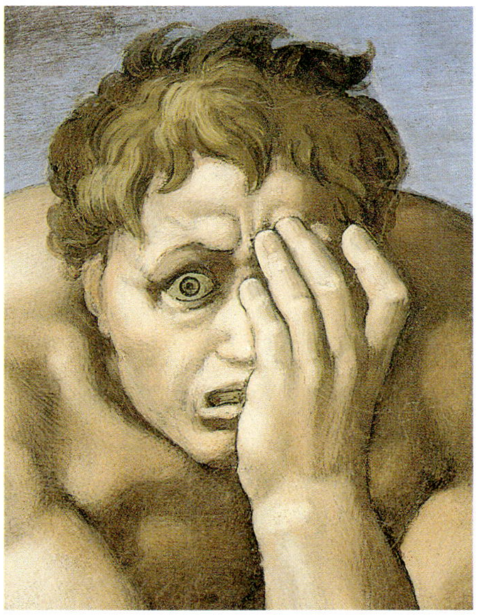

VII.
DIE ABSTEIGENDEN VERDAMMTEN

Dann wird er sich auch an die auf der linken Seite wenden und zu ihnen sagen:
Weg von mir, ihr Verfluchten, in das ewige Feuer,
das für den Teufel und seine Engel bestimmt ist!
(Mt 25,41)

Michelangelo hat auch bei den absteigenden Verdammten eine Aufteilung in zwei Gruppen vorgenommen (Taf. 68). Links sinkt eine einzelne reuige Seele allein durch das Gewicht einer grünen Schlange, die in ihren Oberschenkel beißt, und zweier scheußlicher Dämonen in die Hölle hinab (Taf. 69, 71). Der Dämon mit den blutroten Klauenfüßen und dem spitzohrigen Kopf mit der herausgestreckten Zunge umklammert die Beine der Verlorenen. Durch seinen Blick in Richtung Höllenfeuer signalisiert er die Bestimmung seiner Gefangenen. Sein dämonischer Begleiter, der sich mit seinem ganzen Gewicht an den Fuß der Seele hängt, parodiert den eleganten Engel an der Säulenbasis in der rechten Lünette (Taf. 34), zu dem er mit weit aufgerissenen Augen und offenem Mund hinaufstarrt. Das Opfer der beiden Dämonen hat sich vor Entsetzen zusammenkauert, verschränkt seine Arme vor dem Oberkörper und verdeckt mit seiner Linken die eine Gesichtshälfte (Taf. 69). Die verkrümmte Haltung – weder sitzend noch stehend – und sein entsetzt starrendes, aber nicht wirklich sehendes rechtes Auge sowie der verzweifelte Gesichtsausdruck schildern eindringlich die psychisch erlebte Qual.

In der Weiterentwicklung der Darstellung der Verdammten auf dem Fresko Signorellis in Orvieto (Abb. 12) hat Michelangelo diese Figur optisch mit der Gruppe der Verdammten am unteren Rand des Freskos verbunden, indem er links darunter einen gehörnten, klauenfüßigen Dämon malte, der auf seinem Rücken eine verlorene Seele mit sich schleppt, deren Gesäß nach oben weist (Taf. 70). Wie die zuletzt beschriebene Verdammte leistet diese verurteilte Seele gegen ihr Schicksal keinen Widerstand, und ihre Mattigkeit wird durch die Haltung der Arme und Beine noch betont: Der linke Arm kreuzt ihre Brust, wobei die Hand auf der rechten Schulter liegt. Der rechte Arm ist in die Seite gestemmt, während die Hand verdreht auf der Hüfte ruht.

Vielleicht wollte Michelangelo mit der Passivität dieser beiden Seelen auch auf die Unterlassungssünden anspielen: Ihre Untätigkeit im Leben spiegelt sich wider in ihrer Haltung am Jüngsten Tag; kampflos ergeben sie sich ihrem Schicksal. Auf jeden Fall bildet diese Gruppe das Gegenstück zu den aufsteigenden Auserwählten des großen «V» im gleichen Freskostreifen (Taf. 50), die zwar ebenso passiv und abhängig sind, aber durch die göttliche Gnade erhoben werden.

Die absteigenden Verdammten auf der rechten Seite (Taf. 69–76) lehnen sich hingegen gegen ihr Schicksal auf, obwohl sie durch ihre Sünden den Willen Gottes mißachtet haben. Diese Verdammten kontrastieren wiederum mit der kleineren V-Figuration der aufsteigenden Auserwählten gegenüber (Taf. 50), die aktiv durch Gebet, Reue und Buße zu ihrem Heil beigetragen haben. In der Bildtradition war es üblich, daß man in der Hölle Verdammte darstellt, die für ganz konkrete Sünden bestraft werden (Abb. 8, 12). Michelangelo hat hier die mittelalterliche Bildgattung der *Psychomachia* – der Kampf zwischen Tugenden und Lastern um die Seele des Menschen; zugleich Name einer Schrift von Aurelius Prudentius, geb. 348, gest. nach 405 – in einen gewaltigen Kampf zwischen Sündern und Engeln verwandelt und in das Jüngste Gericht eingefügt.

Auf der rechten Seite werden die Verdammten durch eine Reihe von Engeln mit Fausthieben niedergeschlagen. Diese Phalanx der Engel schützt die Märtyrer, die die Auserwählten von den Verdammten trennen. Ganz links kniet eine unbekleidete Figur, deren Gewicht auf dem angewinkelten rechten Bein ruht und die ihre Arme in die Höhe streckt, auf einer Wolke (Taf. 72). Direkt darüber vereitelt ein gründgekleideter Engel, der stark verkürzt in Rückenansicht dargestellt ist, den Aufstieg des Verdammten. Einen Schatten auf den Rücken seines Gegners werfend, erhebt der Engel drohend seine rechte Hand zum Schlag.

Rechts daneben sieht man in umgekehrter Bewegungsrichtung einen lichterfüllten Engel im Goldgewand und mit erhobener Faust (Taf. 72). Er schlägt auf das Gesäß eines Sünders ein, der in dieser verwundbaren Position reflexartig mit den

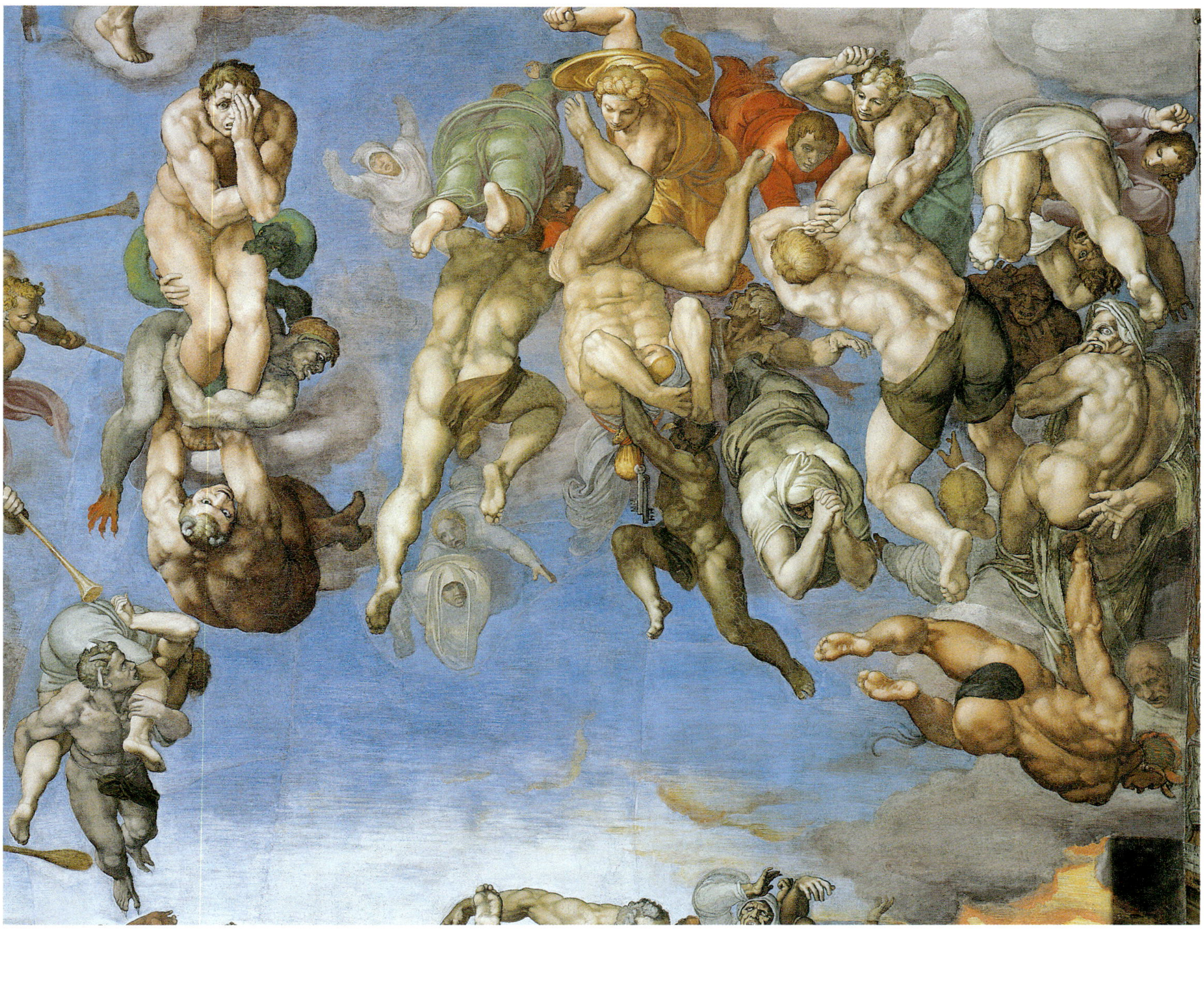

68

Füßen tritt und seinen in das Leichentuch gehüllten Kopf mit Armen und Händen schützt. Ein goldener Beutel, der zweifellos mit schweren Münzen gefüllt ist, und zwei Schlüssel, die vermutlich seine Schatztruhen sichern sollten, hängen an einer roten, um Nacken und Schulter geschlungenen Kordel herab. Michelangelo hat auf diese Weise gemäß der ikonographischen Tradition die Sünde des Geizes bezeichnet; die zwei Schlüssel sind vielleicht sogar als Anspielung auf die Habsucht der Päpste zu verstehen. Der verschattete, dunkel gefärbte Teufel, der sich an den Nacken des Geizigen klammert (Taf. 75), verdeutlicht nochmals die Schwere seiner Schuld. Die Haltung dieses Teufels mit erhobenem rechten und ausgestrecktem linken Bein ist eine Variante des aufsteigenden Verdammten links, der von hinten gezeigt wird (Taf. 75). Da jedoch die stützende Wolke fehlt, erweckt die Gruppe mit dem Habsüchtigen den Eindruck des Niedersinkens.
Rechts von der soeben besprochenen Gruppe klammert sich ein mächtiger Akt rebellisch mit dem rechten Arm an die Schulter eines gründrapierten Engels, wobei jeder Muskel seines gewundenen Körpers vor Anstrengung hervortritt (Taf. 74). Vergeblich versucht er, sein eigenes Gesicht mit der linken Hand vor den Stößen und Schlägen des Engels zu schützen. Ein verkürzter Engel in Rot, der von links oben herabstürzt, als sei er direkt von Christus gesandt, unterstützt den grünbekleideten in seinem Kampf (Taf. 74).
Ein Dämon unter dem rot gekleideten Engel, der mit einem finsteren Blick nach oben zu Christus schaut und damit auf die Macht Christi reagiert, leitet eine verlorene Seele im Totenhemd in Richtung Höllenfeuer. Diese Figur hat ihren Kopf mit einem Tuch verhüllt und hält die gefalteten Hände, vielleicht als Ausdruck der Verzweiflung und der Reue, vor das Gesicht.
Ganz oben rechts schlägt ein fliederfarben gekleideter Engel einen Verdammten. Diese Figur ist besonders kühn dargestellt: Sie hängt kopfüber über dem linken Arm des Engels und wendet dem Betrachter das Gesäß zu. Mit weit aufgerissenen Augen schaut der Verdammte durch die eigenen Beine hindurch und hat seinen Mund schmerzvoll verzogen (Taf. 76). Eine dunkel gefärbte Figur darunter erhebt vor Entsetzen ihre Hände und bestätigt oder vergrößert damit die Pein des anderen noch zusätzlich.
Der Nackte am rechten Bildrand ist auffällig: Er beißt sich in die Hand, um seinen Schmerz oder seine Verzweiflung zu ersticken, während seine rechte gespreizte Hand am Gesäß nach der Ursache seiner Qual sucht: Ein gehörnter Dämon zieht an seinen Geschlechtsteilen (Taf. 76). Dieser höllische Folterknecht (Taf. 77) hängt mit dem vollen Gewicht seines kräftigen rötlichen Körpers an seinem Opfer, um es in das Höllenfeuer hinabzuziehen, auf das er starrt. Wenn die Art der Bestrafung der verübten Sünde entspricht, was zeitgenössisch allgemein angenommen wurde, wollte Michelangelo mit dieser Figur sicherlich die Personifikation der Wollust darstellen.
Direkt über diesem gehörnten und flammenumzüngelten Schädel späht noch ein anderer Kopf in den Abgrund (Taf. 77). Seine porträthaften Züge ließen manche Gelehrte, möglicherweise mit Recht, annehmen, daß es dieser Kopf ist, der Ähnlichkeit mit dem betagten Biagio da Cesena (1463–1544) aufweist – und eben nicht Minos darunter, wie zumeist angenommen wird. Cesena war der Zeremonienmeister Pauls III., den Michelangelo laut Vasari deshalb in die Hölle verbannt hat, weil er gegen die Nacktdarstellungen protestiert hatte. Vasari überliefert damit die älteste Kritik am *Jüngsten Gericht* Michelangelos. Diese Kritik spiegelt die gewandelten religiösen und moralischen Ansichten während der Gegenreformation wider, die vermutlich dazu geführt haben, daß zahlreiche nackte Figuren durch Lendentücher verhüllt werden mußten.

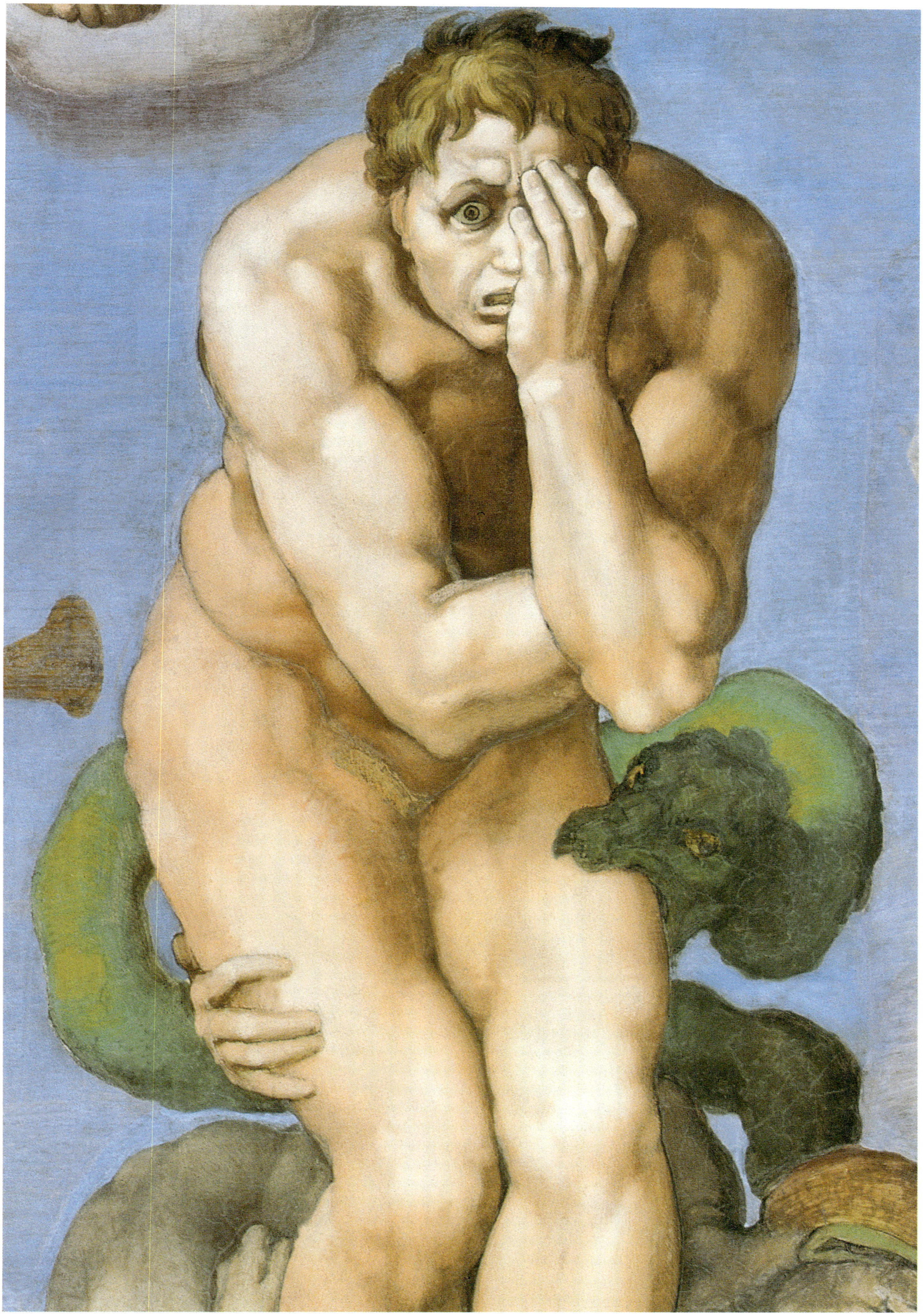
69

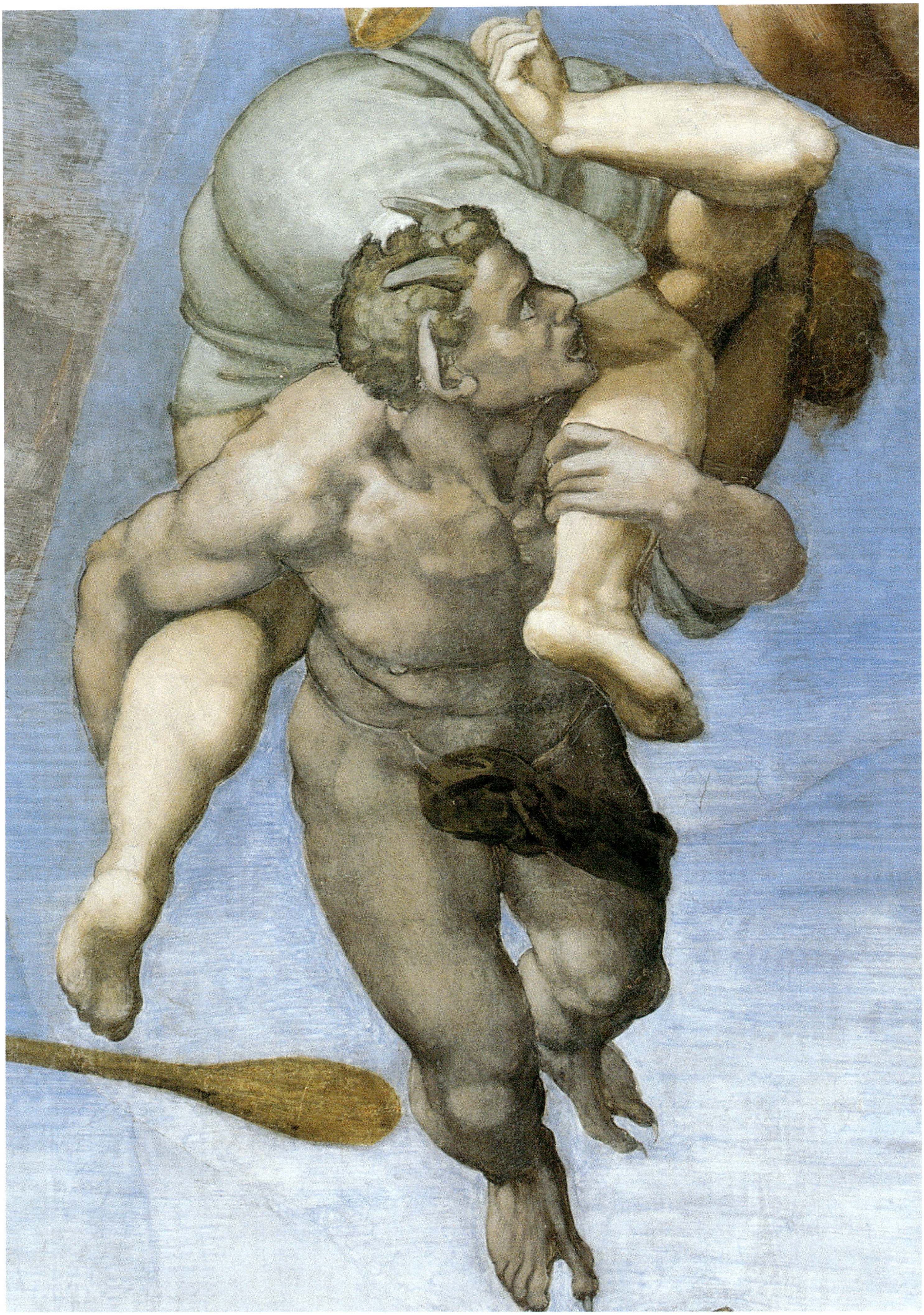

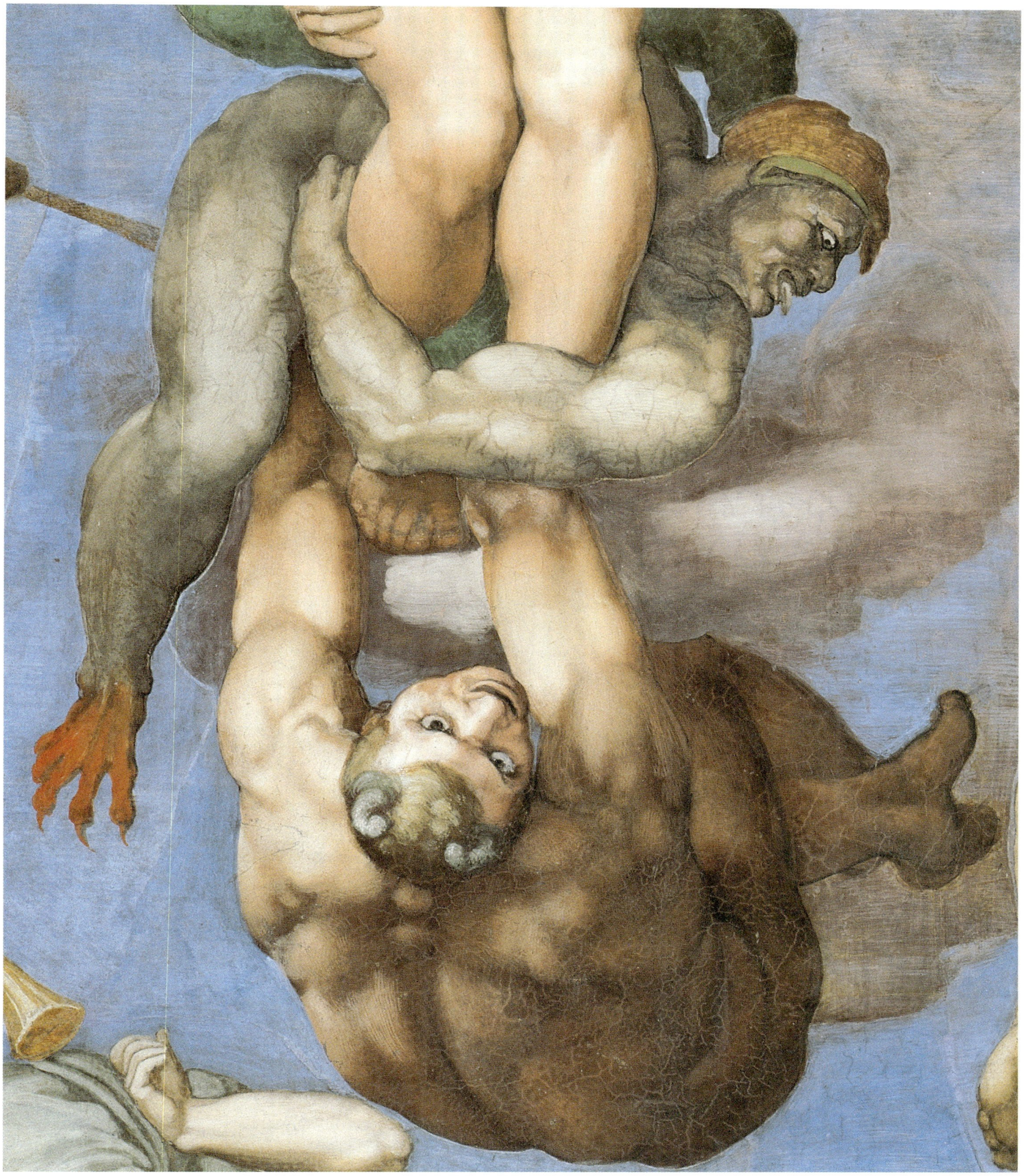

71

Die verdammte Seele, deren Lendentuch bei der jüngsten Reinigung entfernt wurde und die unter dem Gewicht einer Schlange und zweier Dämonen zur Hölle herabsinkt, gehört zu den ergreifendsten Schöpfungen Michelangelos (Taf. 69). Sie kauert sich in einer unbeholfenen Selbstumarmung zusammen und bedeckt mit der linken Hand die Hälfte ihres Gesichts. Der nach unten gezogene Mundwinkel sowie das entsetzt starrende Auge deuten auf die psychische Qual dieser Verdammten hin. Zusätzlich, um ihren Schmerz auch körperlich zu vergrößern, beißt ihr eine Schlange in das Bein. Die totale Passivität dieser Figur steht im Gegensatz zu den absteigenden Sündern rechts, die sich gegen ihre letzte Bestimmung auflehnen. Die Dämonen, die die Beine der verlorenen Seele umklammern (Taf. 71), parodieren die beiden Engel in der Lünette, die das untere Ende der Säule umfassen (Taf. 33–34). Der Teufel mit den roten Klauenfüßen, der seine Zunge herausstreckt, schaut zum Höllenfeuer hinab, der endgültigen Bestimmung dieser Seele.

72

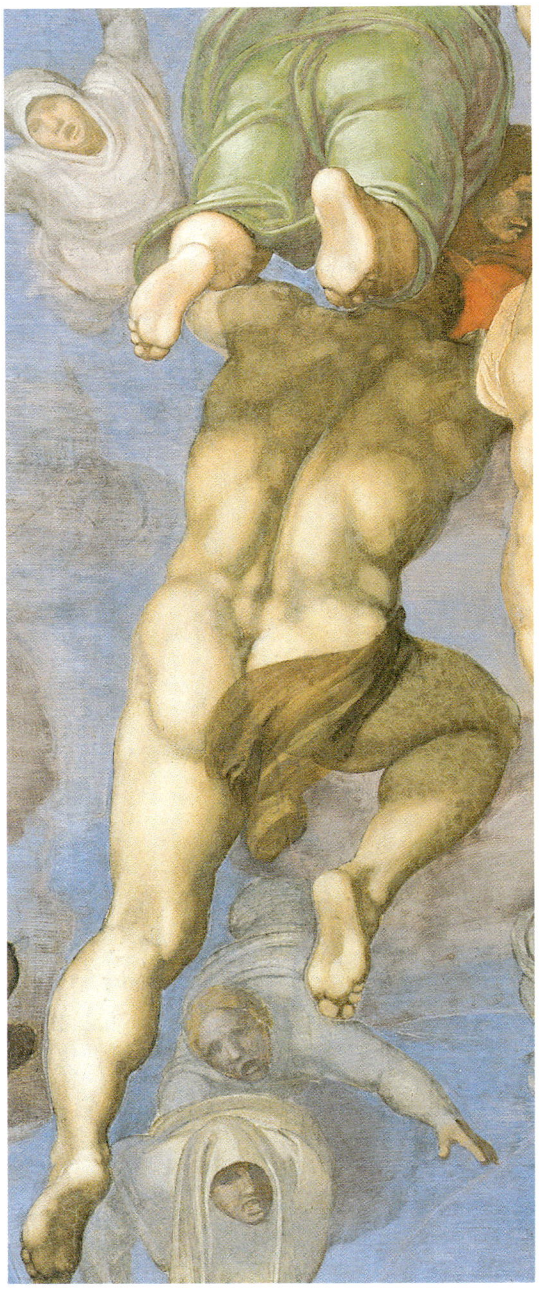

73

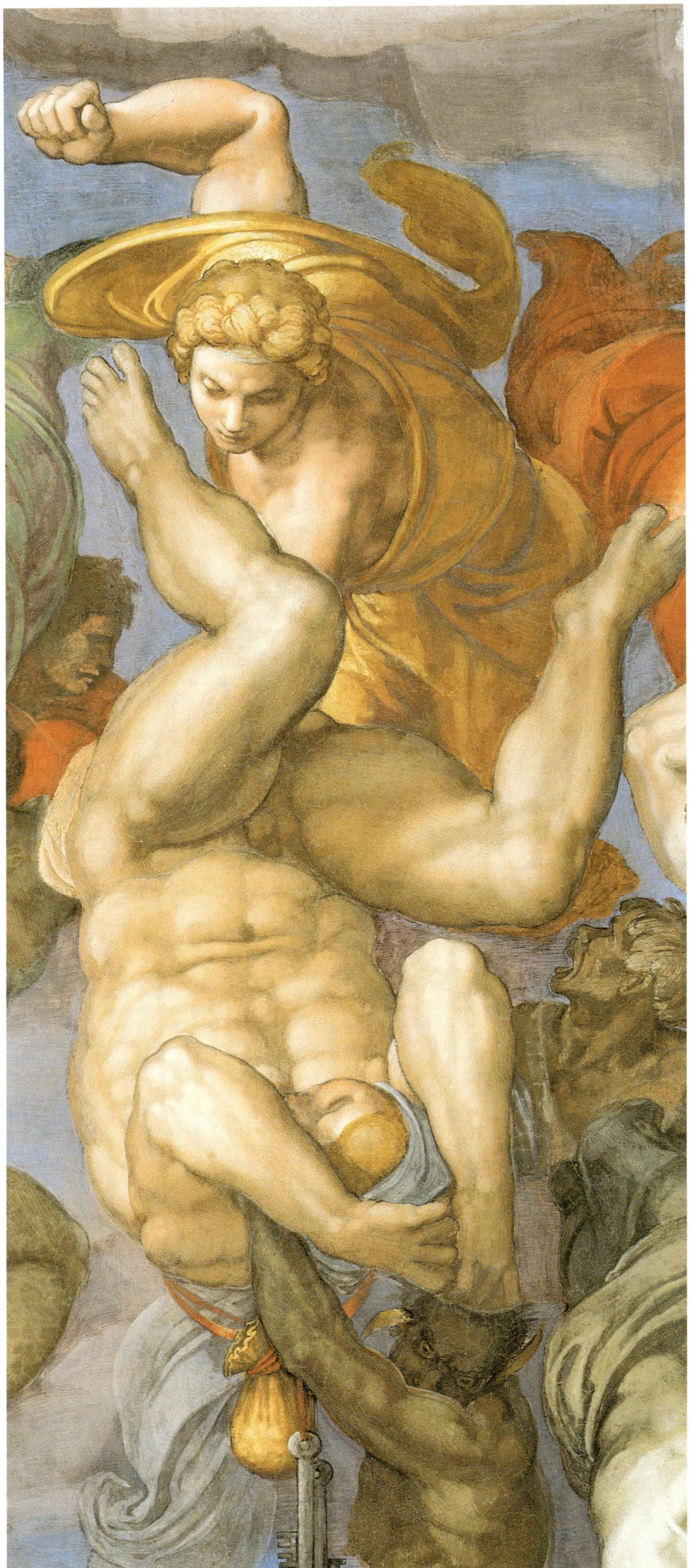

Der goldene Beutel und die beiden Schlüssel hängen an einer um Nacken und Schultern des Sünders geschlungenen Kordel herab (Taf. 73). Michelangelo hat damit – übereinstimmend mit der ikonographischen Tradition – die Sünde des Geizes bezeichnet. Das Lendentuch des Geizigen wurde bei der jüngsten Reinigung entfernt. Hier, bei den absteigenden Verdammten, hat Michelangelo erstmals in einer Darstellung des Jüngsten Gerichts die mittelalterliche Vorstellung vom Kampf zwischen Tugenden und Lastern in eine Auseinandersetzung zwischen Engeln und Sündern verwandelt, wobei die Aggressivität der Sünder ein Zeichen dafür ist, daß sie auch in ihrem Leben durch die Tat und aus freiem Willen gesündigt haben. Der linke Sünder (Taf. 72) kniet auf einer Wolke und versucht emporzusteigen, allerdings wird er von einem grüngekleideten Engel, der in starker Verkürzung gezeigt wird, daran gehindert. Der Sünder rechts von dem Geizigen umklammert die Schulter eines Engels, der sich jedoch mit Fausthieben zur Wehr setzt (Taf. 74). Der Engel erhält von einer rotgekleideten Gestalt Unterstützung, die von links oben herabstürzt, als sei sie direkt von Christus gesandt.

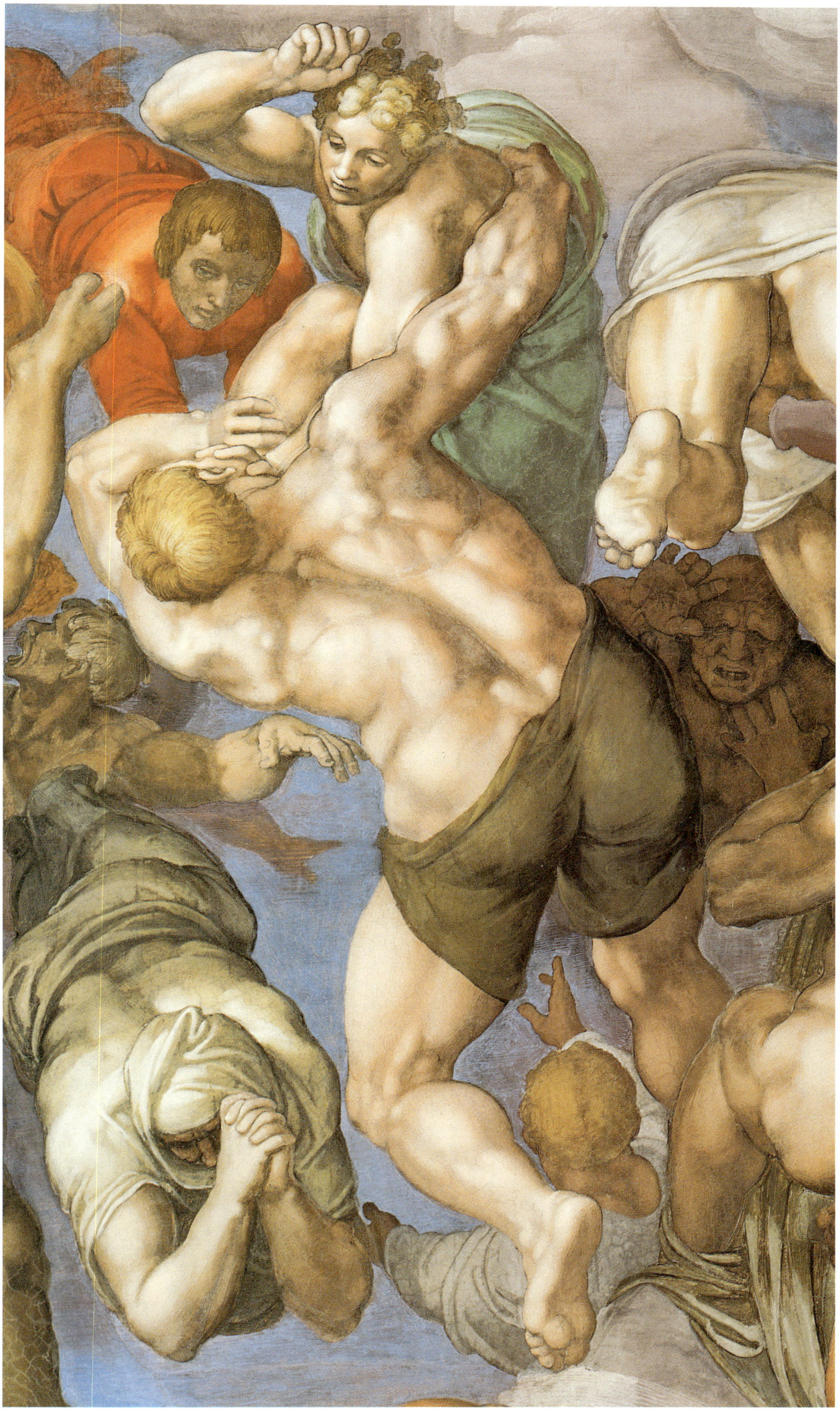
74

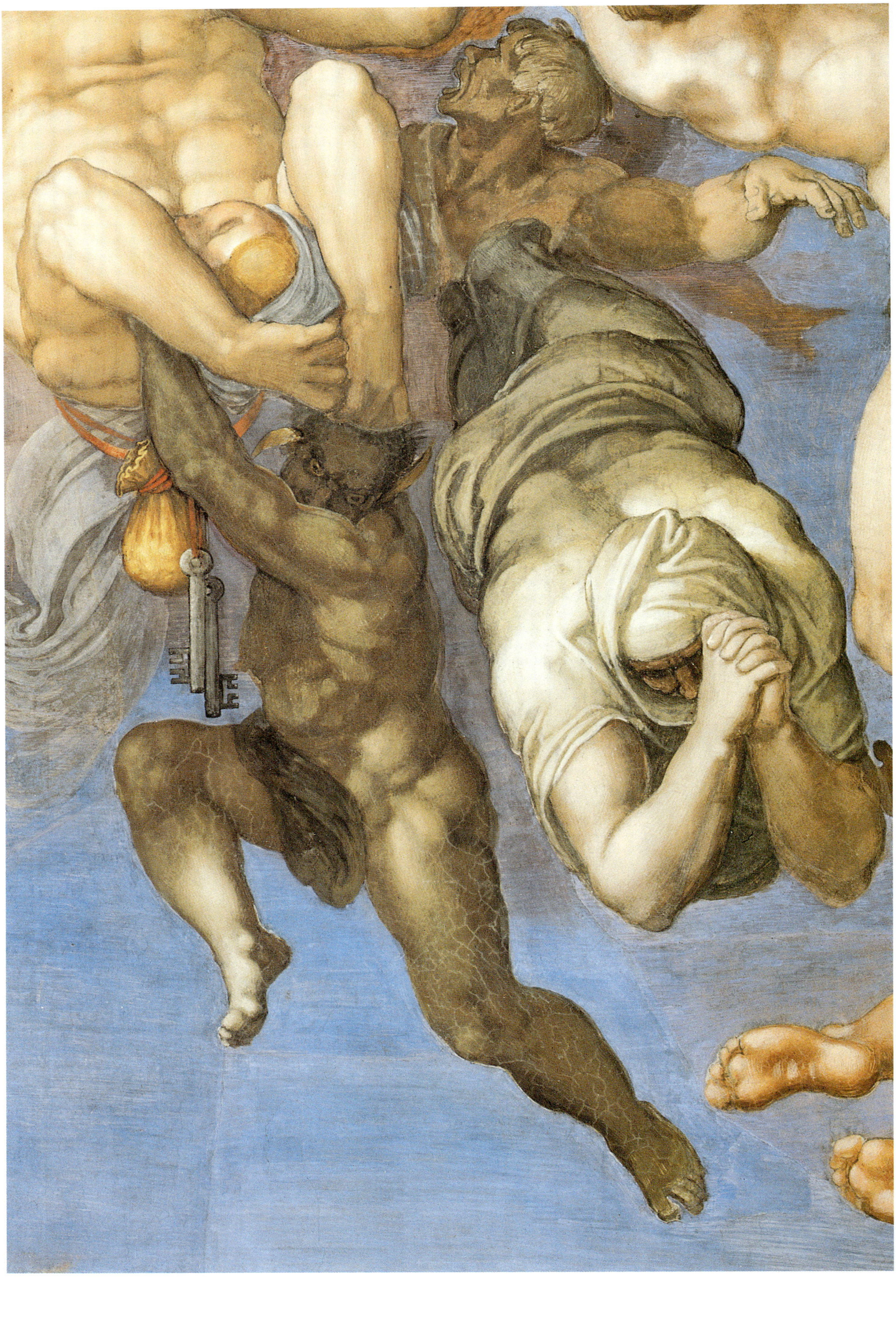

76

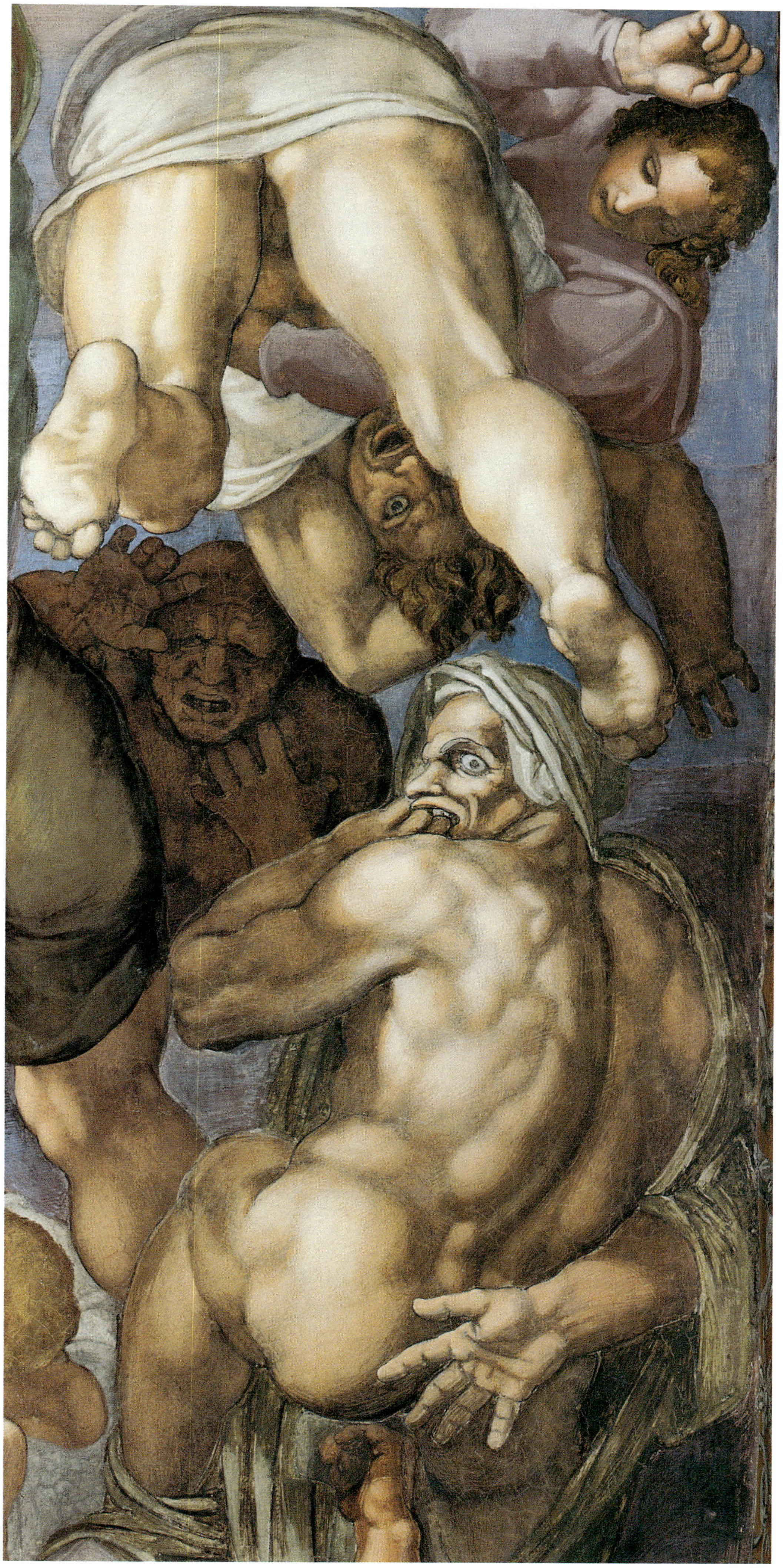

Dieser Sünder (Taf. 76) ist besonders kühn dargestellt: Er hängt kopfüber über dem linken Arm eines Engels, der auf den Unglücklichen einschlägt. Die weit aufgerissenen Augen und der schmerzvoll verzogene Mund zeigen die Größe seiner Qual an. Die Figur direkt darunter personifiziert die Sünde der Wollust. Sie beißt sich in ihre Hand, um ihren Schmerz oder ihre Verzweiflung zu ersticken, während ein Dämon an ihren Geschlechtsteilen zieht. Mit der freien linken Hand versucht der Gepeinigte, die Ursache für seinen körperlichen Schmerz zu finden.

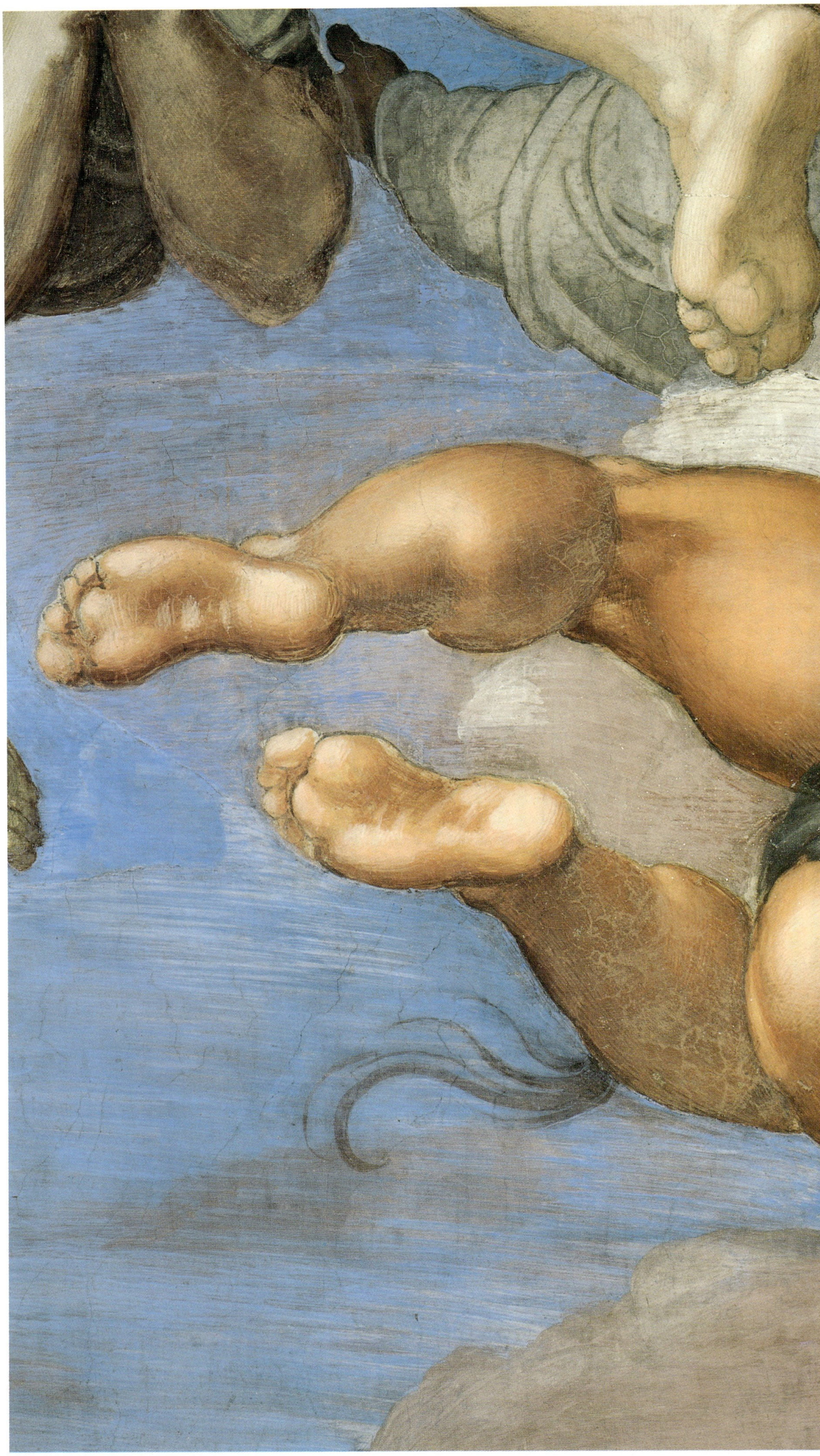

Der athletische, dunkel gefärbte Körper des Dämons verdeutlicht die Qual des Wollüstigen, an dessen Geschlechtsteile er sich gehängt hat (Taf. 77). Da sich dieser rötliche Teufel dem Höllenfeuer nähert, wird sein gehörnter Kopf von Flammen umzüngelt. Der portraithafte Kopf direkt darüber könnte Biagio da Cesena, den päpstlichen Zeremonienmeister, darstellen, den Michelangelo laut Vasari in die Hölle verbannt hat, weil er gegen die Nacktdarstellungen protestiert hatte. Die Kritik dieses Mannes bildete allerdings nur den Vorgeschmack auf die massiven Vorwürfe, die später gegen das Fresko vorgebracht wurden. Das großartige Werk Michelangelos wurde nur durch die Zufügung vieler Draperien, die die anstößigen Körperteile bedecken sollten, vor der Zerstörung bewahrt. Als Beispiel mag die Draperie des letztgenannten Dämons dienen (Taf. 77). Bei der Figur, die vollständig mit einem Totenhemd begleitet ist (Taf. 78), ist es Michelangelo gelungen, allein durch Gestik und Mimik ein Bild der Hoffungslosigkeit zu zeichnen.

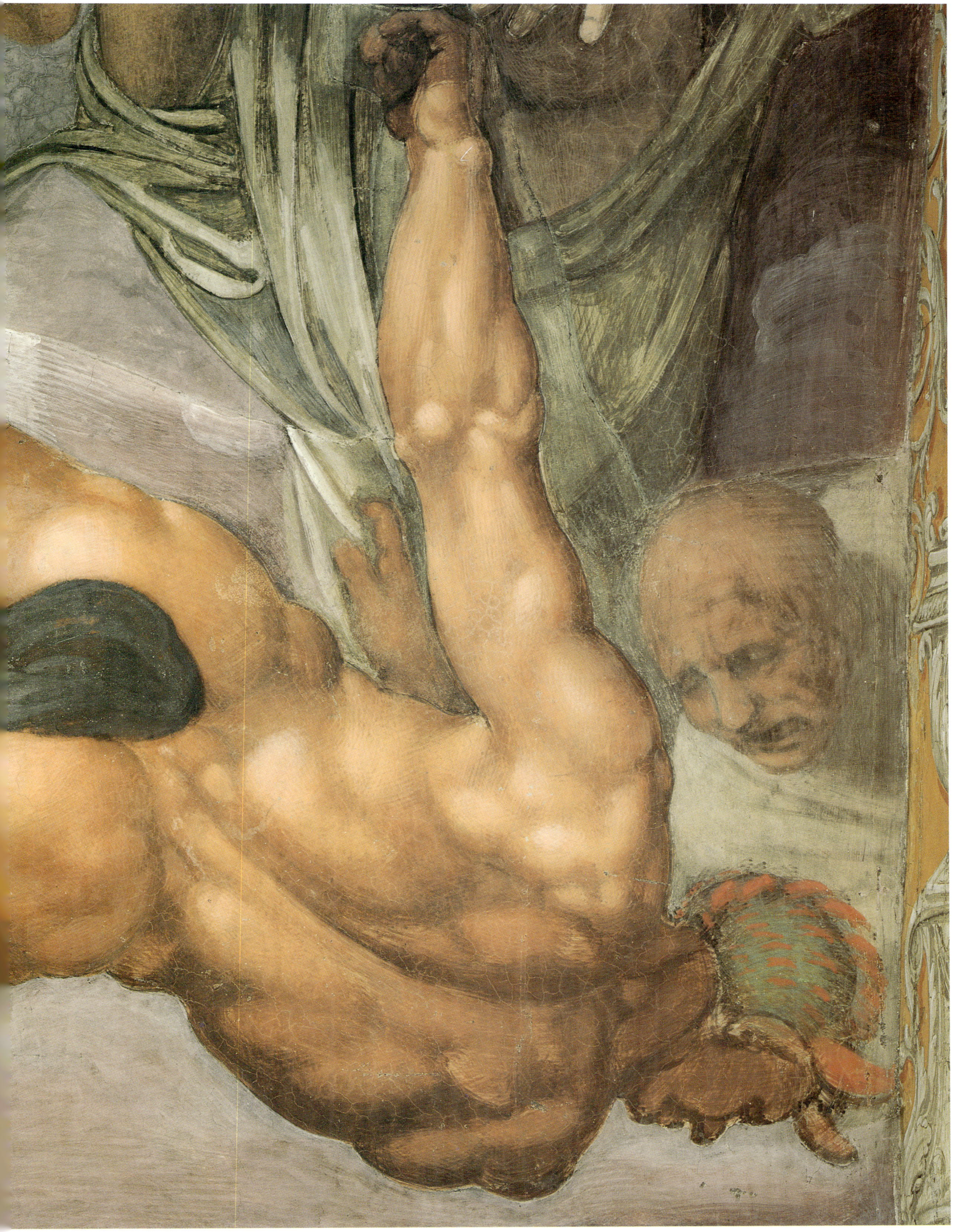

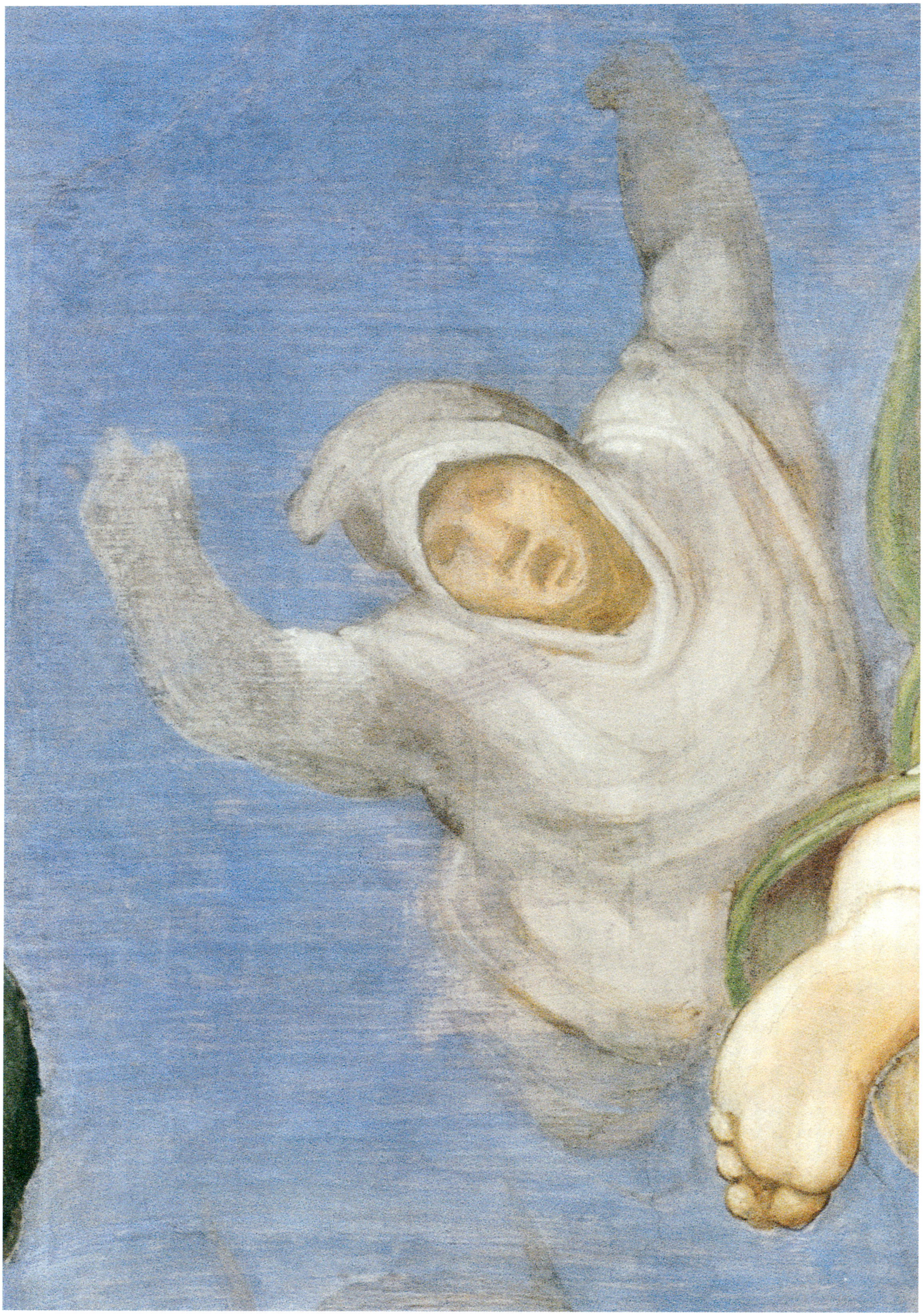

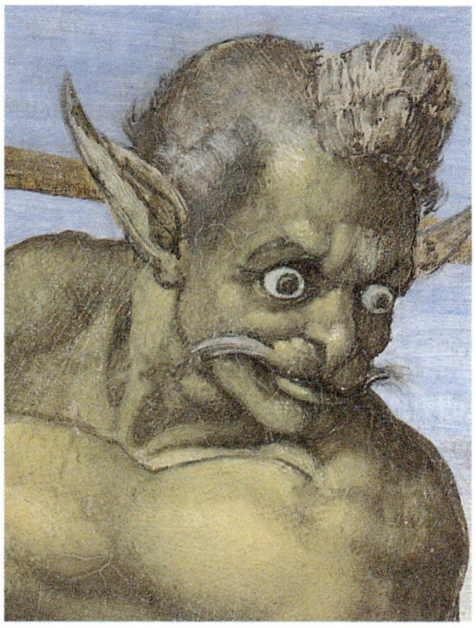

VIII.
DER NACHEN DES CHARON
UND DIE GRUPPEN
DER VERDAMMTEN
UM MINOS

Charon, der Dämon mit der Augen Brand,
Versammelt sie, ein Zeichen gebend allen;
Schlägt mit dem Ruder, wer nicht kommt gerannt. [...]
So gleiten sie dahin die braune Welle,
Und ehe sie erreicht die andere Seite,
Ist wieder schon ein neuer Schwarm zur Stelle.
(Dante, Die Göttliche Komödie. Inferno 3, 109–120)

Es steht dort Minos fürchterlich und züngelt,
Examiniert die Sünder an der Schwelle,
Verurteilt und verschickt, wie er sich ringelt. [...]
Vermag sogleich sie richtig einzureihn;
Er hält den Schweif so oft um sich gewunden,
Wie es entspricht dem Grade ihrer Pein.
(Dante, Die Göttliche Komödie. Inferno 5, 4–12)

Die düstere, graue Gruppe der Verdammten – ihre einzige Lichtquelle ist das alles verzehrende Höllenfeuer – ist wiederum in zwei Untergruppen aufgeteilt, eine mit der Darstellung des Charon, die andere mit Minos: zwei mythologische Figuren, die Dante in seiner Göttlichen Komödie beschreibt (Taf. 79). Michelangelo hat dieses literarische Werk sehr geschätzt und kannte es, wie seine Zeitgenossen behaupteten, zum größten Teil auswendig. Ähnlich wie Signorelli, der die beiden Gestalten in der San Brizio Kapelle in Orvieto malte (Abb. 13), hat Michelangelo durch diese Bezüge seinen intellektuellen und sozialen Status als unabhängiger Künstler hervorgehoben. Er nahm die poetische Inspiration Dantes auch für sich selbst in Anspruch – und für sein *Jüngstes Gericht* die «epische Größe» der Göttlichen Komödie. Die am Buchstaben hängenden Eiferer der Gegenreformation wie Gilio da Fabriano, der 1564 eine scharfe Gegenschrift zu Michelangelos *Jüngstem Gericht* schrieb, hielten jedoch die Wiedergabe heidnischer Figuren und nicht-biblischer Bildthemen für ein Verbrechen an der christlichen Kunst. Daß diese Darstellungen nun sogar in einer der vornehmsten Kapellen der Christenheit, nämlich der päpstlichen Haus- und Palastkapelle, zu sehen waren, verschärfte noch ihren Argwohn.
Das Drama beginnt auf dem Fresko damit, daß Charon mit seinem geflügelten Boot das Ufer der Hölle erreicht. Die Ankunft dieses Nachens steht auch für die Endgültigkeit des Schicksals; zwischen dem Höllenufer und der Landschaft auf der linken Freskoseite, auf der die Geretteten auferstehen, klafft ein unüberbrückbarer Gegensatz (Taf. 79). Der katzengesichtige, anscheinend wahnsinnige Charon mit fahler, grau-grüner Hautfarbe stemmt seinen rechten Klauenfuß gegen den Bootsrand, packt sein Ruder mit beiden Händen und holt weit aus, um die Verdammten zu schlagen (Taf. 80). Diese drängen sich ängstlich zu Menschenknäueln zusammen, die den Kahn fast kentern lassen. Doch wenn man die bedrohliche Haltung Charons mit dem Ruder betrachtet, ist man verwundert, daß die Verdammten nicht in die entgegengesetzte Richtung fliehen, um dem Schlag auszuweichen.
Doch Schrecken, nicht Logik treibt diese dumpfe Masse an, und Michelangelo hat tatsächlich die meisten Seelen in verschiedenen Stadien geistiger Qual dargestellt. Eine hebt ängstlich die Hand, um Charons drohenden Schlag abzuwehren (Taf. 81), ein anderer krümmt sich mit weit aufgerissenen Augen zusammen, da er plötzlich die Ausweglosigkeit seines Schicksals erkennt, und hebt seine Hand an Auge und Wange, als ob er die Wirklichkeit nicht sehen wolle (Taf. 84). Wieder einer prüft, unsicher auf dem Bootsrand über dem Flügel sitzend, mit seinen rechten Zehen das Wasser, während er zitternd zwischen dem Ausharren im Boot und dem energischen Voranschreiten und Annehmen seines Schicksals schwankt (Taf. 85).

Die durch die Schlagbewegung Charons angestaute Energie setzt sich in Richtung Minos frei: An der Bootsmitte wird eine anscheinend bewußtlose Gestalt von einem knienden Dämon, der in die Wade seines Opfers beißt, über den Bootsrand gezogen und ans Ufer geschleppt (Taf. 91). Rechts wird eine weitere riesige, muskulöse Figur, die sich verzweifelt an den Nacken greift, von einem Dämon mit Hahnenkamm kopfüber aus dem Boot gerissen. Ein anderer Verdammter versucht dies zu verhindern, indem er ihn am Unterkörper festhält (Taf. 82). Weiter rechts davon stürzen drei nackte Menschen aus dem Boot, wobei noch zwei Teufel (einer wird von einer Schlange in die Hoden gebissen) nachhelfen, indem sie mit aller Kraft an einem Enterhaken ziehen (Taf. 83). Am Ufer erwartet sie die schreckliche Umarmung eines Dämons, der sein Opfer mit weit ausgestreckten Armen empfängt. Der zweite Nackte zur Linken fällt mit entsetztem Gesichtsausdruck und angezogenen Beinen aus dem Boot. Der Dritte schließlich scheint in seinem Sturz ein Rad zu schlagen. Sein Fallen geht einher mit dem einer weiteren Figur rechts, die durch einen Enterhaken, der brutal an ihrem Hals zieht, kopfüber aus dem Boot gerissen wird. Obwohl wir den Entsetzensschrei der Seele im grauen Totenhemd

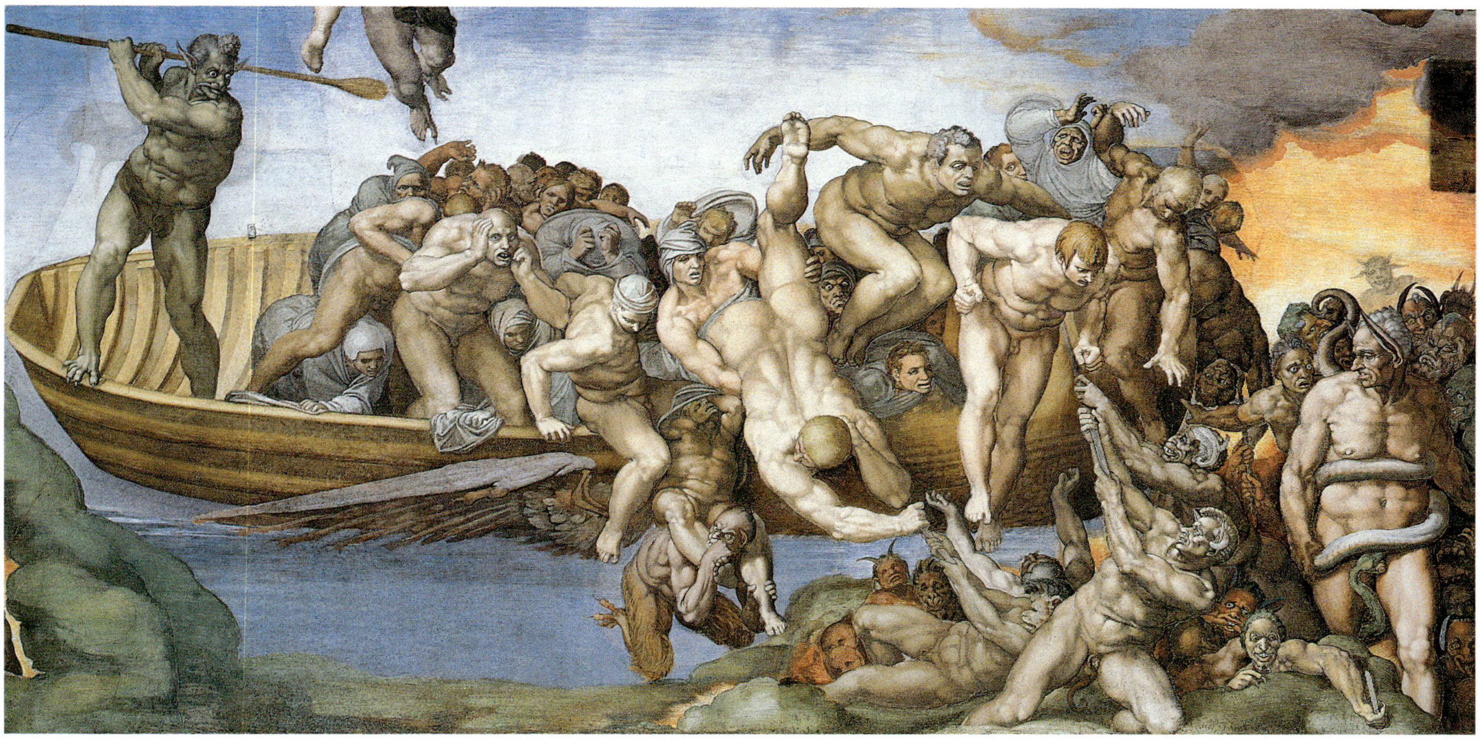

79

(Taf. 87) fast zu hören vermeinen, wirken die Verlorenen insgesamt eher unbeteiligt und gedankenlos, so als ob sie bereits endgültig den eigenen Willen verloren haben und nur noch von dämonischer Kraft beherrscht werden (Taf. 82, 87–88), während die absteigenden Sünder darüber noch mit aller Kraft gegen ihr Schicksal ankämpfen (Taf. 68).

An den Gestaden der Hölle biegen sich grotesk deformierte, boshafte und beißende Dämonen in einer Fülle von Haltungen – von liegend über kniend zu stehend (Taf. 83). Diese Dämonen sind Minos zugeordnet, der aufrecht auf der rechten Seite steht und die Szene beherrscht. Die Mächte der Unterwelt bilden den optischen Gegensatz zu den kämpfenden Engeln (Taf. 68), die ihre Kraft frei und ungebunden im Himmel ausüben können, während der Teufel der Erde verhaftet bleibt, welche allerdings auch durch den göttlichen Willen geschaffen und ihm unterworfen ist.

Der Fürst der Unterwelt (Taf. 92), nach Dantes *Inferno* als Minos bezeichnet, deutet mit seinem schlangenänlichen Schwanz die Zahl des Höllenkreises an, in den eine Seele verdammt wird. Aber die Schlange, die sich um Michelangelos massiges, muskulöses, abstoßendes Ungeheuer windet, ist nicht nur Teil seines Körpers. Der schlangenartige Schwanz, der ihn umgibt, kann ebenso als ein biblisches Bild

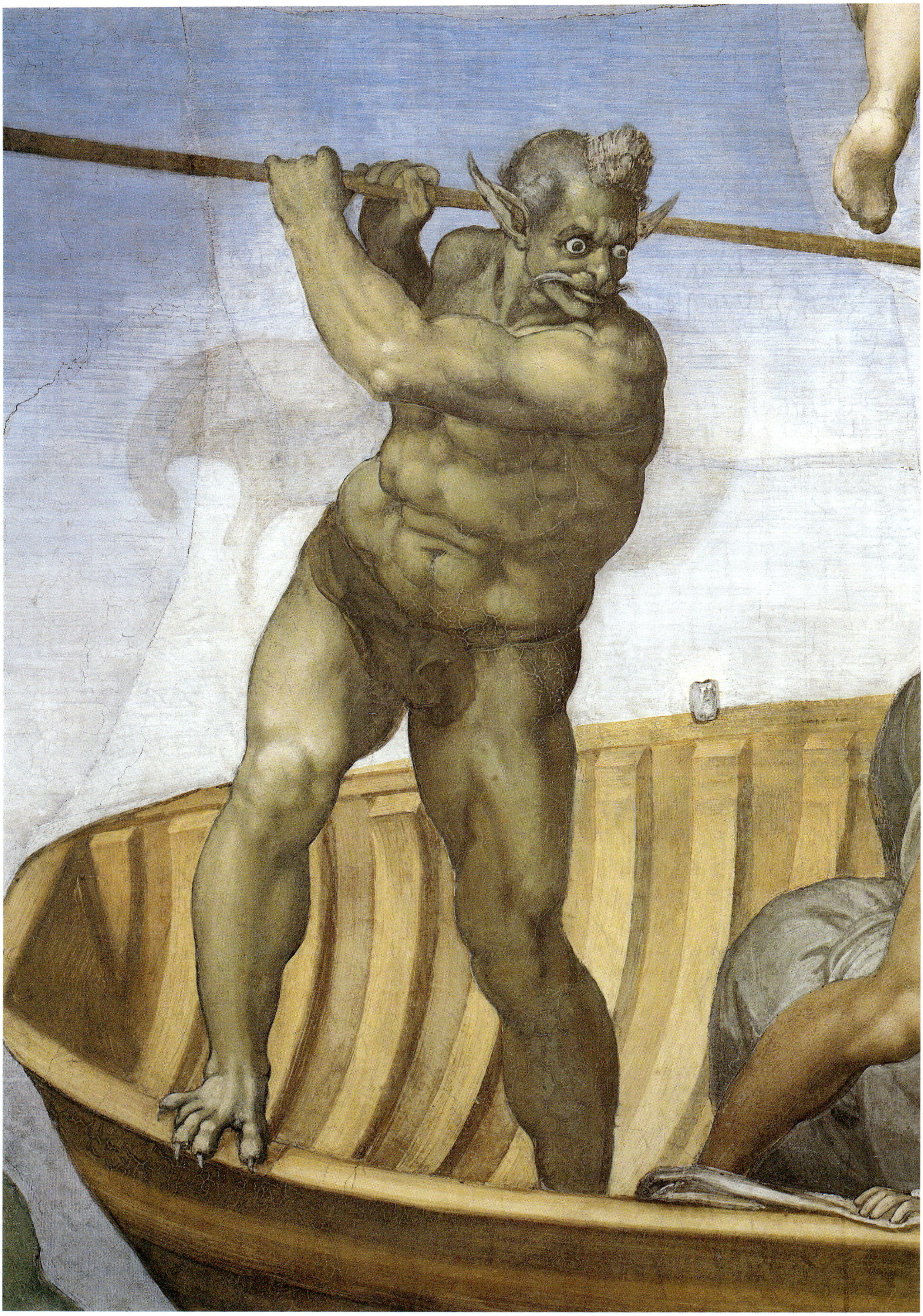

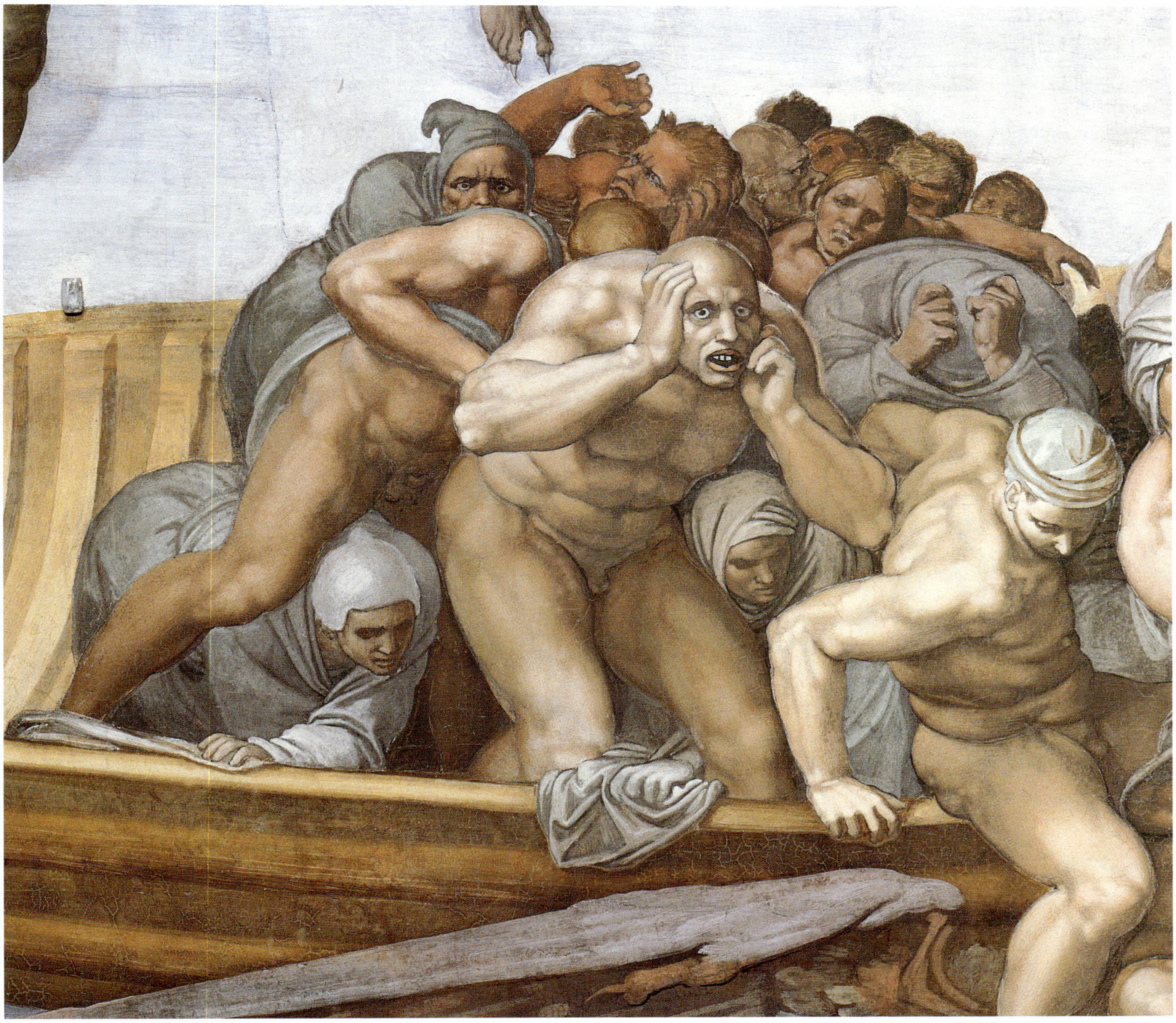

81

des Satans angesehen werden, der als stolzer Anführer der gefallenen Engel Christus stürzen will. Verglichen mit der Majestät Christi erscheint Minos als Satan erbärmlich klein, die spitzen Ohren und der stumpfe Gesichtsausdruck stehen für seine Trägheit. Im Gegensatz zur Würde Christi stellt er Spott und Verachtung dar. Seine Oberlippe kräuselt sich verächtlich über den Zähnen. Seine schlaff herabhängenden Brustwarzen sind vielleicht ein Bild seiner Unnatürlichkeit und Unlebendigkeit und somit ein Gegensatz zur geistigen Fruchtbarkeit und Lebenskraft Christi. Aber am deutlichsten wird Satan dadurch charakterisiert, daß er, wiederum im Kontrast zu der von Christus ausgehenden Liebe und Anziehungskraft, in seiner eigenen sexuellen Befriedigung gefangen ist. Mit seiner rechten Hand hält er den schlangenähnlichen Schwanz, und die in das Glied beißende grüne Schlange ist die Darstellung eines pervertierten Aktes der Fellatio.

Damit ist jedoch das höllische Drama noch nicht beendet. Als Antwort auf den ängstlichen Teufel mit dem blumenkohlartigen Kopf, der auf die Bootsladung verdammter Seelen weist, zeigt Minos mit seiner Linken nach hinten, in die Gegenrichtung, wo das Höllenfeuer zu sehen ist – die letzte Bestimmung der Verdammten (Taf. 92).

Die dicht zusammengedrängte Untergruppe am Heck des Bootes (Taf. 81) und die explosivere Gruppe am Bug (Taf. 82–83) zeigen den Unterschied zwischen der geistigen und der körperlichen Erfahrung der Höllenqualen, womöglich auch zwischen Sündern, die wissentlich und willentlich gesündigt haben und solchen, die

Michelangelos Darstellungen von Charon (Taf. 80) und Minos (Taf. 92) – Figuren, die der klassischen Mythologie entlehnt sind und auch von Dante in seiner Göttlichen Komödie wieder aufgegriffen wurden –, waren weitere Kritikpunkte, die von den Vertretern der Gegenreformation vorgebracht wurden. Diese wandten sich grundsätzlich gegen die Darstellung nichtbiblischer Figuren in Sakralräumen.

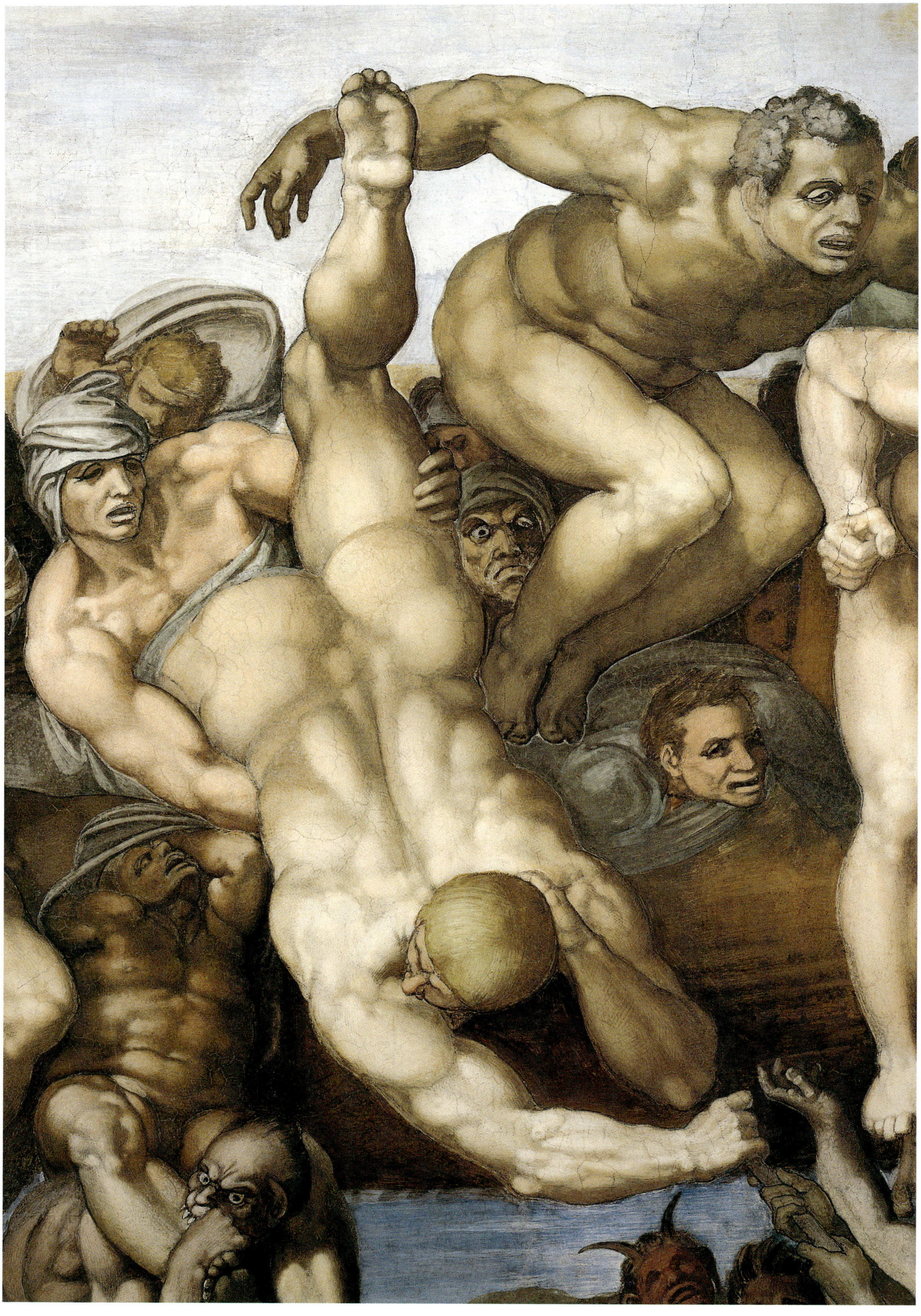

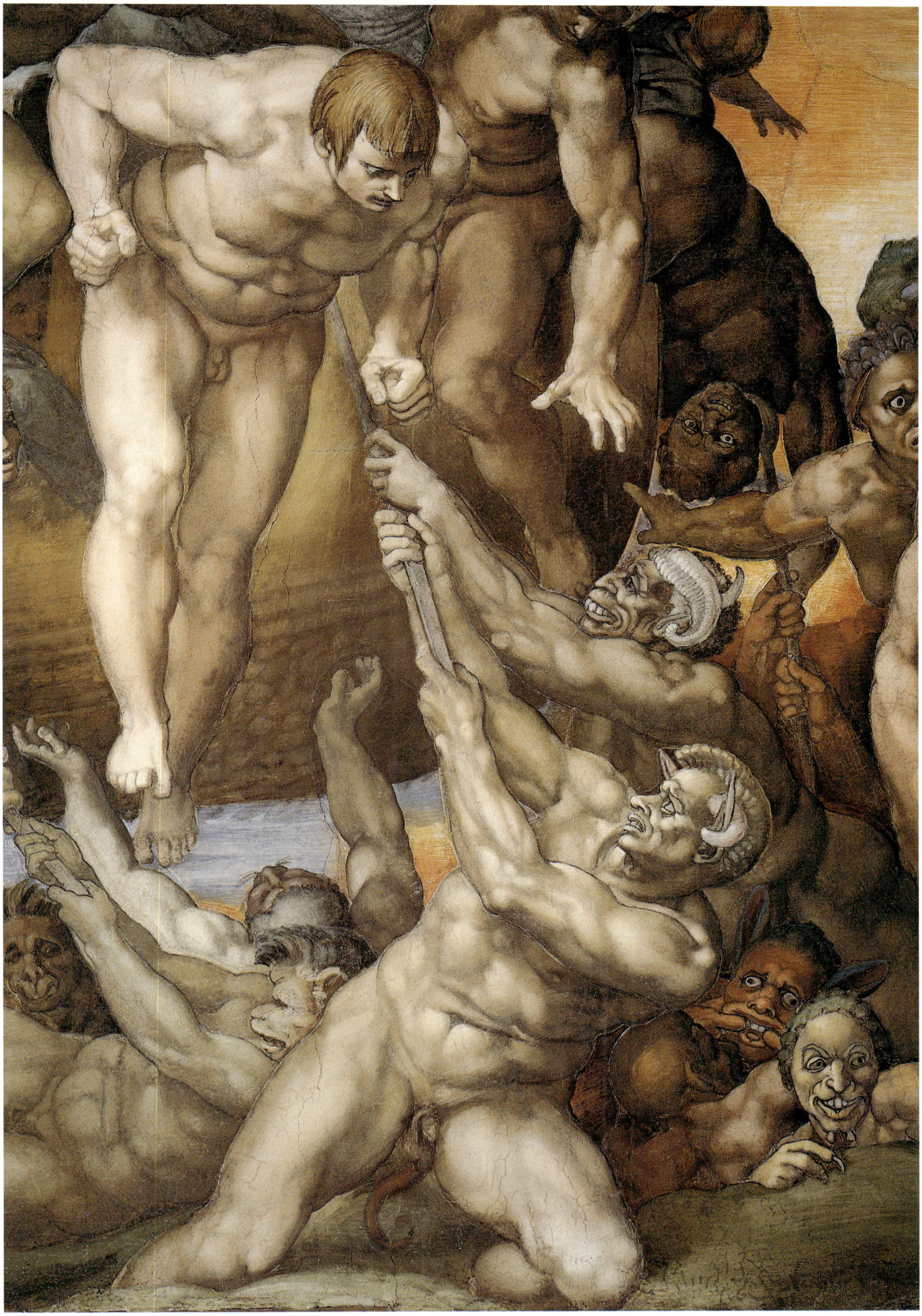
83

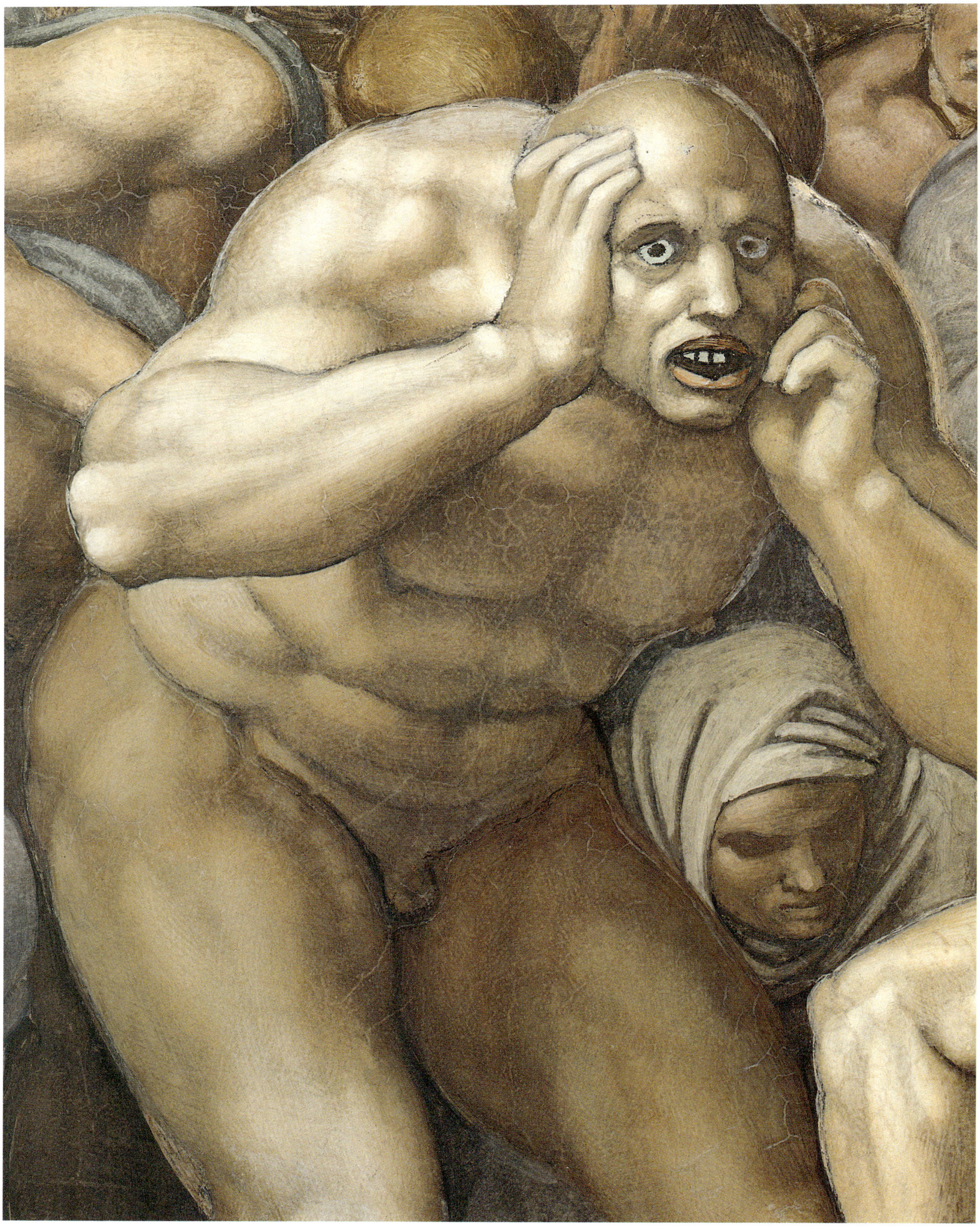

84

Mit weit aufgerissenen Augen und offenem Mund hebt diese Figur (Taf. 84) ihre Hände an Stirn und Wange, da sie die Ausweglosigkeit ihres Schicksals erkennt. Eine andere Figur (Taf. 85) prüft mit ihren rechten Zehen vorsichtig das Wasser.

sich ihrer Sündhaftigkeit nicht bewußt waren und erst am Tag des Jüngsten Gerichts ihre Schuld erfahren. Insgesamt bildet die Gruppe der Verdammten das negative Gegenstück zu den aus ihren Gräbern Auferstehenden (Taf. 40), von denen, wie wir bereits gesehen haben, die einen allein durch die Gnade Gottes gerettet werden, die anderen aber, weil sie in ihrem Tun mit der göttlichen Gnade zusammenwirken.

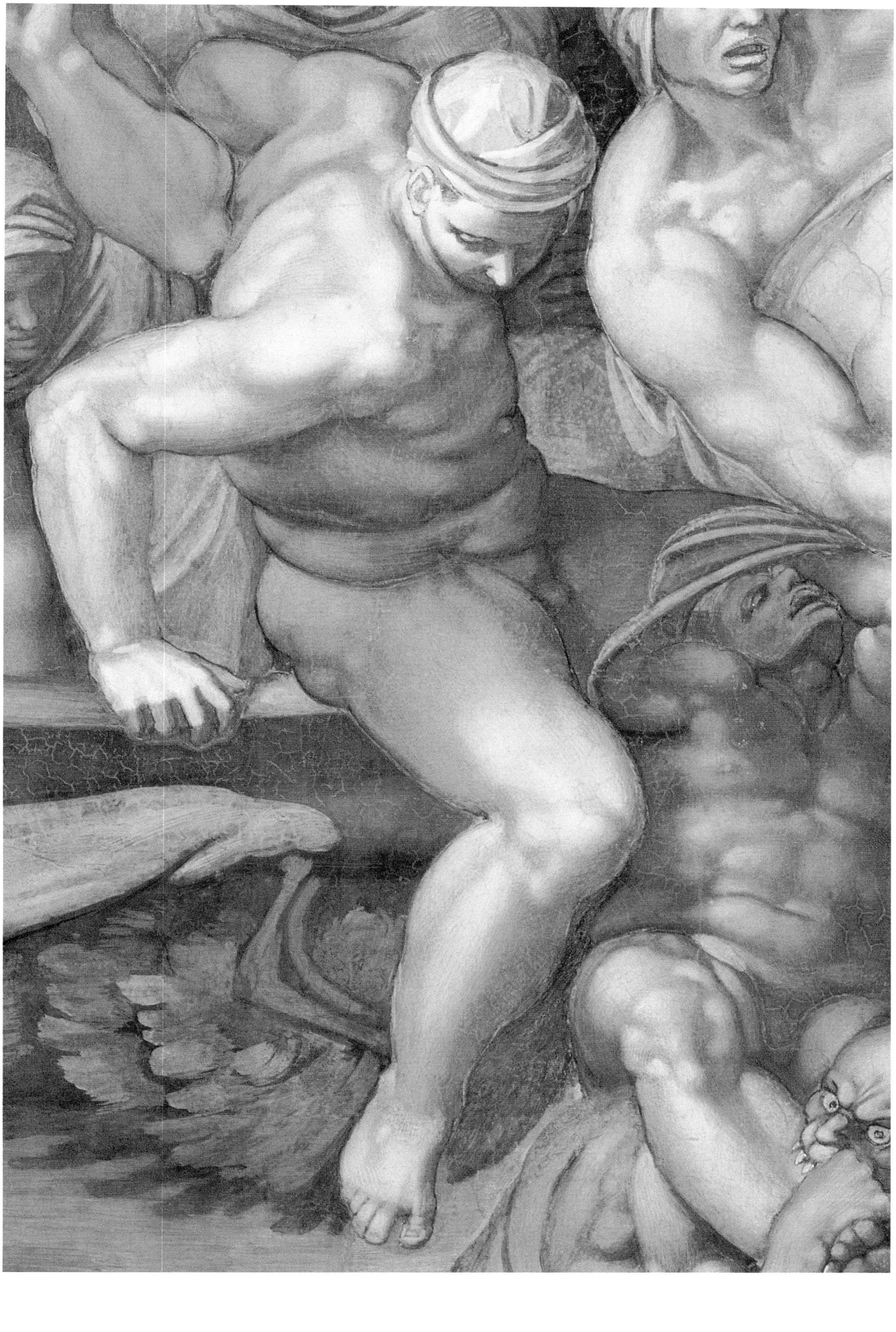

85

86

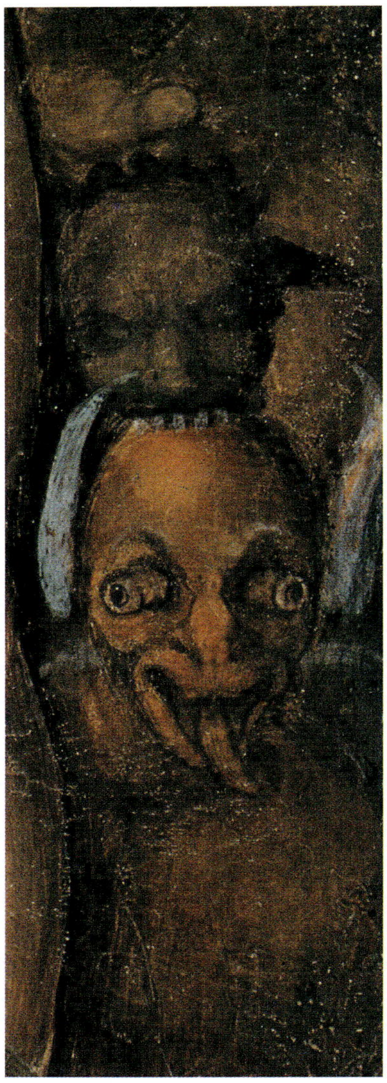

87

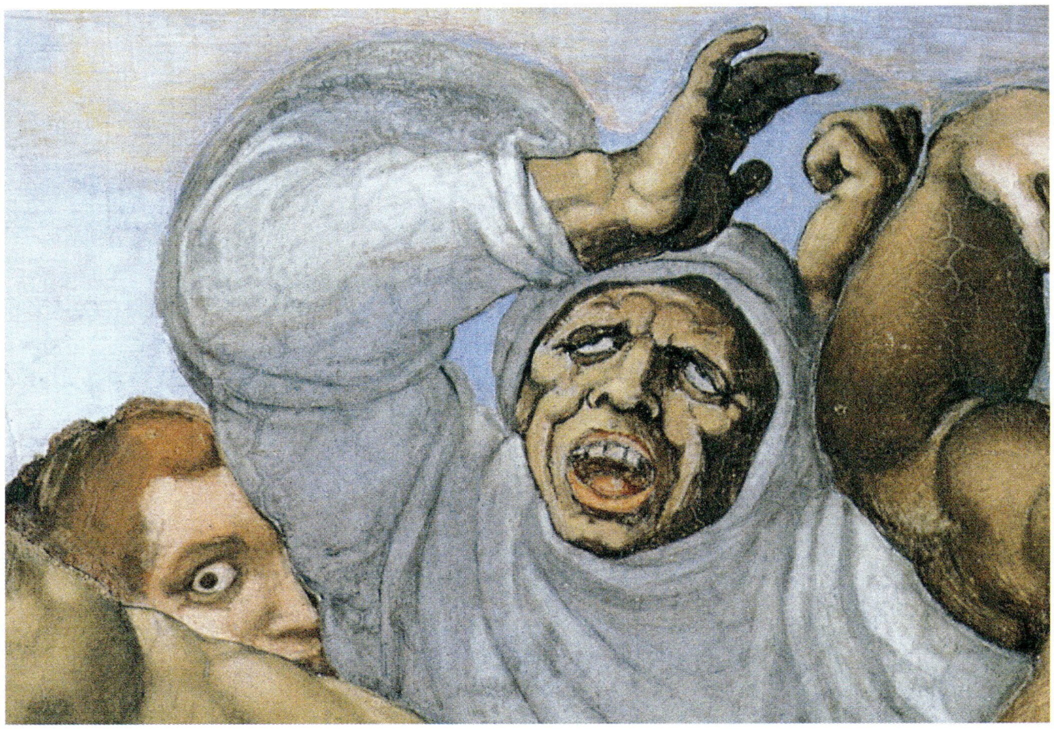

88

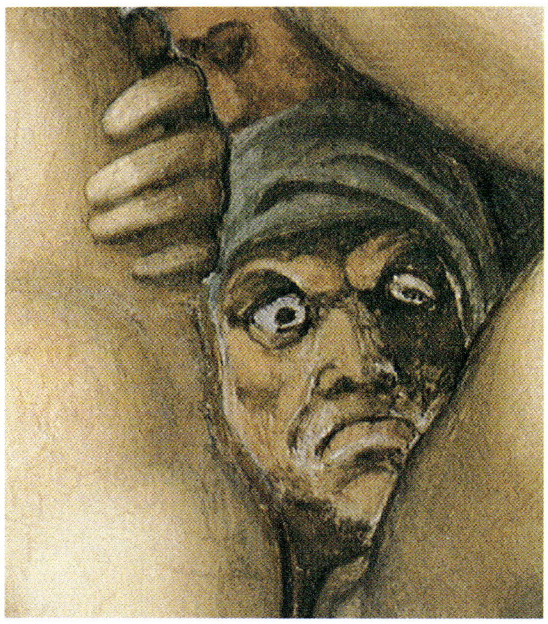

89

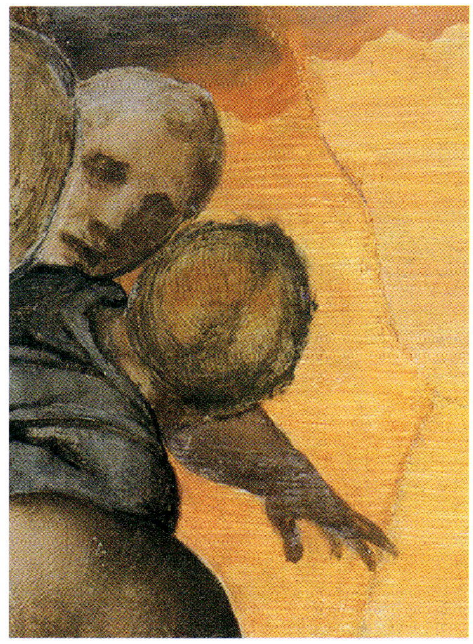

90

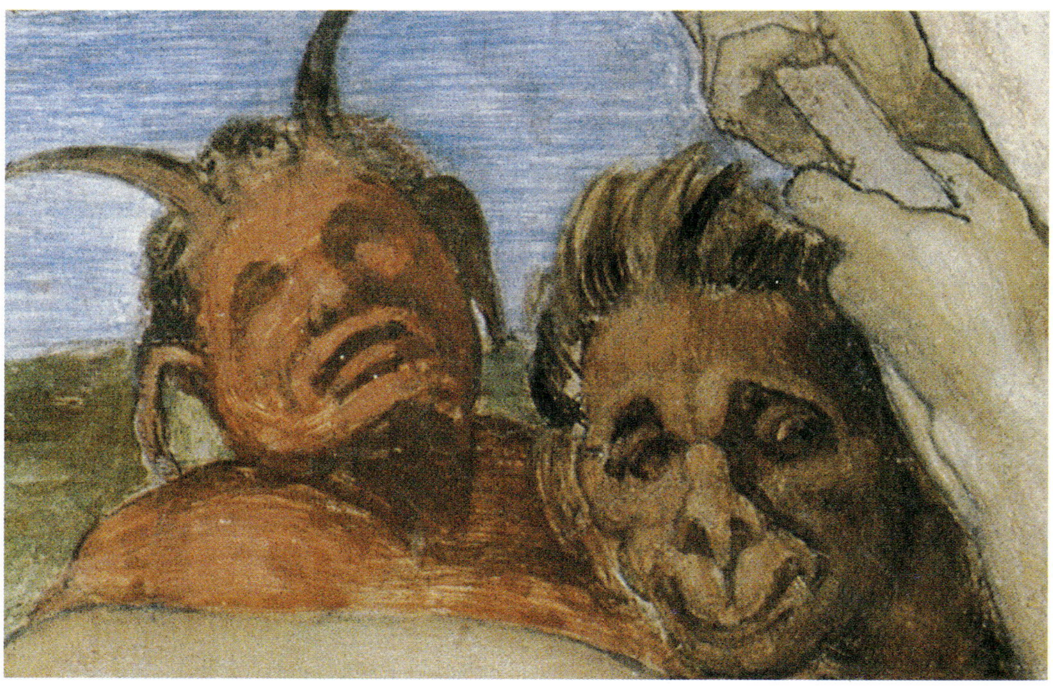

Die schrecklichen Dämonen um Minos zeigen und verstärken dessen unheilvolle Macht über die verlorenen Seelen. Sie zerren die Verdammten mit Gewalt – zum Teil sogar mit Haken – aus dem Nachen des Charon. Der Ausdruck der verdammten Seelen reicht von Angst und Reue über blankes Entsetzen bis zum verzweifelten Aufschrei. Auch bei der Gruppe um Minos wurden fünf Verdammte und vier Dämonen wieder von ihren Draperien befreit, mit denen sie seit dem Ende des 16. Jahrhunderts bedeckt waren (Taf. 82–85, 91–92).

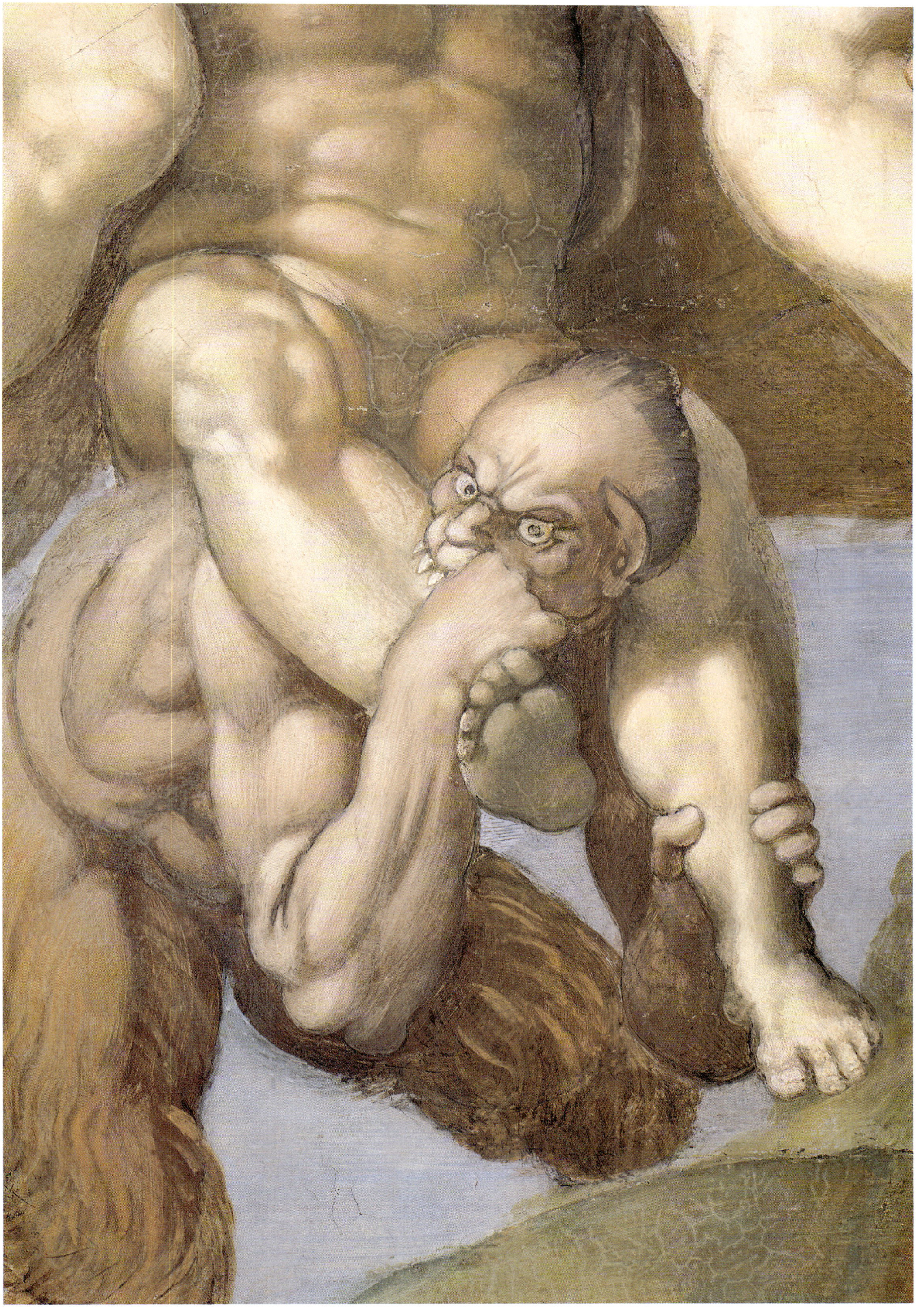

91

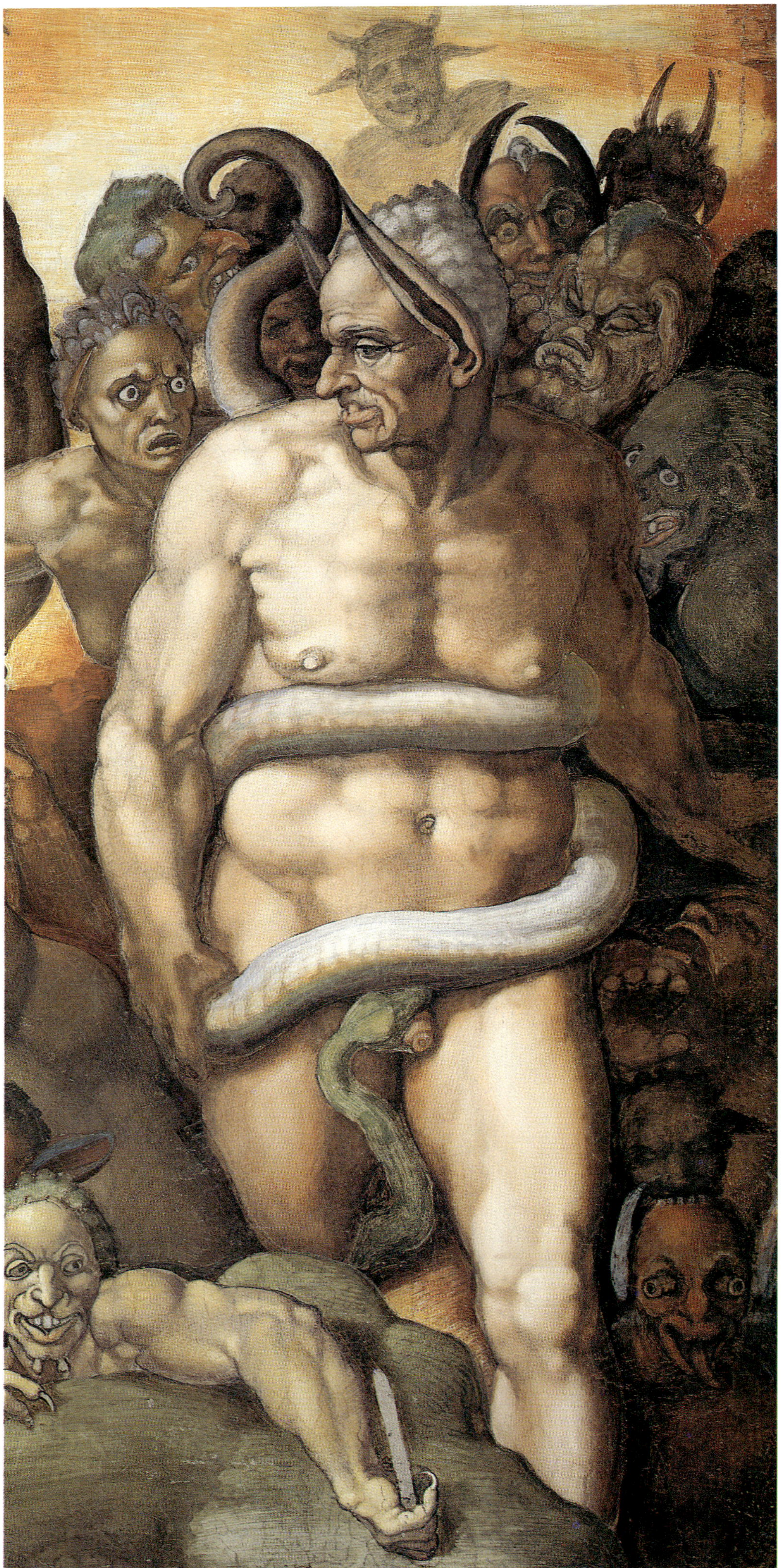

92

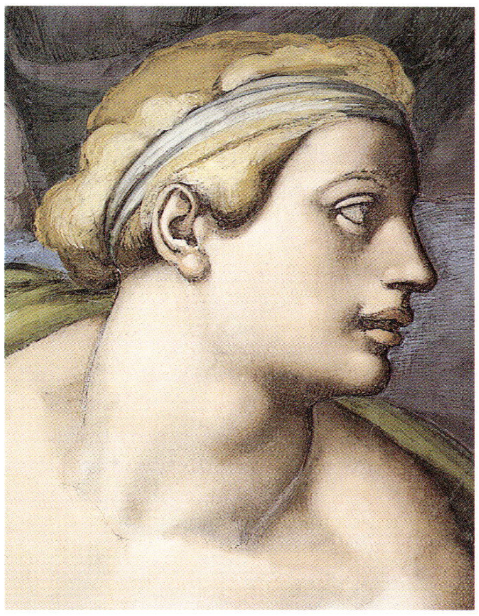

IX.
DIE AUSERWÄHLTEN
EKKLESIA-GRUPPE
DISMAS-GRUPPE
DIE SCHAR DER HEILIGEN

Ekklesia-Gruppe

Im Bildstreifen mit den Auserwählten hat Michelangelo am radikalsten mit der Tradition gebrochen. Frühere Darstellungen des Jüngsten Gerichts gaben die Erlösten in hierarchischer Ordnung wieder, mit der Bekleidung und den Attributen, wie sie ihrem Rang oder ihrer Identität entsprachen. Christus wurde in der Regel von Maria, Johannes dem Täufer, den zwölf Aposteln und einer oder zwei Reihen Engel umgeben. Zur Rechten Christi und unter ihm wurden traditionsgemäß ganz bestimmte Gruppen dargestellt, etwa die alttestamentlichen Patriarchen und Propheten, oder Märtyrer und Kirchenväter. Asketen oder heilige Frauen waren weniger häufig zu sehen.

Michelangelo hat nun – wie bereits gezeigt wurde – Märtyrer mitsamt ihren Attributen abgebildet (Taf. 64): zu Füßen Christi, an einer herausgehobenen Stelle also, hat er die beiden Heiligen Laurentius und Bartholomäus mit Rost bzw. abgezogener Haut eingefügt. Doch abgesehen von Maria, Johannes dem Täufer sowie Petrus, lassen sich die meisten Figuren aus dem Streifen der Auserwählten nicht mit Sicherheit bestimmen. Das mangelnde Interesse Michelangelos für Identifizierungen und hierarchische Ordnungen spiegelt vielleicht seine Sympathie für die von vielen zeitgenössischen Reformern vertretene Auffassung wider, daß der übertriebene Machtanspruch der obersten Vertreter der Kirche, vor allem des Papstes, die Mißstände in der Kirche verursacht hat und ihre notwendige Reform blockiert. Aber alle Theologen waren wohl der Überzeugung, daß am Ende der Zeiten irdischer Rang, Ansehen und Einfluß nichts zu der persönlichen Rechtfertigung, und damit zur Erlösung des Menschen, beitragen können.

Die Figuren auf der linken Freskoseite, auf der Seite der Jungfrau Maria, sind fast alle weiblich, was eine zuvor nie gekannte Hervorhebung der Frauen bedeutet (Taf. 93). Die Gruppe läßt sich in vier Untergruppen einteilen, und hier zeigt sich noch stärker als in den zuvor besprochenen Gruppen eine Entwicklung der anatomischen Gestalt, Bewegung und Gestik vom Hinter- zum Vordergrund und von links nach rechts.

Oben links lehnt sich eine fliederfarben und weiß gekleidete ältere Frau nach vorn, die mit beiden Händen ihr Gewand hält, ähnlich wie eine Nonne ihren Schleier (Taf. 94). Dadurch entblößt und rahmt sie ihre verschatteten welken Brüste, die als Zeichen körperlicher Unfruchtbarkeit im Kontrast zur künftigen geistigen Glückseligkeit stehen. Vor ihr schauen zwei Gestalten – die eine in rotem, die andere in grünem Gewand – nach oben und gestikulieren rätselhaft in Richtung der Deckenfresken Michelangelos (Taf. 96). Rechts oben wird ein männlicher Akt mit einer solchen Kraft von Christus angezogen, daß sein linker Arm an seine Seite gepreßt wird. Es entsteht fast der Eindruck, als ob er trotz seiner Vorwärtsbewegung gefangen wäre. Sein linkes Bein schiebt sich auffällig nach vorn und sein Knie wird fast bis zur Schulter hochgerissen. In unmittelbarer

Nähe zieht die gleiche Anziehungskraft drei weitere Figuren mit ähnlichen Posen, die in Rot und Flieder gekleidet sind, in ihren Bann. Die halbnackte Frau links scheint, obwohl sie ebenfalls eine eher unbeholfene Haltung einnimmt, aktiver an dem Geschehen teilzunehmen als die anderen Figuren darüber (Taf. 99).

Zwei sitzende, reife halbnackte Frauen mit Turban, deren Beine golden und grün drapiert sind, rahmen die zweite Untergruppe. Ihre Körper sind deutlich verdreht, doch legt ihre Geste nahe, daß sie mit den benachbarten Figuren sprechen. Zwischen diesen beiden rahmenden Figuren greift eine weitere halbnackte Frau, deren lange Haarzöpfe auf dem Kopf einen Kranz bilden, nach unten, um einen Finger der Hände zu berühren, die sich ihr entgegenstrecken. Dabei drückt sie eine Figur in einer bräunlichroten Kutte gegen eine Wolke. Vor ihr steht eine nackte Frau mit blauer Haube auf Zehenspitzen auf einer Wolke, sie lehnt ihren Oberkörper horizontal nach vorn und dreht in dieser übergebeugten Haltung ihren Kopf, als sei sie mit der grüngekleideten Frau rechts im Gespräch. Gleichzeitig weisen ihre Beine auf zwei sitzende Frauen unter ihr, die der dritten Untergruppe angehören.

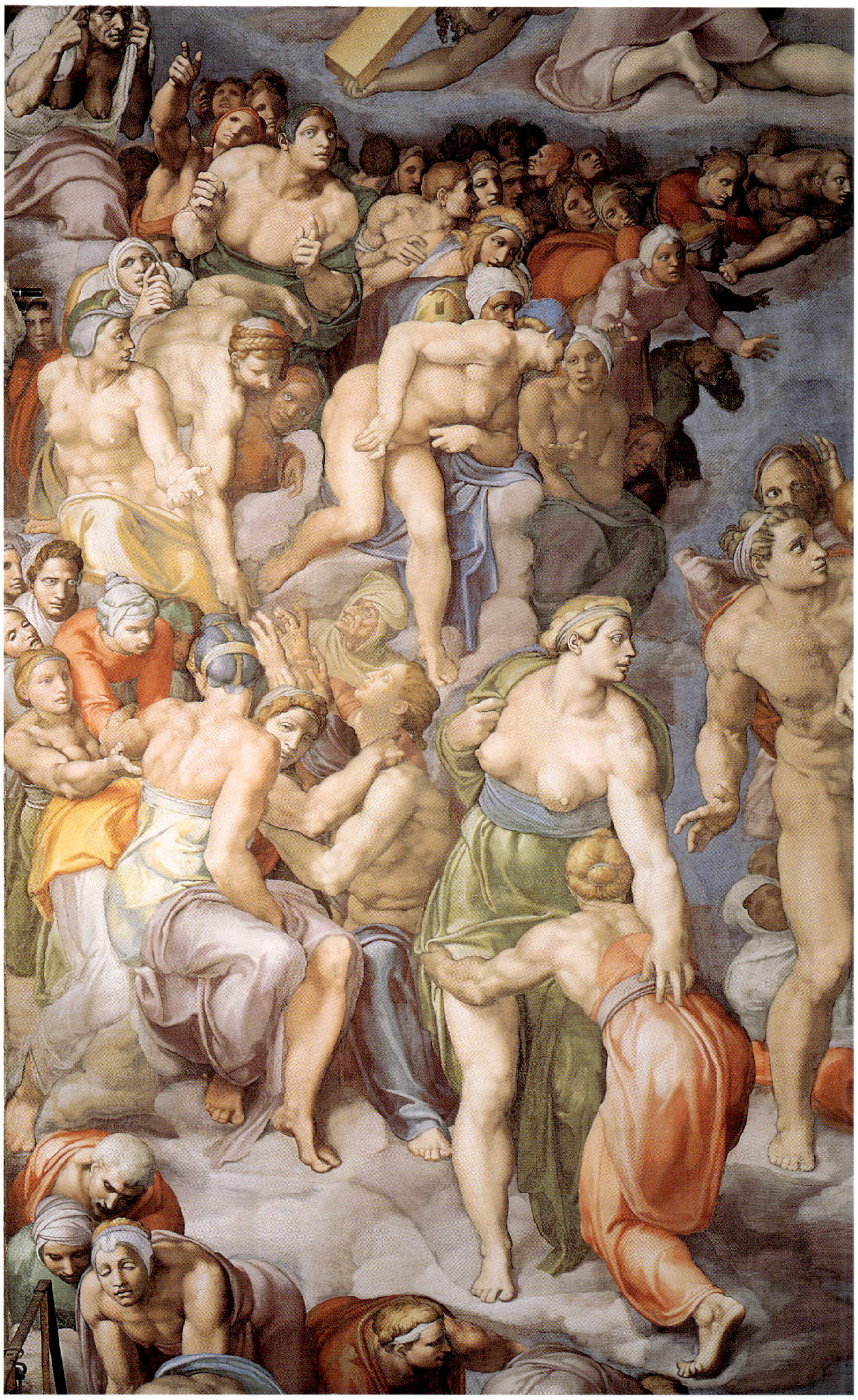

93

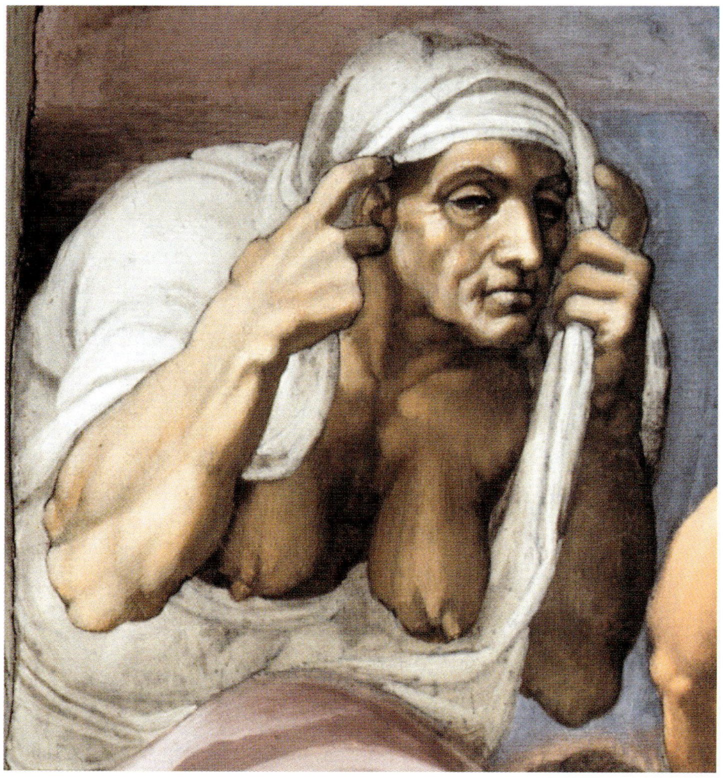

94

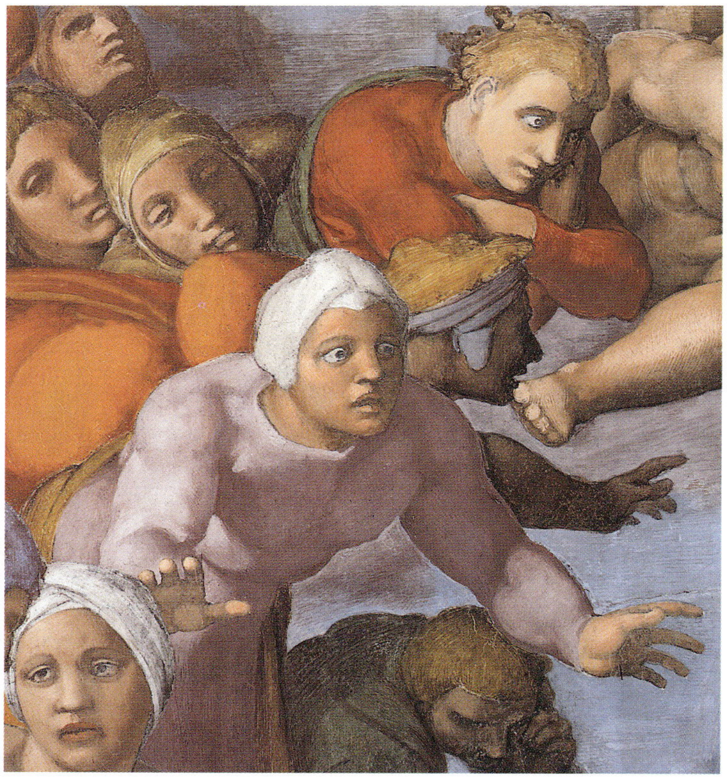

95

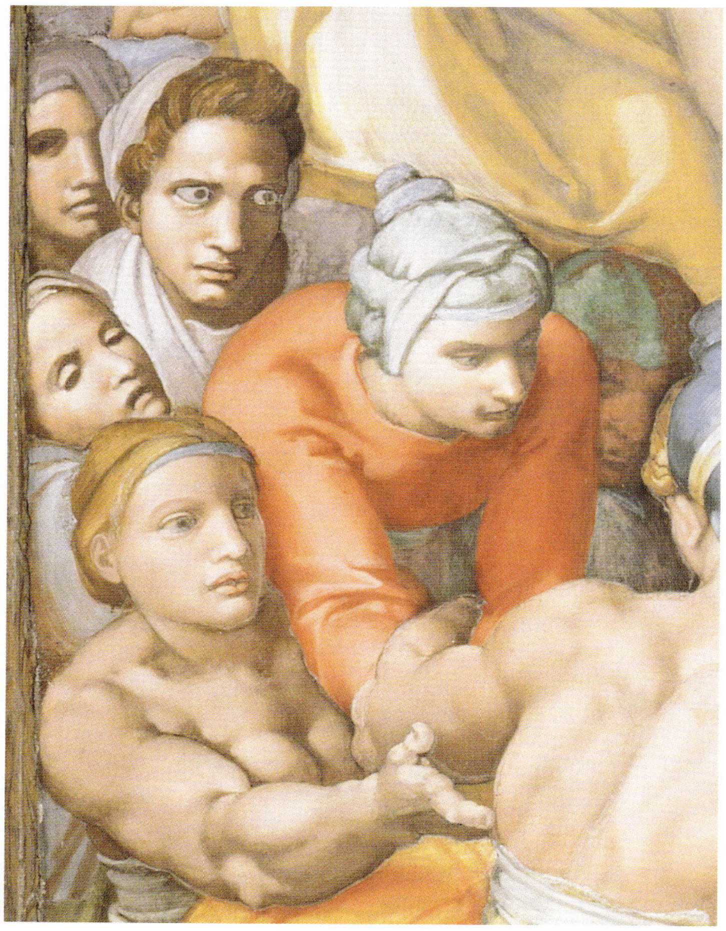

96

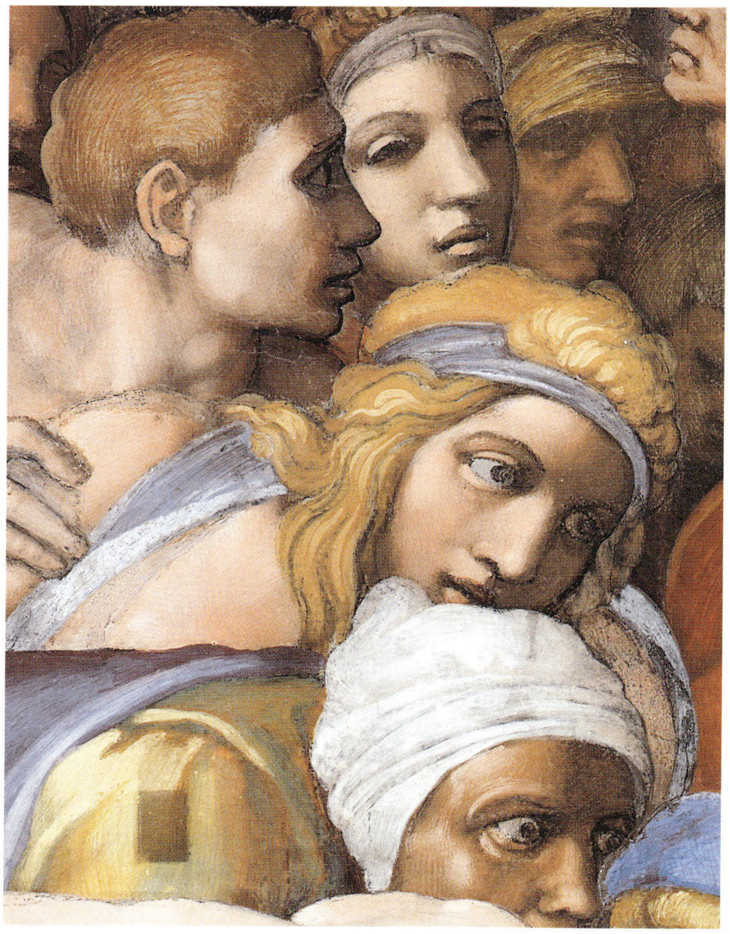

97

Die Ekklesia-Gruppe besteht hauptsächlich aus Frauen. Noch nie zuvor wurden Frauen im Zusammenhang des Jüngsten Gerichts derart hervorgehoben. Michelangelo hat die meisten Gestalten in der hinteren Reihe relativ klein, befremdet, isoliert oder unbeholfen wiedergegeben (Taf. 94–95, 97–98). Einer alten Frau hängen ihre welken Brüste zwischen dem weißen Schleier herab, den sie über ihren Kopf gezogen hat (Taf. 94). Die Frauen in der zweiten Reihe (Taf. 99) sind größer, reifer und in stärkerer Torsion dargestellt, sowie durch Blicke und Gesten miteinander verbunden. Michelangelo malte die Frauen darunter (Taf. 96, 100) noch größer und wesentlich muskulöser. Auch sie sind untereinander durch ihre Gebärden verbunden. Die gesamte Gruppe kulminiert in einer Frau von beeindruckender Größe und Kraft, die auf Christus ausgerichtet ist (Taf. 101). Wenn man das Fresko diagonal von der älteren Frau bis zu dieser gewaltigen Gestalt liest, erkennt man die wachsende körperliche Kraft und Autonomie, durch die Michelangelo optisch die Verwandlung der Seelen von der Erscheinung materieller Unvollkommenheit zu spiritueller Vollkommenheit ausdrückt. Die nackte Frau mit der blauen Haube, die sich nach vorne neigt, um mit ihrer Begleiterin zu sprechen (Taf. 99), hielt früher einen Tuchstreifen in ihren Händen, um ihre Scham zu bedecken (bei der Reinigung wieder entfernt).

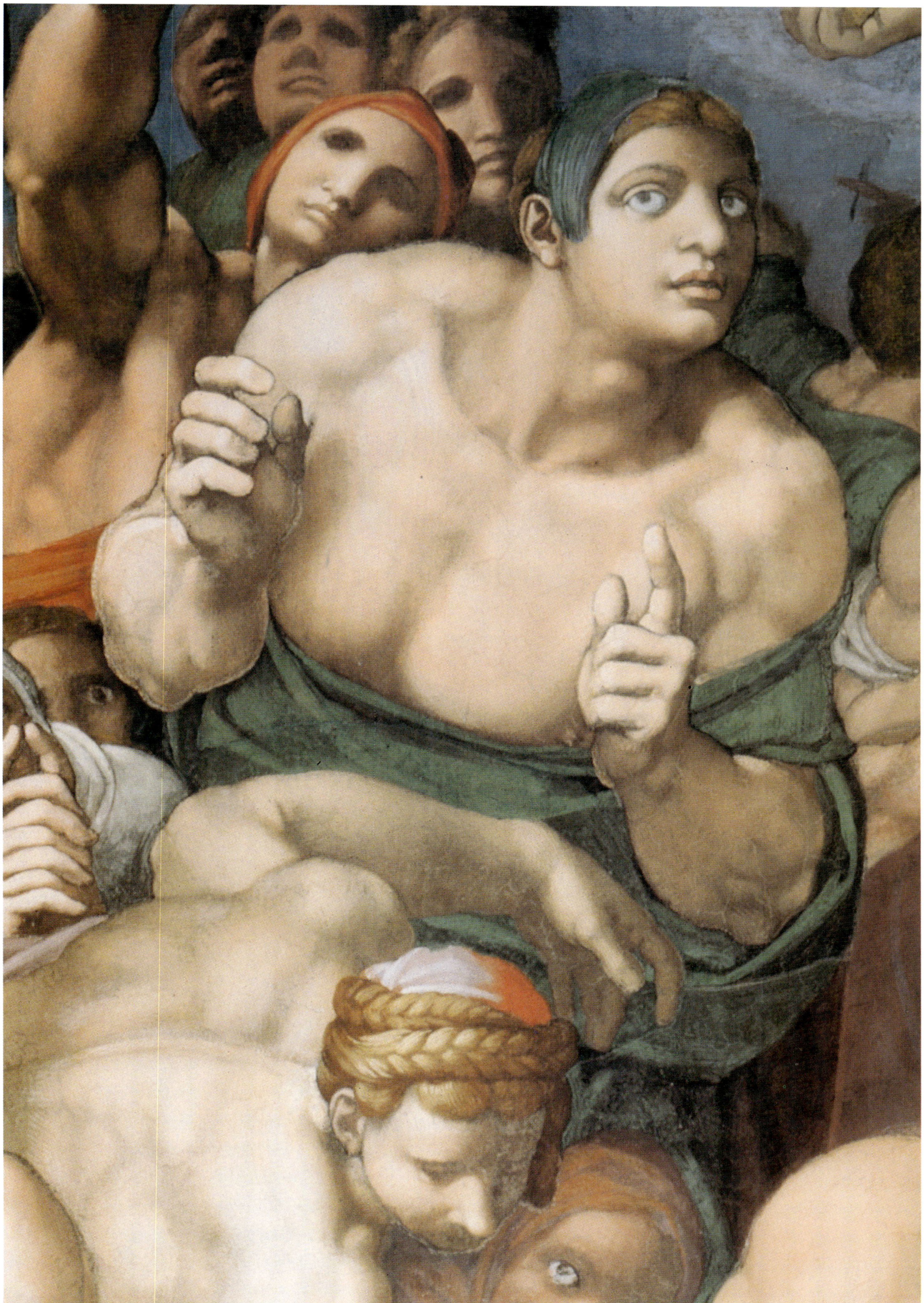
98

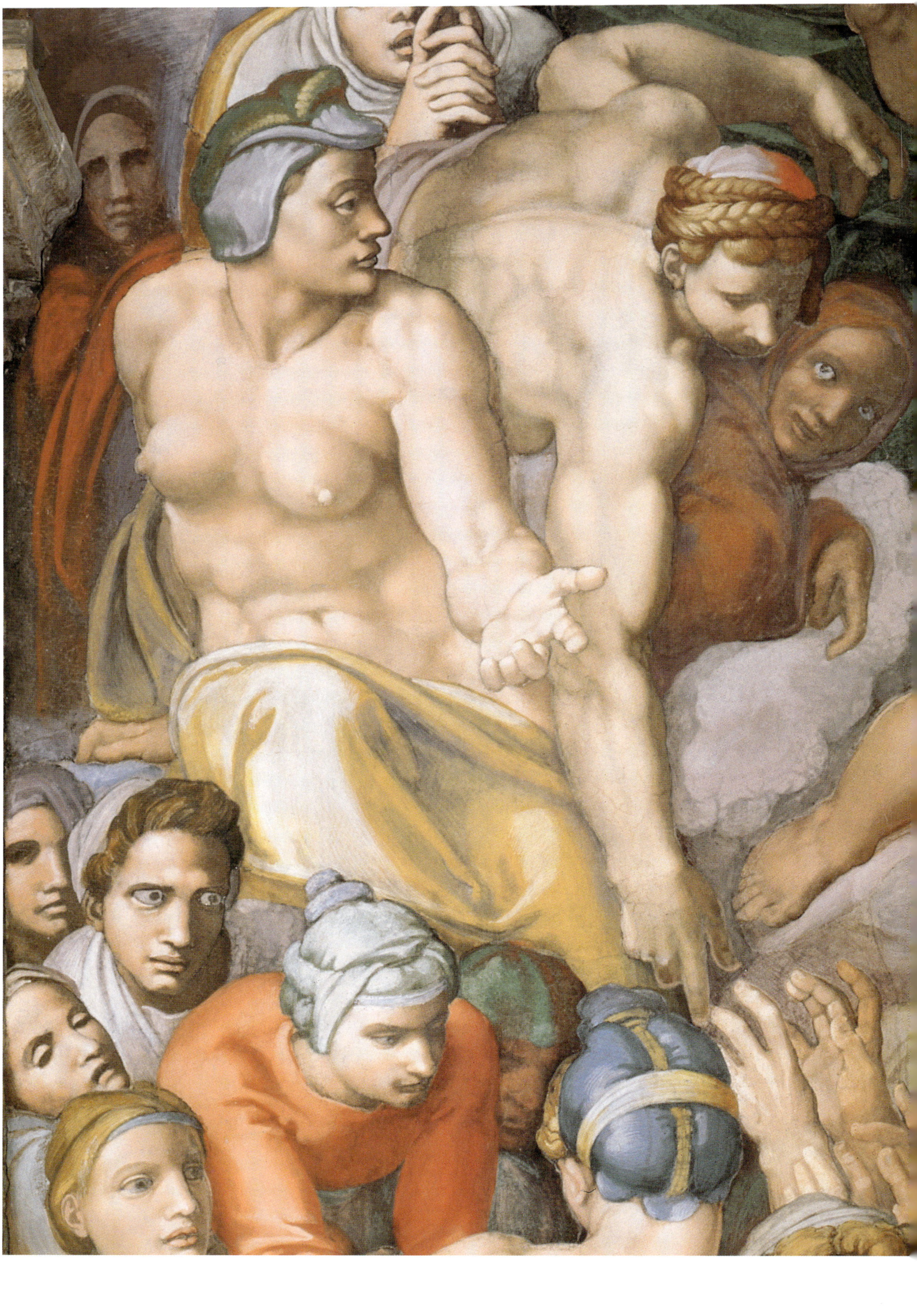

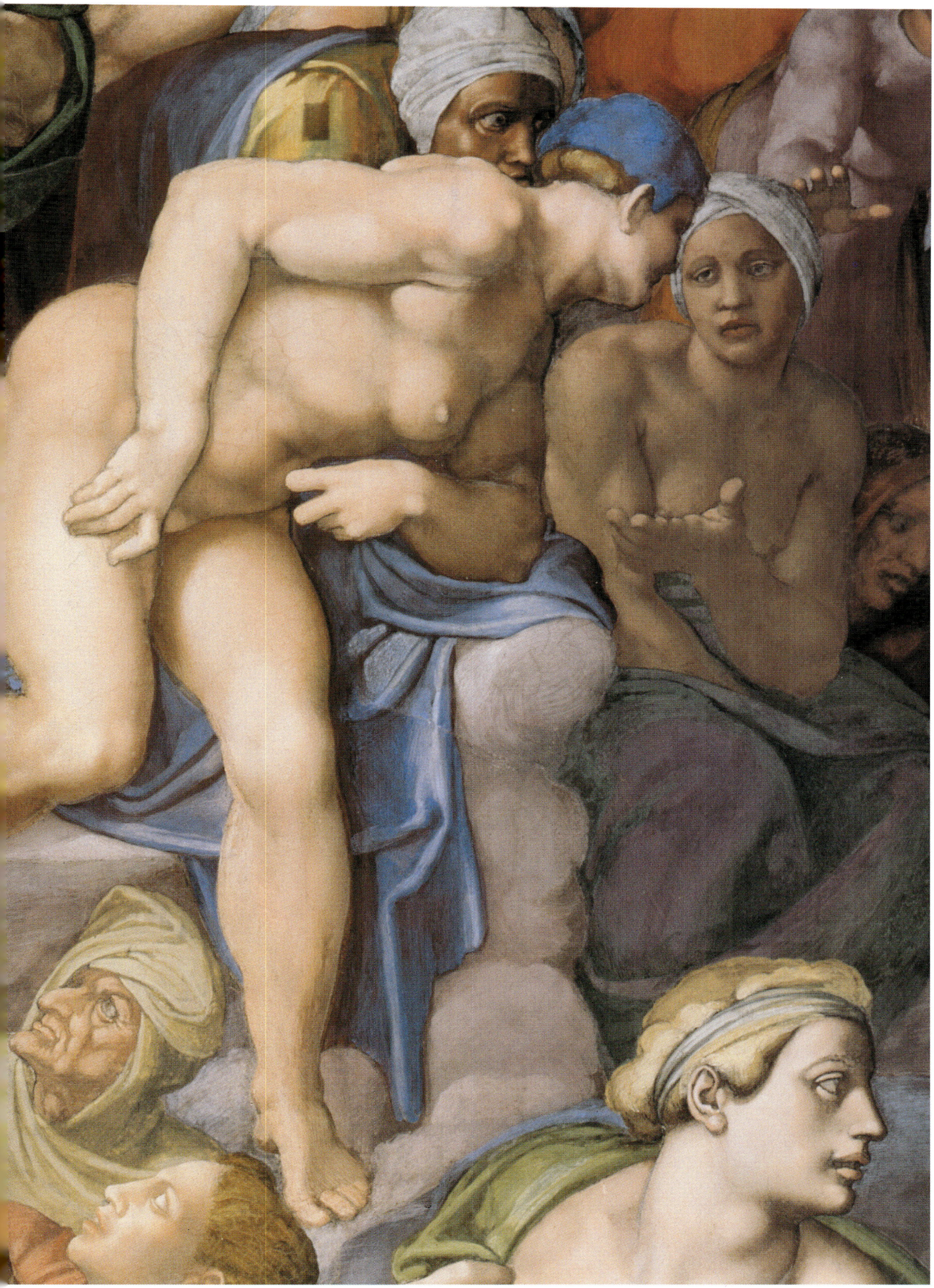

99

In dieser Gruppe erscheinen die Frauen, vor allem die sitzenden, größer und muskulöser sowie stärker durch ihre Zeige- und Sprechgesten untereinander verbunden (Taf. 99). Eine sitzende Frau, die eine blaue Haube mit gekreuzten goldenen Bändern trägt, ist eine Variation von Michelangelos Libyscher Sibylle an der Decke. Die andere, deren Beine und Kopf blau drapiert sind, wobei das Gesicht nicht zu sehen ist, erinnert an die Cumaeische Sibylle. Beide drehen ihre Körper in die jeweils entgegengesetzte Richtung, um die Frauen hinter sich zu berühren. Zwei dieser Frauen lehnen sich wiederum liebevoll nach vorne, um den Arm der «Libyschen Sibylle» zu ergreifen, während eine andere – die bekleidete Variante des Aktes mit der blauen Haube darüber – sich beinahe horizontal nach vorne beugt, zum Betrachter schaut und gefühlvoll den Nacken der «Cumaeischen Sibylle» umfaßt.

Die Ekklesia-Gruppe kulminiert in der letzten Untergruppe (Taf. 101). Eine junge, kräftige und zielstrebige Frau von außergewöhnlicher Größe, die grün gekleidet ist und ein blaues Band trägt, das ihre Brüste betont, schaut zu Maria und zu Christus und legt ihre linke Hand auf den Gürtel einer Frau, die sich vor ihr niederbückt und ihre Oberschenkel umfaßt. Ohne Vorläufer in der ikonographischen Tradition, scheint diese dominierende Gestalt – wie die Forschung annimmt – eine Personifikation der Ekklesia, also der irdischen *Streitenden Kirche* zu sein und somit auch ein Bild Mariens. Deshalb ist es auch angemessen, daß ihr Haar und das Band fast eine Art Nimbus bilden und daß ihre vollen Brüste, die durch unterlegtes Himmelsblau betont werden, sowie ihre breiten Schenkel, die in das Grün der Fruchtbarkeit und Hoffnung gehüllt sind, das Potential für spirituelle Erneuerung ausdrücken. Mit ihrem Gestus spendet sie Trost und Schutz.

Die in Rot, die Farbe der Liebe, gekleidete Frau umfaßt die Ekklesia und beugt ihre Knie vor ihr – ein Akt der Ehrerbietung, wie er von den Gläubigen vor der Eucharistie ausgeführt wird. Damit erinnert die Rotgekleidete die Gläubigen an die von ihnen zu beherzigenden religiösen Tugenden (Glaube, Liebe, Hoffnung) und an ihre Verpflichtung, die Kirche als Vermittlerin des von Gott gewirkten Heils zu achten.

Die Gruppe der Frauen verändert sich, wenn der Betrachter den Figuren von links nach rechts und vom Hinter- zum Vordergrund folgt. Alter wandelt sich in Jugend, das Kleine wird groß und das Undeutliche deutlich. Außerdem kann man die Entwicklung von Abhängigkeit zu Selbstbestimmung, von Isolation zu Kommunikation und Zuwendung beobachten. Diese Entwicklung findet ihren Höhepunkt in der auf Christus ausgerichteten Ekklesia. Die Bewegung von links nach rechts unterstreicht den Bewegungsverlauf der Gesamtkomposition um Christus als Mittelpunkt. Die Entwicklung vom Hinter- zum Vordergrund bringt – aufgrund der immer größeren körperlichen Vollendung – die Annäherung an die durch die Kirche vermittelte Vision der Seligkeit.

Folgende Seite:
Durch die starke Torsion ihres Körpers erinnert die Frau mit blauer Haube und gekreuzten goldenen Bändern an Michelangelos Libysche Sibylle an der Decke der Sixtina, während ihre sitzende Nachbarin mit der blauen Gewandung und dem muskulösen Körper an die Cumaeische Sibylle erinnert.

100

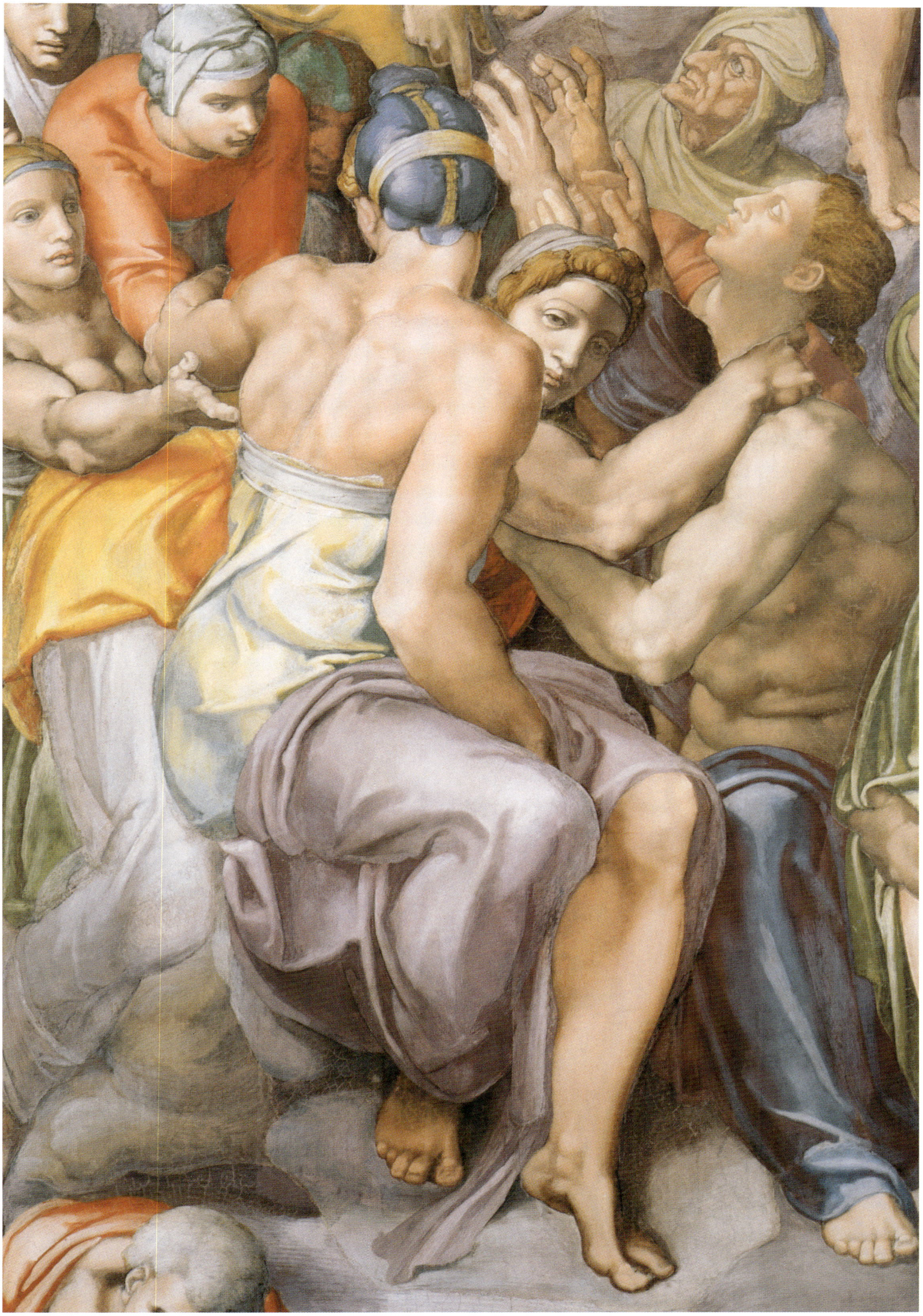

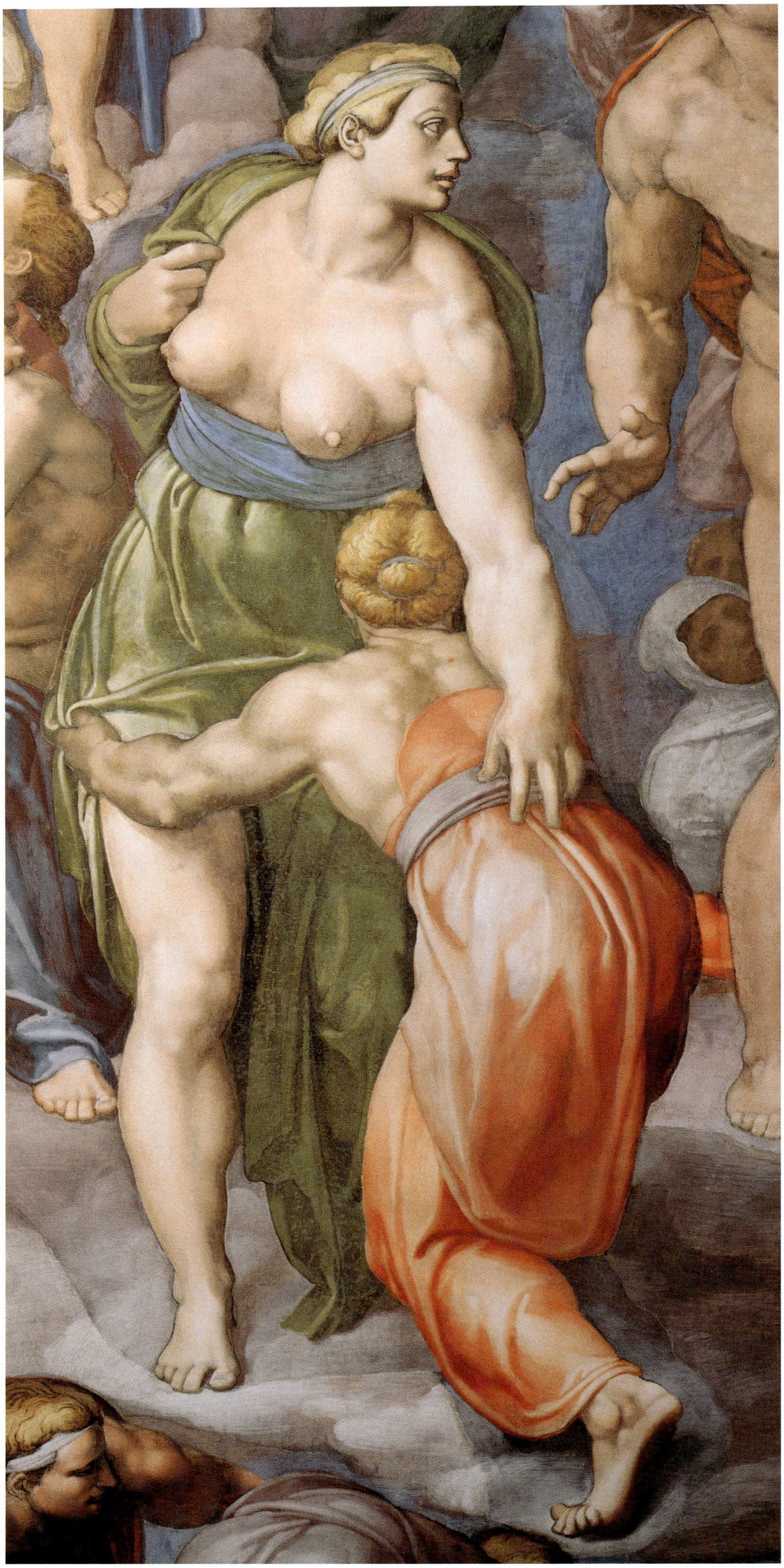

Diese edle Figur, deren helles Haar mit dem Band fast an einen Nimbus erinnert, personifiziert die Ekklesia, die Streitende Kirche auf Erden, und ist deshalb zugleich eine Entsprechung Mariens, die als Bild der Kirche gilt und zu der die Ekklesia-Figur hinüberblickt (Taf. 101). Ihr grünes Gewand, die breiten Hüften und die vollen Brüste, die durch das blaue Band betont werden, sind ein Symbol für spirituelle Fruchtbarkeit und Erneuerung. Sie bietet einer Bittstellerin Schutz, die wohl die Gläubigen versinnbildlichen soll, die sich zur Kirche flüchten. Der Kniefall der Bittstellerin ist auch ein Akt der Ehrerbietung, der die Gläubigen auf ihre religiösen Tugenden und die Verpflichtung, die Kirche als die Vermittlerin des von Gott gewirkten Heils zu achten, hinweisen soll.

Jesus antwortete ihm: Amen, ich sage dir:
Heute noch wirst du mit mir im Paradies sein.
(Lk 23,43)

Die Dismas-Gruppe

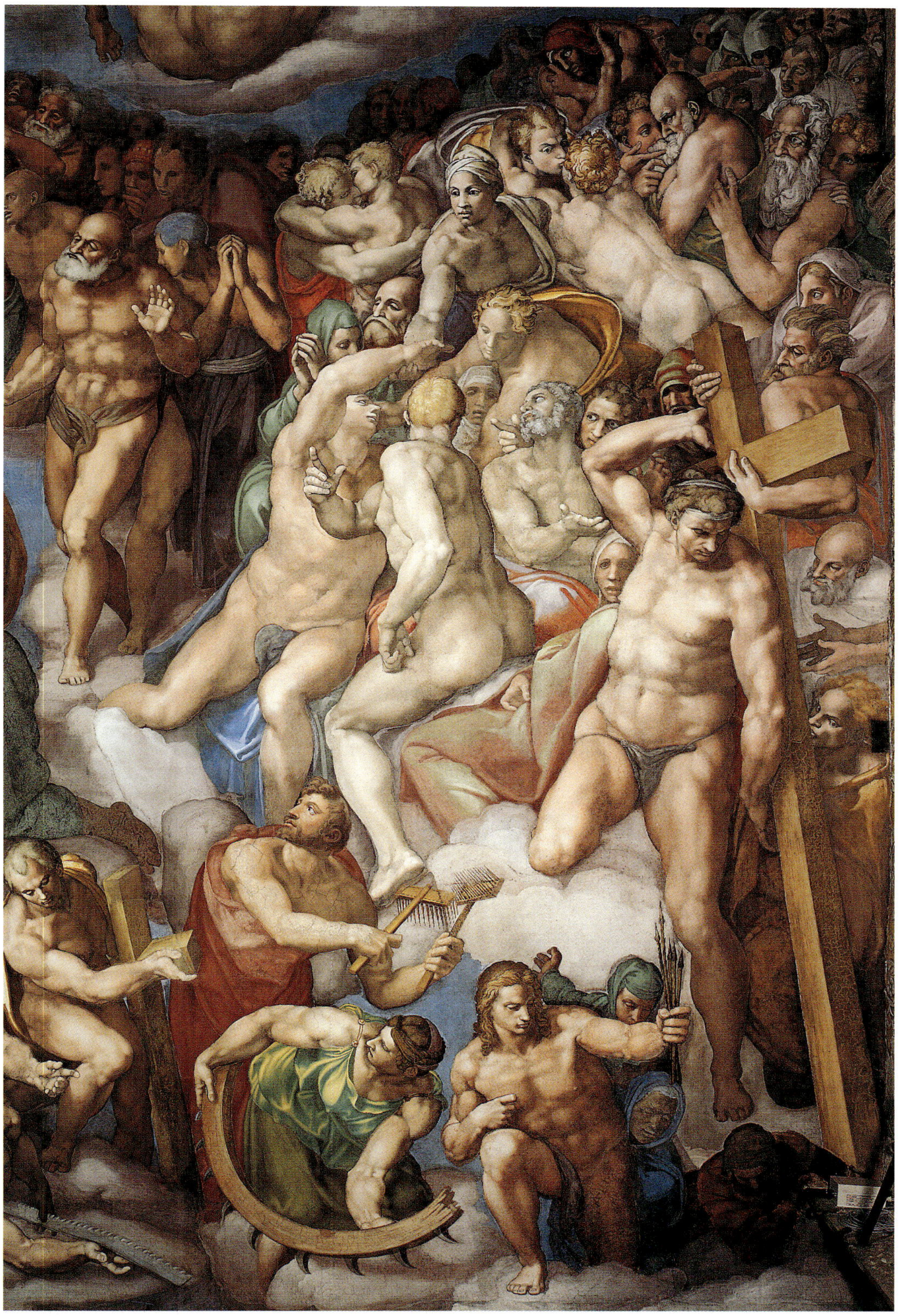

102

Die Gruppe der Auserwählten auf der rechten Freskoseite, die sich in vier Untergruppen aufteilen läßt, besteht fast ausschließlich aus Männern (Taf. 102). Oben links sind in einem auf der Spitze stehenden Dreieck verschattete Hintergrundfiguren zu erkennen, die sich mit eher wahllosen und wenig eleganten Gesten zu Christus hinwenden oder ihn anschauen. An ihrer Spitze geht ein bärtiger Alter auf Christus zu. Seine linke Hand hat er so erhoben, daß die Handfläche sichtbar ist, was offenbar sein Erstaunen ausdrücken soll (Taf. 105). Seine Begleiterin, die etwas hinter ihm zurückbleibt, trägt ein dunkles Kleid und eine blaue Kopfbedeckung. Mit erhobenen Armen und gefalteten Händen steht sie hinter dem Alten, doch wendet sie die Augen von Christus ab, indem sie den Kopf nach rechts richtet und ihren Blick gesenkt hält. Manche Forscher sind der Auffassung, daß es sich bei diesem Paar um Adam und Eva handelt, die in der Bildtradition unter den Auserwählten dargestellt wurden (Abb. 7, 11).
Eine Reihe nackter oder halbnackter Männer, die sich rechts oben umarmen und küssen und aus einer dichten Menge verschatteter Seelen im Hintergrund in das Licht treten, bilden die zweite Untergruppe (Taf. 104, 106, 108). Links küssen sich zwei kräftige blonde Männer in fester Umarmung gegenseitig auf die linke Wange (Taf. 106). Weiter rechts umfängt ein goldblonder Jüngling, von dem lediglich Hinterkopf und Rücken zu sehen sind, den Hals eines anderen Auserwählten, der seinen Begleiter mit offenen Armen und gespitzten Lippen empfängt, um ihn auf die linke Wange zu küssen. Der muskulöse und kahle Mann daneben, in grünem Gewand, der nachzudenken scheint, hält mit der rechten Hand seinen langen weißen Bart. Diese rätselhafte Geste wird mit der Gegenwart Gottes erklärt. Michelangelo zeigt die gleiche Geste in seiner um 1515 entstandenen Mose-Skulptur, mit der diese Figur tatsächlich eine große Ähnlichkeit hat (Taf. 104). Ein blonder Jüngling scheint den Bart des Alten zu küssen, indem er ihn mit der Hand an seine Lippen führt. Ein weiterer alter Mann mit weißem Haupthaar und Bart, der sogar noch mehr an Michelangelos Mose-Skulptur erinnert, legt seine Hand auf die Seite des Kahlköpfigen vor ihm, in die Nähe der Achselhöhle. Der hinter ihm stehende goldhaarige Jüngling in grünem Gewand wiederum legt seine linke Hand auf die Schulter des vor ihm Stehenden.
Bilder von Menschen, die einander vor Freude umarmen und küssen, waren auf Darstellungen des Jüngsten Gerichts nichts ungewöhnliches (Abb. 13). Michelangelo übertrifft sie jedoch alle durch die Unmittelbarkeit und Gefühlsintensität seiner Figuren.
Die dritte Untergruppe wird von zwei großen sitzenden Männern von außer-

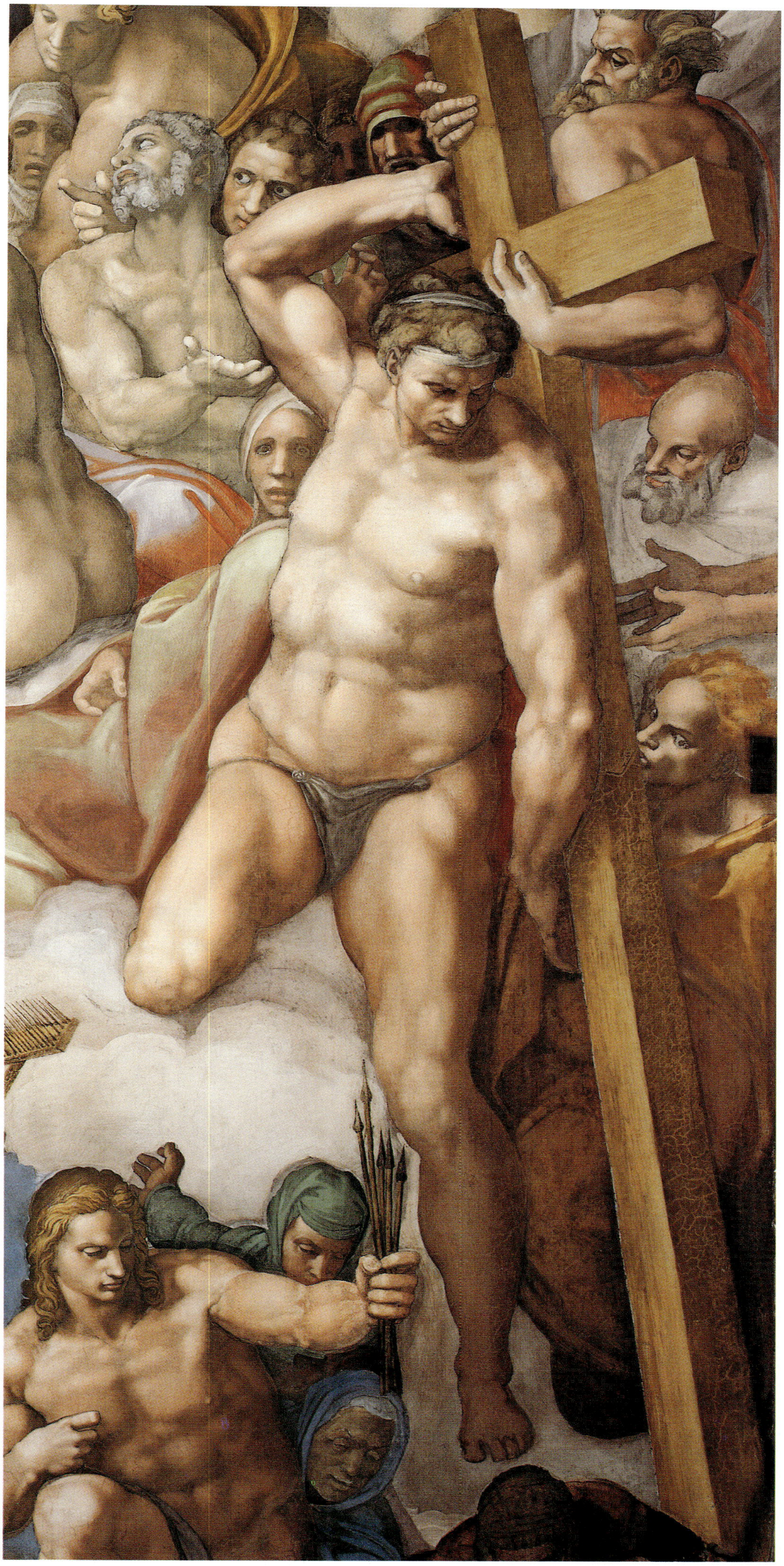

103

Dismas (mit dem später zugefügten Lendenschurz) ist die Hauptfigur in der rechten Gruppe der vorwiegend männlichen Auserwählten (Taf. 103). Er stellt das gewaltige Kreuz auf das Gesims der Nordwand, das hier weniger als Attribut des Dismas' erscheint, sondern als Zeichen des Heils und als Symbol für die Triumphierende Kirche des Himmels. Damit bildet er das Gegengewicht zur Streitenden Kirche der Ekklesia auf der Gegenseite. Diese Deutung wird dadurch gestützt, daß Dismas durch seine Haltung (besonders durch seinen rechten erhobenen Arm) und seine Blickrichtung an Christus erinnert. Darüberhinaus hat auch er eine weibliche Begleiterin, die sich – ähnlich wie Maria an Christus – ihm anschmiegt.

gewöhnlicher Vitalität beherrscht. Aufgrund der komplizierten Torsionen ihrer Körper erinnern sie an die *ignudi* an der Decke (Taf. 107); außerdem korrespondieren sie mit den sitzenden Frauen auf der gegenüberliegenden Freskoseite (Taf. 99) und wenden sich wie diese nach hinten, als wollten sie die anderen Erlösten ermuntern. Der frontal dargestellte Mann, der auf einer blauen Draperie sitzt (Taf. 107), lehnt sich nach hinten, um einem jungen Mann mit weißem Turban (der sich aus der Gruppe der Küssenden nach unten wendet) die rechte Hand zu reichen (Taf. 107, 108).

Direkt unter der Figur mit dem Turban beugt sich ein hellhaariger Jüngling, dessen goldenes Gewand um seinen Rücken flattert, nach vorne und berührt die Wange des händereichenden Mannes, während er gleichzeitig mit seinem linken Arm eine verschleierte Figur, vielleicht eine Nonne, an seine Brust drückt (Taf. 108).

Der zweite Sitzende wendet dem Betrachter die linke Körperseite und den Rükken zu. Der Kopf ist stark nach rechts gewendet, als würde er zu den anderen Geretteten sprechen (Taf. 108). Die angewinkelten Finger der linken Hand ruhen leicht auf dem linken Oberschenkel. Der rechte Arm ist erhoben und zeigt in den Raum; vielleicht weist der Sitzende im Gespräch auf das sich gerade vollziehende Geschehen hin.

Direkt neben dem zweiten Sitzenden schaut ein bärtiger, grauhaariger Mann, dessen Beine mit einem roten Gewand umhüllt sind (Taf. 108), nach oben. Seine rechte Handfläche ist – ebenso wie sein Blick – nach oben gerichtet. Gleichzeitig lenkt er mit dieser Hand die Aufmerksamkeit auf die vierte Untergruppe rechts, die von einem kreuztragenden Mann beherrscht wird.

Dieser muskulöse Riese – er hat seinen linken Arm und sein linkes Bein ausgestreckt, während das rechte Bein und der rechte Arm angewinkelt sind – steht und kniet zugleich auf einer gestuften Wolke, während er das Kreuz auf dem Gesims der Kapellenwand abstützt (Taf. 103). Der Kreuztragende beherrscht die Gruppe der Auserwählten auf der rechten Freskoseite. Vermutlich stellt er Dismas dar, den reuigen Sünder, der zusammen mit Jesus gekreuzigt worden war und auch in früheren Darstellungen des Jüngsten Gerichts häufig an hervorgehobener Stelle erscheint. Doch diese heroische Gestalt, die durch den erhobenen rechten Arm, das dichte, blonde Haar und den nach unten gewandten Blick an die Figur Christi erinnert, offenbart deutlich Michelangelos Absicht, Dismas – unabhängig von seiner historischen Identität – als denjenigen darzustellen, der mit seinem mächtigen Kreuz für Christus steht, welcher durch seinen Kreuzestod die Sünde und den Tod endgültig überwunden hat. Die ganz in ein Gewand gehüllte Frau, die sich an seine Seite schmiegt, erinnert an Maria neben Christus (Taf. 2). Als Symbol der *Triumphierenden Kirche* des Himmels fungiert Dismas im Sinne eines angemessenen Gegengewichts zur Ekklesia auf der Gegenseite (Taf. 101), die wiederum für die *Streitende Kirche* auf Erden steht.

Diese Interpretation wird auch von der bärtigen, grauhaarigen Figur unterstützt, die die Spitze des Kreuzes anhebt und an Simon von Zyrene erinnert, der nach der biblischen Überlieferung gezwungen worden war, Jesus beim Tragen des Kreuzes zu helfen, – eine Begebenheit der Passion, die oft auf Kreuzwegzyklen dargestellt wurde. Außerdem küßt eine goldgekleidete Figur den Längsbalken des heilbringenden Kreuzes als Zeichen der Ehrfurcht vor dem historischen Kreuz Jesu (Taf. 111), von dem eine Reliquie in dem ursprünglich unten auf dem Altar aufgestellten Kreuz enthalten war. Diese Figuren ermahnen die Gläubigen zur Nachfolge Christi, die ihren konkreten Ausdruck im Gebet, in guten Werken, in der Reue über begangene Sünden und in der Verehrung der Eucharistie finden kann.

Die enge Verbindung des kreuztragenden Dismas zu den direkt darunter befindlichen Märtyrern mit ihren Leidenswerkzeugen unterstreicht zusätzlich die Bedeutung der *imitatio Christi* für die Erlösung der Menschen.

Wie wir es bereits bei der Gruppe der Frauen auf der Gegenseite gesehen haben (Taf. 93), entwickelt sich auch die rechte Gruppe in Bezug auf Form, Bewegung und Gestik der Figuren vom Hintergrund zum Vordergrund und von links nach

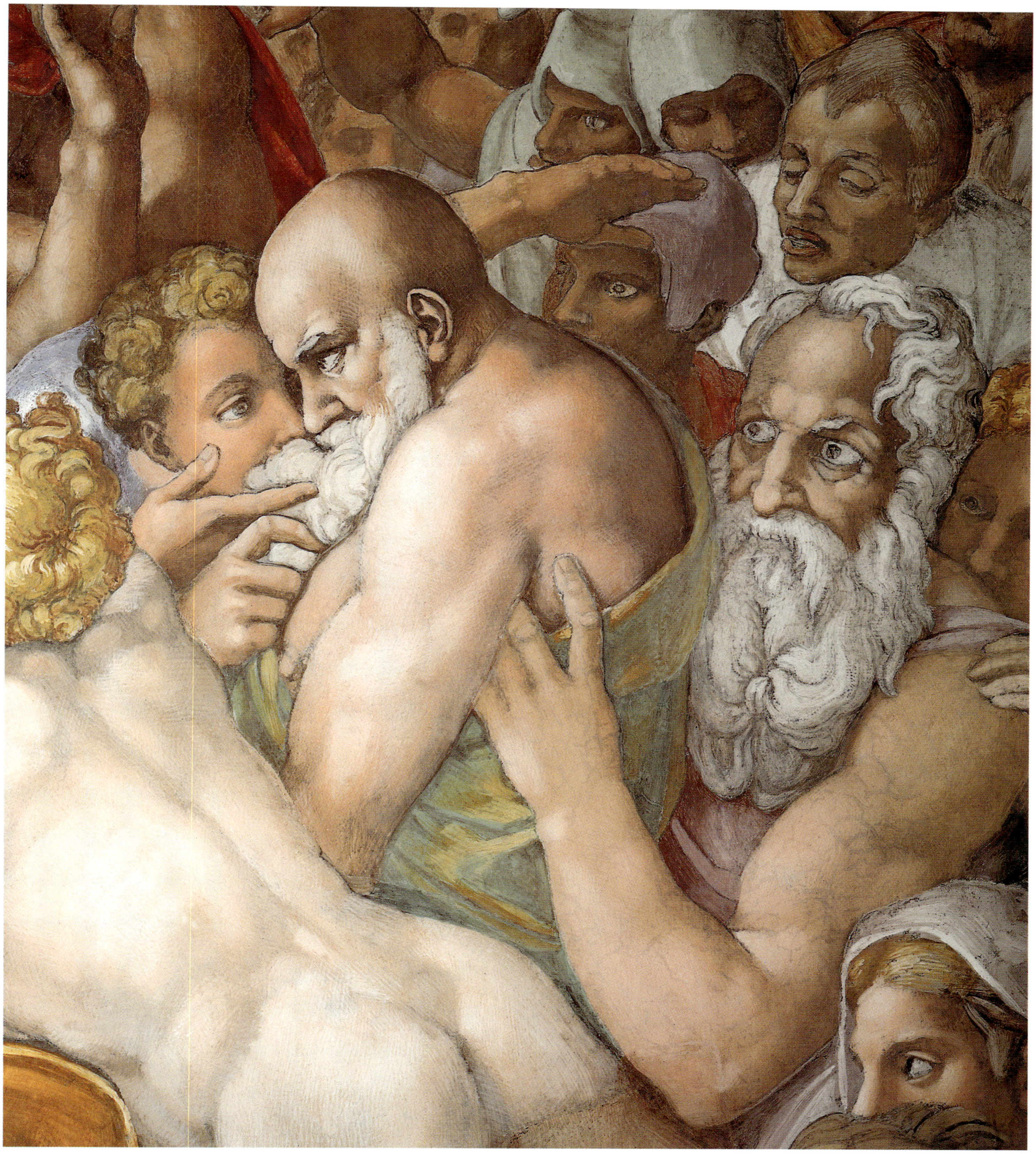

104

rechts. Dabei wird allerdings kein strenges Schema eingehalten, wie etwa von klein zu groß, jung zu alt, isoliert zu miteinander verbunden, schweigsam zu beredt oder von zweifelnd zu entschlossen. Wie in der Gruppe der Frauen hat Michelangelo durch seine Komposition die allgemeine Bewegung des Freskos verstärkt und durch die immer größere Perfektion und Zielgerichtetheit der Figuren auf die Bedeutung der Kirche (verkörpert durch Ekklesia und Dismas) hingewiesen, die durch die Sakramente das von Gott gewirkte Heil zur geistlichen Erneuerung vermittelt. Diese Koppelung der vorwiegend weiblichen Gruppe auf der einen mit der überwiegend männlichen Gruppe auf der anderen Seite ist an sich schon ein Bild für die gesamte Kirche als Gemeinschaft der Glaubenden.

Der kahle Alte, der mit der rechten Hand seinen Bart hält, ähnelt, wie sein Begleiter hinter ihm, der Mose-Skulptur Michelangelos (1516), die dieser für das Julius-Grabmal geschaffen hatte. Dieser Bezug ist sehr sinnreich, da Mose an die Gegenwart Gottes erinnert. Der junge Mann vor dem Kahlen hebt die Bedeutung des Bartes noch hervor, indem er ihn an seine Lippen führt und küßt.

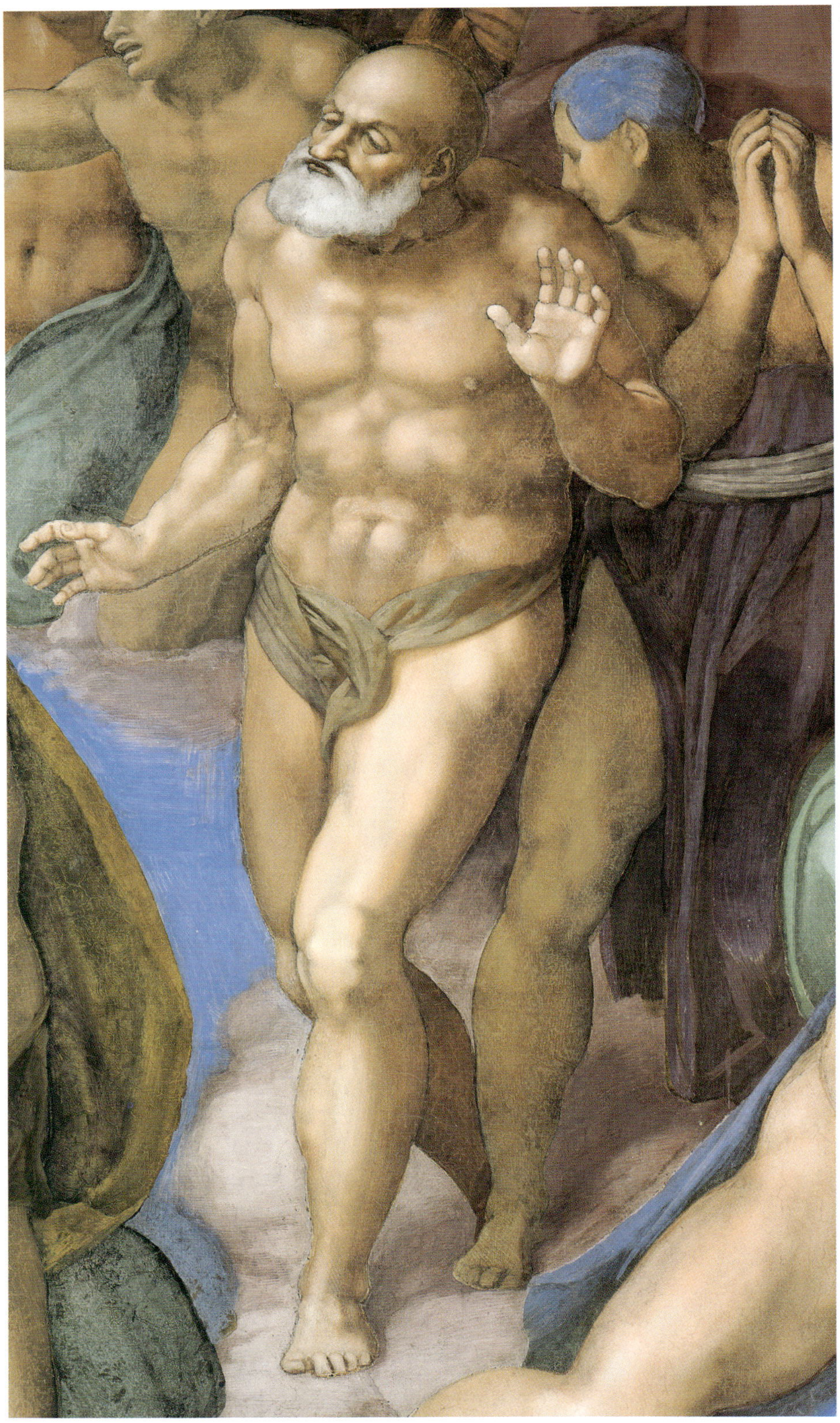

105

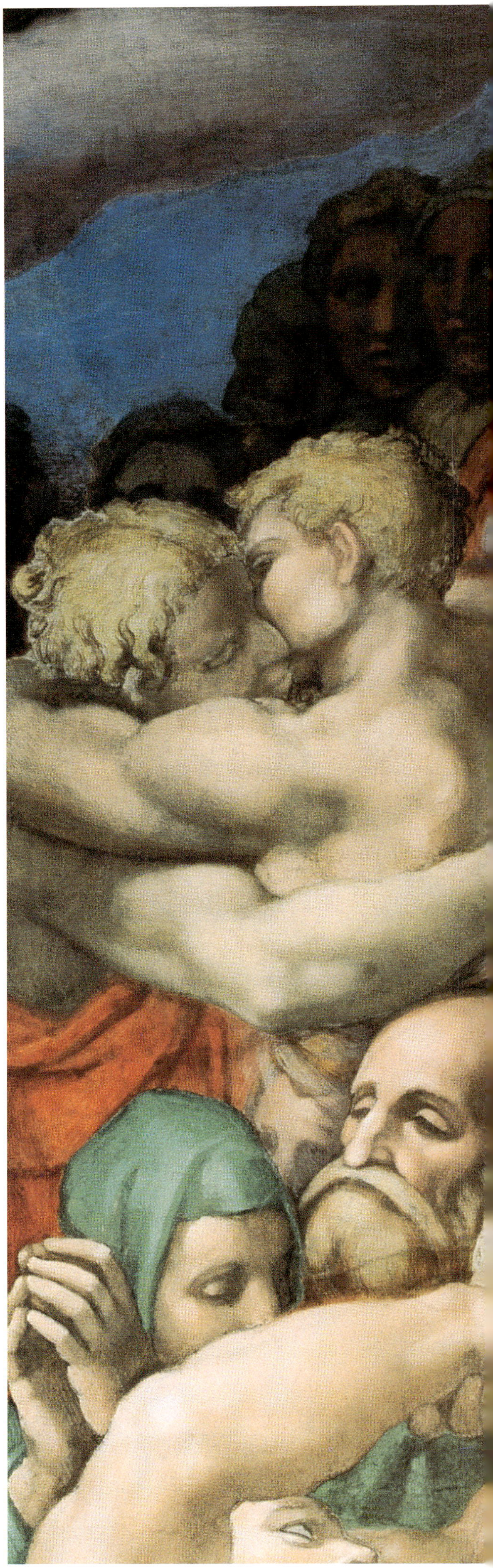

Die einander in ekstatischer Freude über ihre Erlösung küssenden Seelen wurden nie zuvor in solcher Leidenschaft dargestellt (Taf. 106). Aus der Mitte der Küssenden greift eine Figur mit Turban nach unten, um die Hand einer anderen Gestalt zu ergreifen. Das Lendentuch des bärtigen Alten, der zögernd auf Christus zugeht (Taf. 105), und oft als Adam gedeutet wird, wurde erst nach dem Tode Michelangelos gemalt.

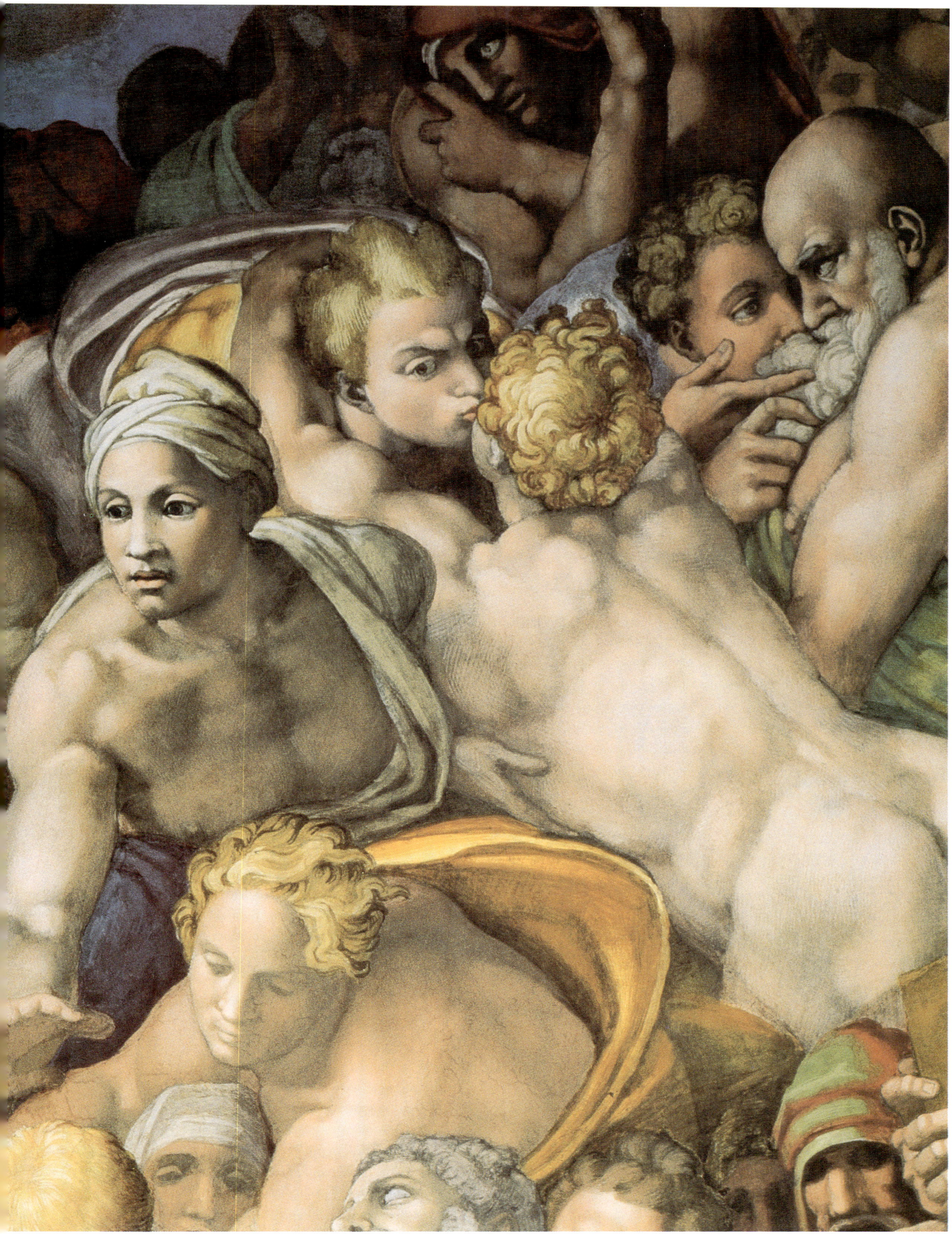

106

107

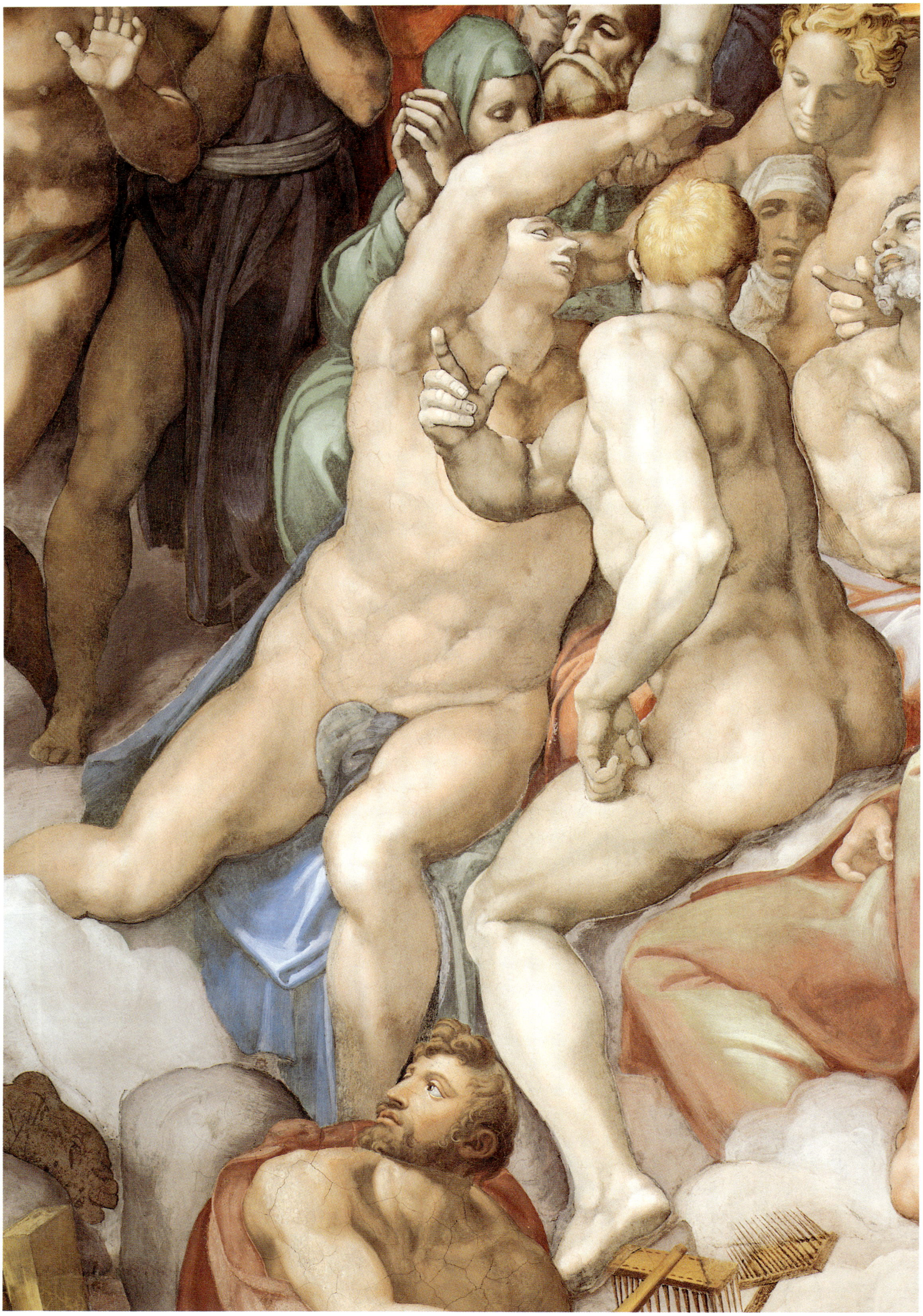

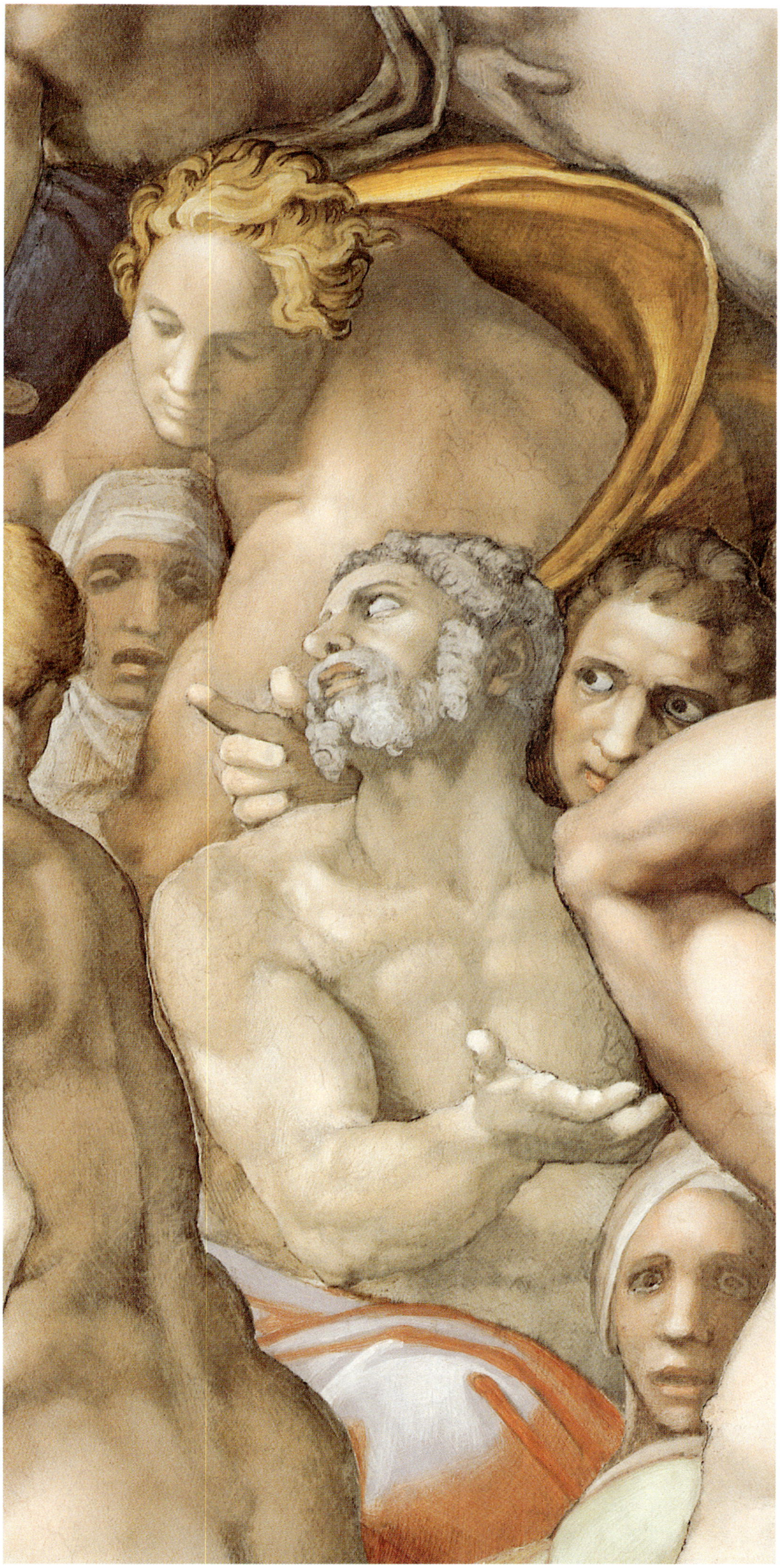

108

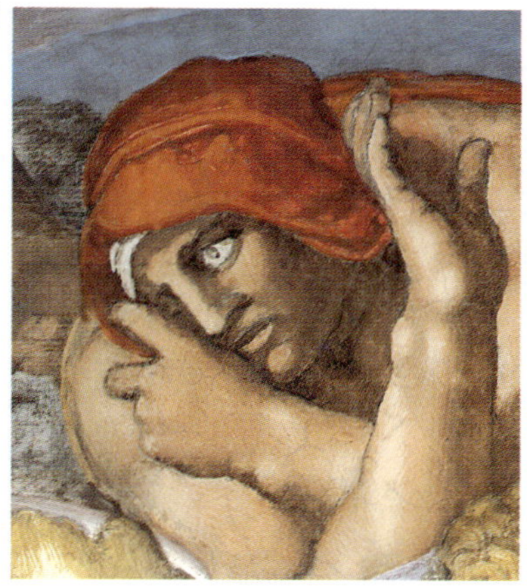

109

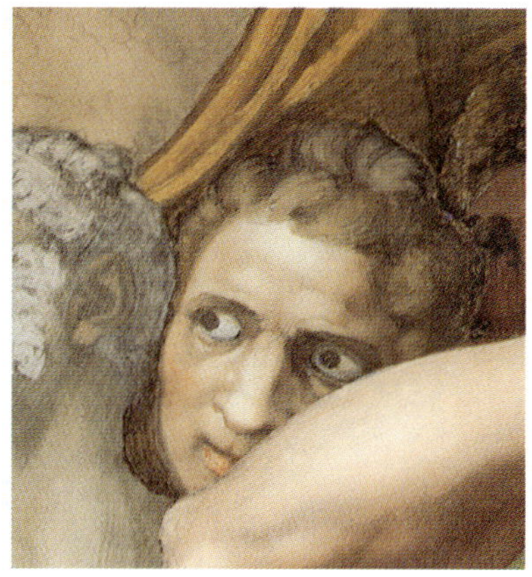

110

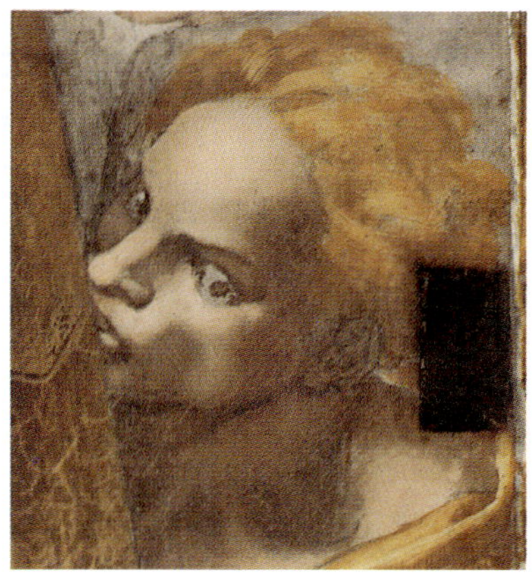

111

Die durch ihre Gesten miteinander verbundenen Männer (Taf. 107–108) sind in ihrer Muskelbildung, Torsion und Eleganz stärker entwickelt als die Figuren dahinter (Taf. 104–106, 109), ein Prozeß, der in der mächtigen und bewegten Dismas-Gestalt (Taf. 103) als Symbol für Christus und die Triumphierende Kirche des Himmels kulminiert. Durch die Entwicklung vom Hinter- zum Vordergrund und von links nach rechts hat Michelangelo eine wirkungsvolle Steigerung geschaffen. Das blaue Lendentuch ist ebenfalls eine Zufügung nach dem Tode Michelangelos.

Die Schar der Heiligen

Die gewaltige und hell erleuchtete Figur links von Christus (Taf. 112–113), deren wuchtiger Körper frontal dem Betrachter zugekehrt ist, während der Kopf mit dem offenen Mund und den weit aufgerissenen Augen sich Christus zuwendet, wurde von den beiden zeitgenössischen Michelangelo-Biographen, Ascanio Condivi und Giorgio Vasari, als Johannes der Täufer identifiziert. Der kamelfarbene Umhang, den er mit beiden Händen fest an den Körper zieht, als wollte er auf sein asketisches Leben hinweisen, ist das Symbol seines Büßerlebens in der Wüste. Traditionell wurde Johannes der Täufer fast immer zur Linken Christi (von Christus aus gesehen) wiedergegeben, als Pendant Marias zu seiner Rechten. Als letzter der alttestamentlichen Propheten und Vorläufer Christi personifiziert er den Übergang vom Judentum zum Christentum, vom Alten zum Neuen Bund. Er war es, der dem Volk Israel die Buße predigte und viele Menschen, darunter auch Jesus, taufte. Michelangelo war der erste, der den Täufer an der bevorzugten rechten Seite Christi plaziert und ihn sogar größer als Christus selbst dargestellt hat.

Michelangelos Gründe für diese beispiellose Betonung der Johannesfigur werden klarer, wenn man die Aktionen und formalen Beziehungen der ihn umgebenden Figuren genauer betrachtet. Auf der rechten Seite von Johannes erkennt man einen männlichen Akt, der den Kopf nach links wendet und sein Gewicht auf das linke Bein verlagert, während er das rechte nach hinten ausstellt (Taf. 113) – eine Beinhaltung, die derjenigen des Täufers ähnelt. Er streckt seinen linken Arm zur grüngewandeten Frau mit dem weißen Schleier vor ihm aus, während er mit seiner rechten Hand ein X-förmiges Kreuz hält, das Attribut des Apostels Andreas, des Bruders von Petrus. Aber jenseits dieser Identifizierung mit einer konkreten biblischen Person, die sicherlich beabsichtigt war, erinnert er wie Dismas an Christus und seinen Opfertod am Kreuz. Auffallend ist ferner, daß Andreas mit dem Finger auf Christus zeigt. Auch die Frau, die dem Apostel beigesellt ist, hat eine auffallende Ähnlichkeit mit der Jungfrau Maria.

Wie Maria ist auch diese Frau vollständig bekleidet. Die grüne Farbe ihres Gewandes übertrifft sogar das Grün des Stoffes hinter der Hüfte Mariens. Den Kopf hat sie in einen weißen Schleier gehüllt und nach rechts gewandt. Sie kreuzt die Arme über der Brust, hebt den rechten Zeigefinger und neigt ihre rechte Schulter nach unten (Taf. 113). Diese Parallele zu Maria erklärt auch, warum diese Frau zur Ekklesia-Gruppe schaut. Gleichzeitig legt eine muskulöse Gestalt mit einer weinroten, blaudurchzogenen Kapuze ihren nackten Arm auf ihre Schulter und lenkt die Aufmerksamkeit auf Johannes den Täufer.

Ein nackter Jüngling mit weißem Haarband, der etwas hinter Johannes steht, lenkt dessen Augenmerk auf die Ekklesia-Gruppe (Abb. 113). Er folgt dem Blick des Täufers zu Christus, lehnt sich jedoch nach rechts vorne auf sein Standbein, um besser den Arm des Täufers ergreifen zu können, als wollte er erreichen, daß sich Johannes zur Ekklesia hinwendet. Der Kopf des bärtigen Mannes zwischen den Schultern von Johannes und dem Jüngling trägt eine goldene Kopfbedeckung, die an die päpstliche Samtmütze *(camauro)* erinnert. Er ähnelt sehr den Portraits von Michelangelos Gönner, Papst Paul III., und unterstreicht auf diese Weise den Bezug zur irdischen Kirche.
Die starke Bußgesinnung, die durch die Plünderung Roms hervorgerufen wurde, übte sicherlich einen starken Einfluß auf Michelangelos Darstellung aus: Johannes steht als fellbekleideter Asket unübersehbar zur Rechten Christi, und die formalen Verbindungen zur Ekklesia, zu Christus und Maria sollen ebenfalls hervorheben, daß dieser büßende Täufer nur in einem kirchlichen-sakramentalen Zusammenhang zu verstehen ist. Zum einen steht er für die Taufe, das Sakrament, das den Täufling in die Gemeinschaft der Kirche aufnimmt und ihn von der Erbsünde befreit, und zum anderen steht Johannes für das Sakrament der Buße. Durch die Reue, das Gebet und die Beichte werden dem Menschen die Sünden vergeben. Die kreuztragende Gestalt (der Apostel Andreas) verweist wie Dismas auf die Selbst-

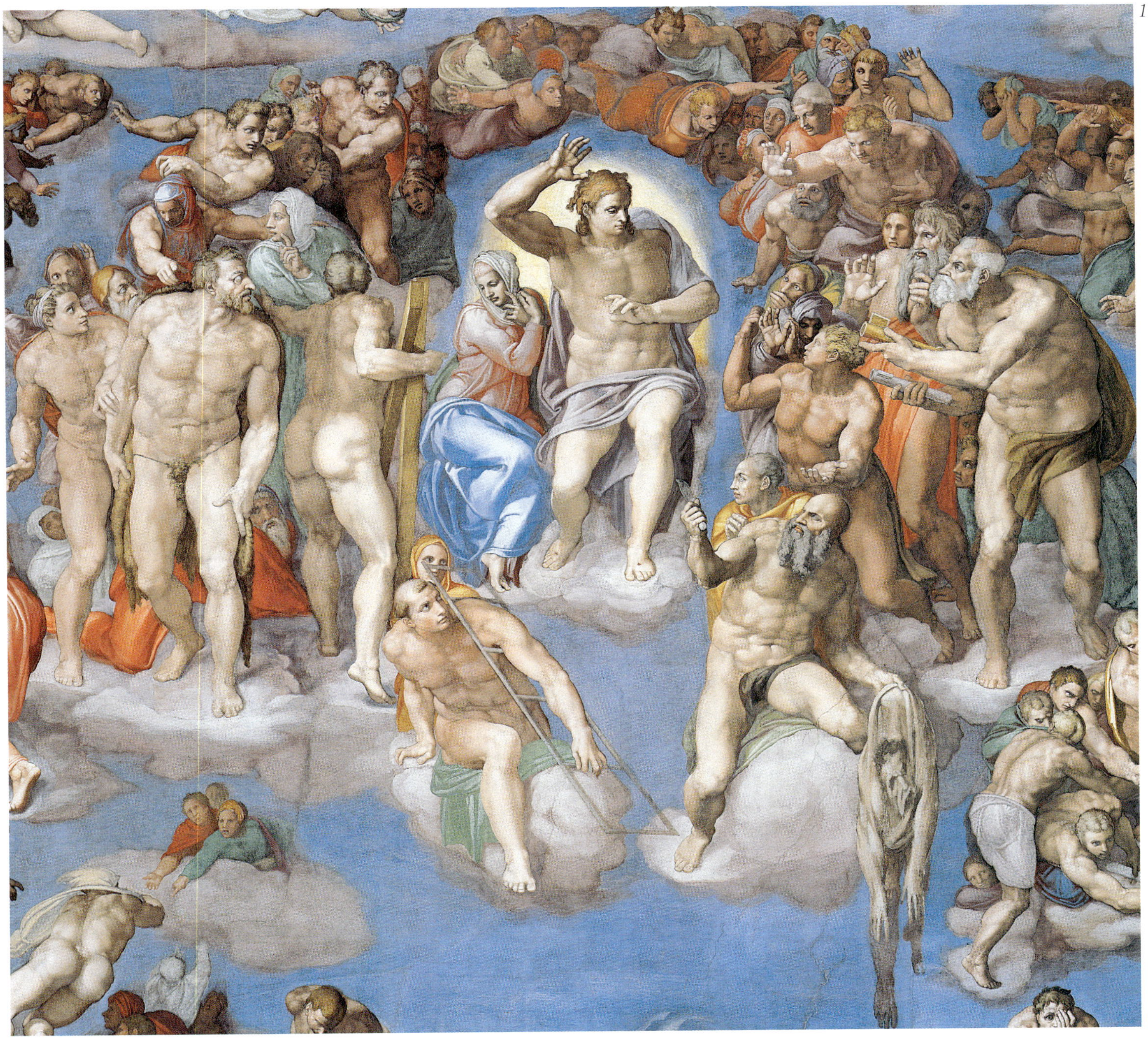

112

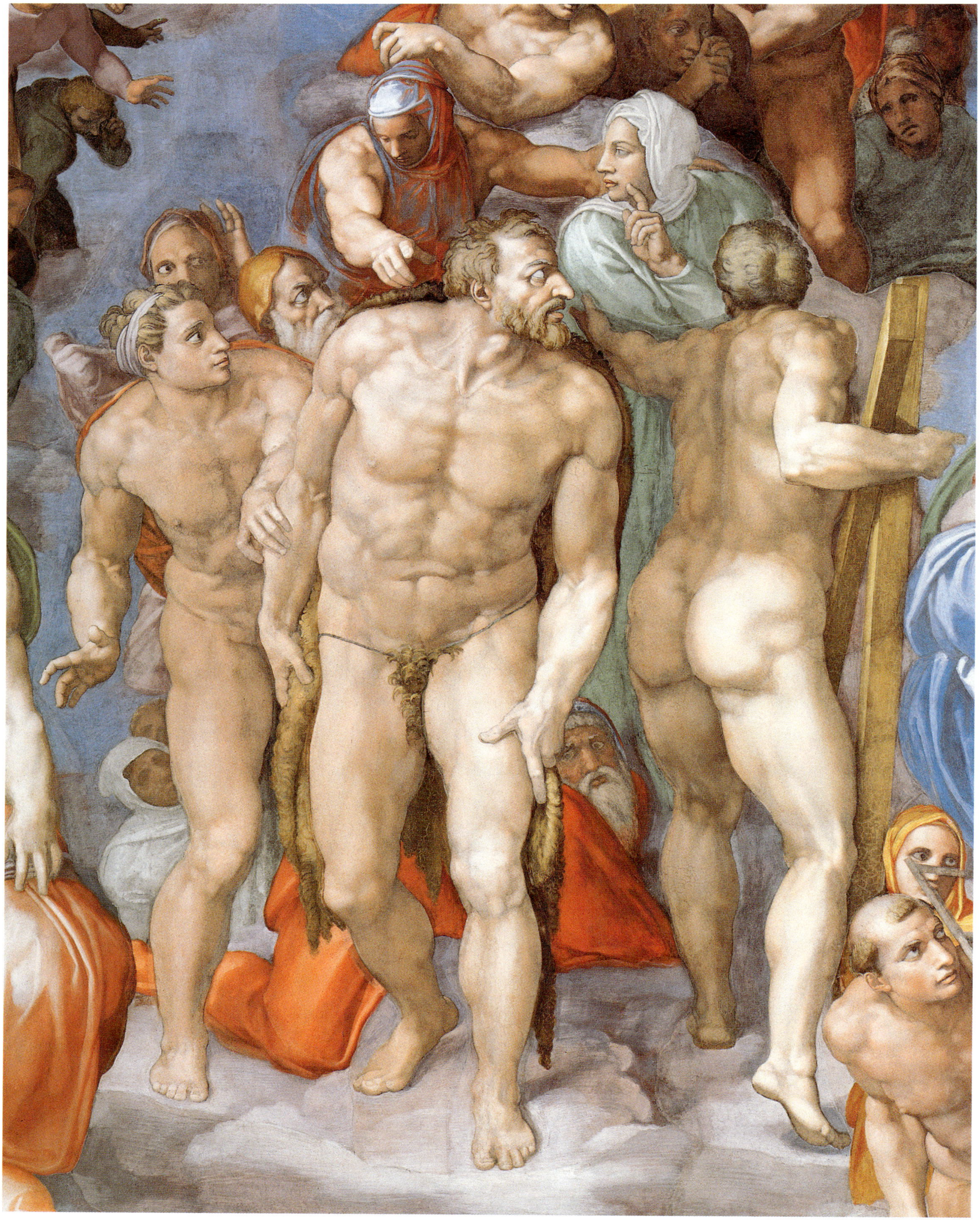

113

Johannes der Täufer, der Vorläufer Christi, wurde vor Michelangelo noch nie in einer Darstellung des Jüngsten Gerichts in dieser Größe und Plazierung an der bevorzugten rechten Seite Christi dargestellt. Er trägt einen Fellumhang als Symbol der Buße und der Askese (Taf. 113). Sein Begleiter ist durch das X-förmige Kreuz als Apostel Andreas kenntlich gemacht. Petrus gibt Christus die Schlüssel seiner Vollmacht zurück und deutet damit an, daß am Ende der Zeiten die Streitende Kirche ihre Aufgabe erfüllt hat (Taf. 114). Der kniende Jüngling vor Petrus wirft sich vor Christus nieder. Die Lendentücher von Johannes, Bartholomäus und Petrus sind spätere Hinzufügungen; die aus dem 18. Jahrhundert stammende Draperie, die das Gesäß des heiligen Andreas bedeckte, wurde jüngst wieder entfernt.

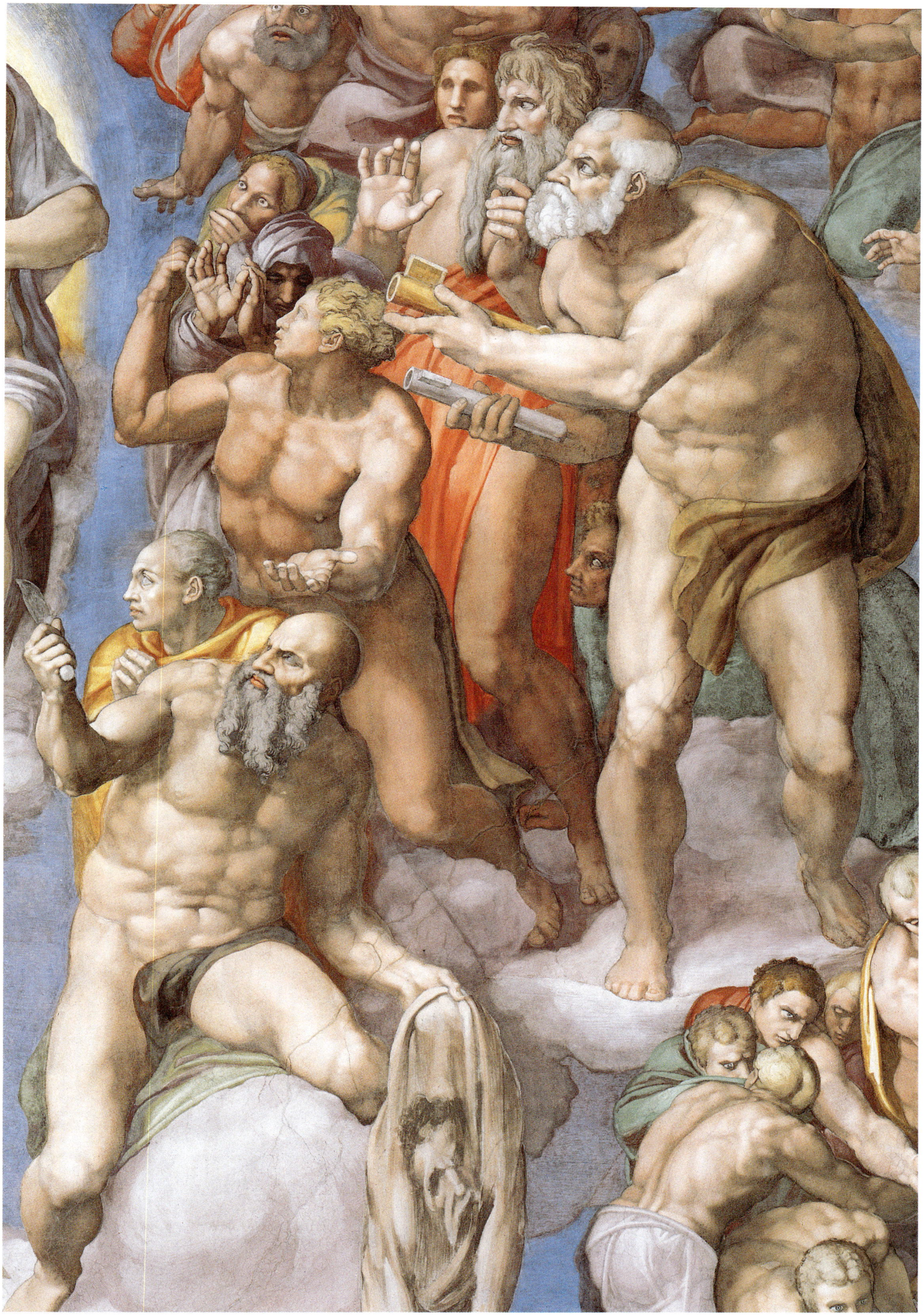

115

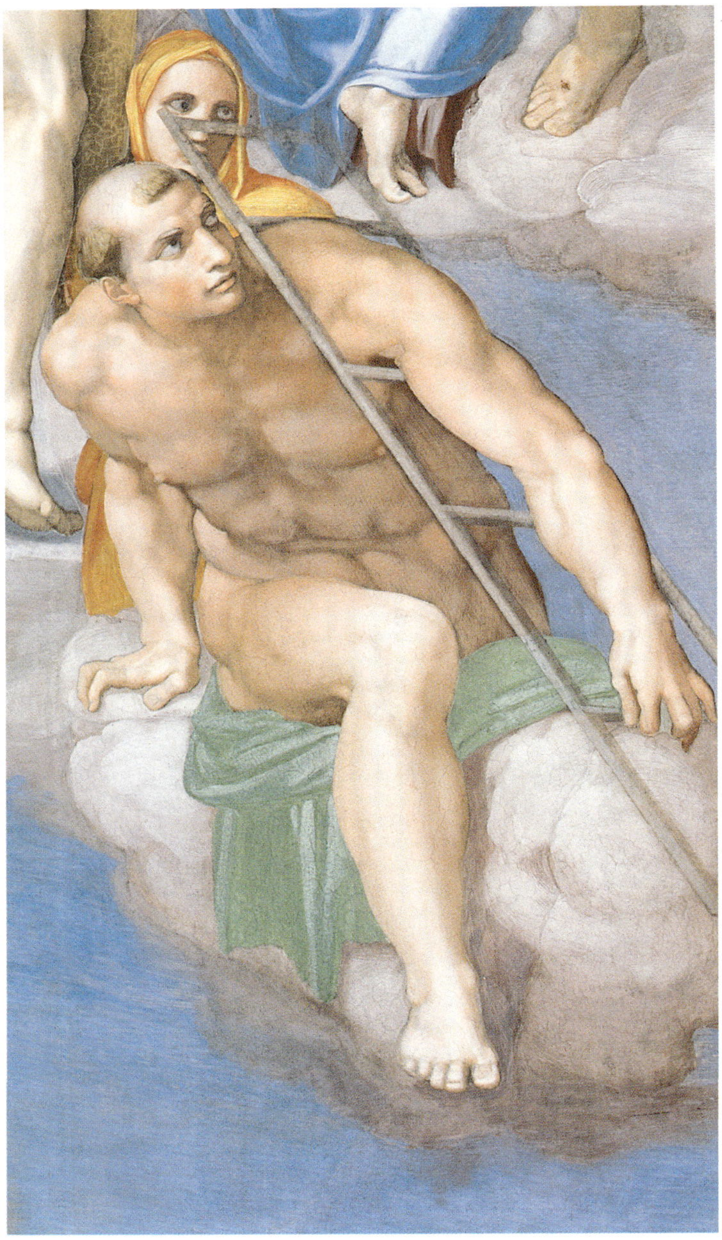

116

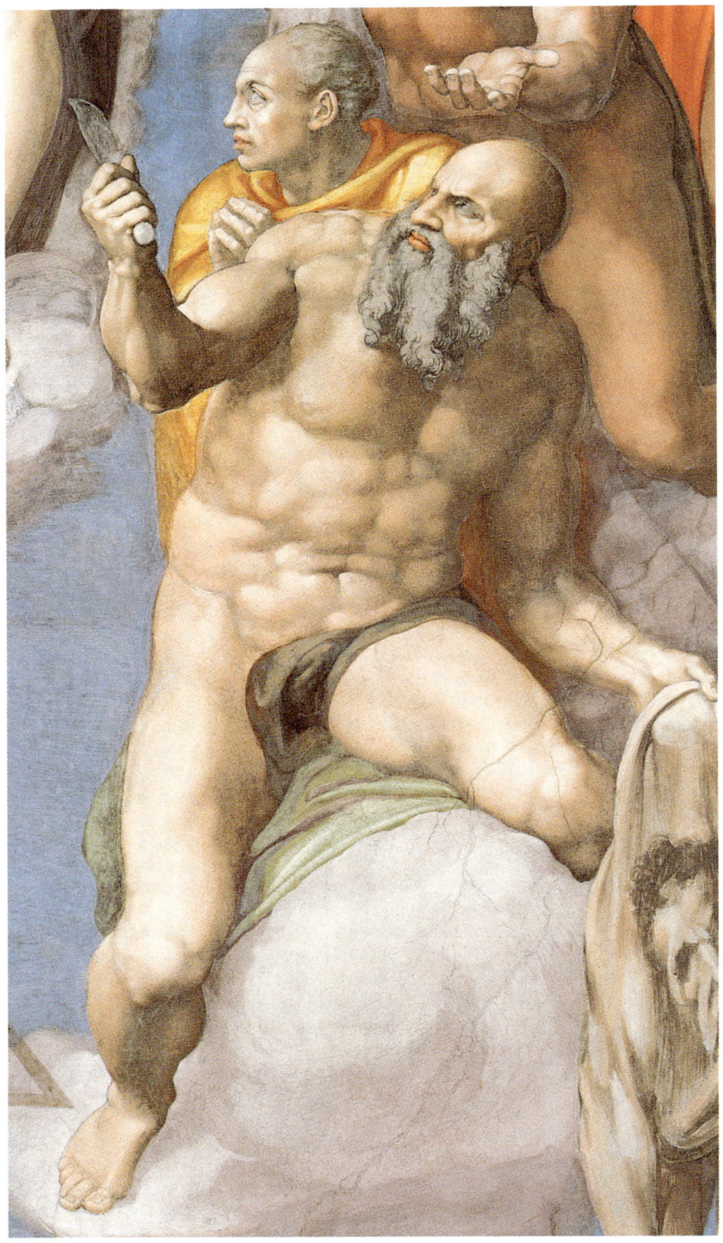

Rätselhaft sind die knienden Figuren hinter Johannes dem Täufer und Petrus (Taf. 117–118). Die beiden Figuren korrespondieren miteinander, auch wenn der linke Bärtige aus dem Bild herausschaut, während der Bartlose rechts zu Christus blickt. In einer beispiellosen Koppelung hat Michelangelo die beiden Heiligen Laurentius und Bartholomäus zu Füßen Christi angeordnet (Taf. 115–116). Da sie ihr Fleisch während ihres Martyriums verloren haben – der eine durch Rösten, der andere durch Häuten – unterstreichen die beiden Heiligen auf dramatische Weise das Hauptthema des Freskos, nämlich die Fleischwerdung der auferstandenen Seelen.

hingabe Christi und damit auch auf die Eucharistie, die auf dem Altar vor dem *Jüngsten Gericht* gefeiert und in der das Opfer Christi vergegenwärtigt wird. Alle drei Sakramente, Taufe, Buße und Eucharistie, sind nach katholischem Verständnis Zeichen des Heils und damit auch der Erlösung. Michelangelo hat vermutlich durch seine Betonung der Gestalten des Johannes, des Andreas' und Dismas' die Wirkmächtigkeit der Sakramente herausstellen wollen, – eine Ansicht, die von den Reformatoren und den zeitgenössischen katholischen Reformern so nicht geteilt wurde.

Größer als Christus, in ausdrucksstarker Haltung und fast nackt, steht der heilige Petrus mit seinem charakteristischen kurzen Bart und den Schlüsseln zur Linken Christi (Abb. 114). Er hat sein Gewicht auf das rechte Bein verlagert und zieht das linke zurück, um die scharfe Drehung seines Oberkörpers und seines Kopfes zu Christus hin auszubalancieren. Mit bedeutungsvollem Blick streckt er Christus seinen goldenen und silbernen Schlüssel hin, als wollte er die Symbole seiner von Christus verliehenen Macht wieder zurückgeben (Mt 16,18–19). Die rotgewandete Figur mit dem langen Bart dahinter – mit einiger Sicherheit der Apostel Paulus – schreckt vor der ehrfurchtsgebietenden Majestät Christi mit einem verwirrten Ausdruck zurück. Als Zeichen seines Erschreckens und seiner Furcht hebt er reflexartig Hände und Schultern. Damit bildet er einen Kontrast zur Haltung des Petrus, der sich auf Christus zubewegt. Als «Apostelfürsten» und bedeutendste Missionare der Urkirche wurden Petrus und Paulus fast immer auf Bildern des Jüngsten Gerichts zu beiden Seiten Christi dargestellt, wobei Petrus zumeist (aber

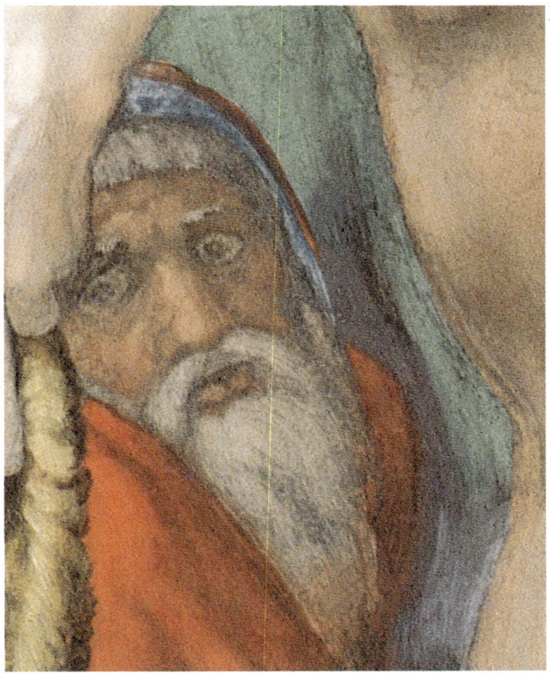

117

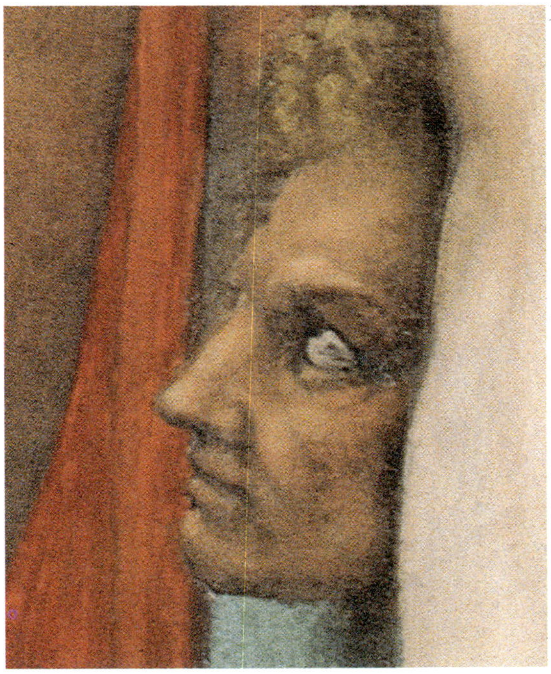

118

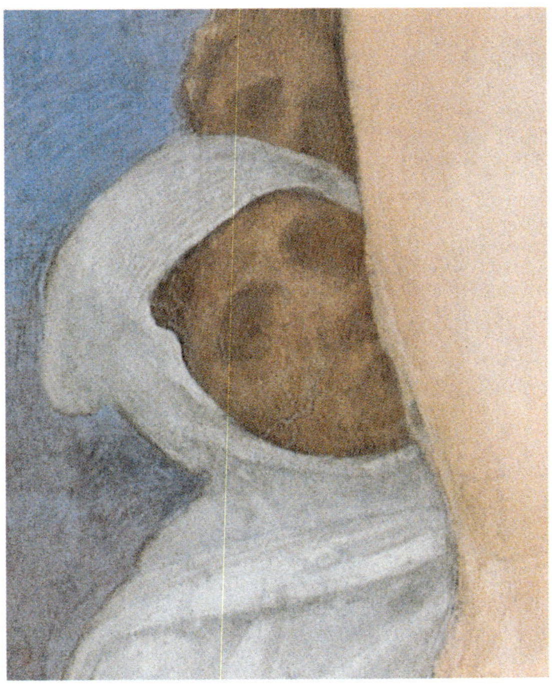

119

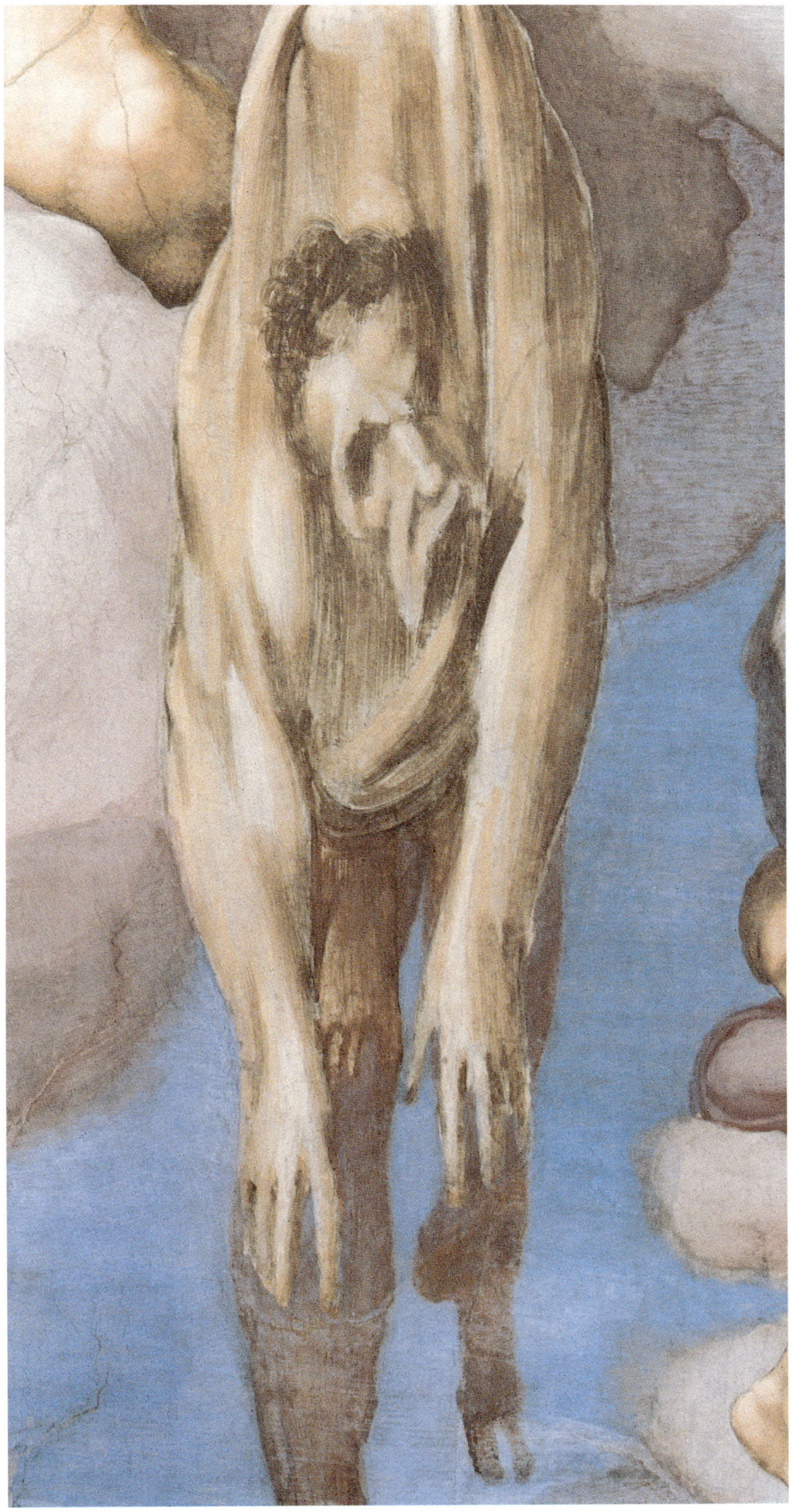

120

Michelangelo hat sich selbst als abgezogene Haut des Bartholomäus dargestellt (Taf. 120) – die einzige fleischlose Seele im gesamten Fresko –, als wollte er seine Unwürdigkeit in den Augen Christi zum Ausdruck bringen. Doch Bartholomäus ist zugleich der Fürsprecher Michelangelos: Mit dieser «Signatur» bietet Michelangelo sich selbst und seine körperlichen und geistigen Anstrengungen als ein religiöses Opfer dar, das zu seiner eigenen Rechtfertigung am Jüngsten Tag beitragen soll.

nicht immer) auf der bevorzugten rechten Seite gezeigt wird. Doch hier bei Michelangelo gibt Petrus seine Schlüssel zurück und Paulus wurde durch den Täufer ersetzt – ein deutlicher Hinweis darauf, daß am Ende der Zeiten die Streitende Kirche ihre Aufgabe erfüllt hat und das persönliche Zeugnis des Einzelnen, wie das des Johannes, die entscheidende Rolle spielen wird.

Tatsächlich deutet auch der blonde Jüngling direkt vor Petrus dies an. Wie Petrus schaut er fest auf Christus, und sein kühner Blick wird durch die beiden verhüllten Gestalten hinter ihm betont, da sich die eine von Christus abwendet und sich hinter den schützend erhobenen Händen verbirgt, während die andere die Hand auf den Mund legt und verwundert und erschrocken auf den Weltenrichter blickt (Taf. 114). Denkbar ist auch, daß der Jüngling mit dem gewellten Haar zu Christus spricht. Sein Mund ist leicht geöffnet und er erhebt die rechte Hand. Trotz dieser offenen Geste scheint er jedoch unsicher zu sein, da er seine Finger krümmt und seinen erhobenen Vorderarm etwas nach hinten zieht. Gleichzeitig streckt er seinen linken Arm in Richtung des Betrachters weg und dreht die Handfläche nach oben, als wolle er etwas anbieten. Möglicherweise bietet sich dieser Jüngling selbst dar und bittet um die Annahme seiner Seele.

Michelangelo zeigt die Art der Selbstdarbringung des Jünglings nicht nur in dessen Gesten, sondern auch in der Körperhaltung (Taf. 114): Der Jüngling macht einen Kniefall, als ob er sich vor dem Sakrament der Eucharistie verbeugen würde. Hier allerdings verbeugt er sich vor dem realen, und nicht nur zeichenhaft gegenwärtigen Leib Christi. Die goldgekleidete Figur vor ihm schaut zur Ekklesia hinüber. Sie faltet die Hände und unterstützt damit die ehrfurchsvolle Haltung des Jünglings. Unter dessen ausgestreckter rechter Hand verdeutlicht der heilige Bartholomäus die Art seines Martyriums, indem er ein Messer mitsamt seiner abgezogenen Haut zeigt (Taf. 116). Michelangelo hat durch die Ähnlichkeit in der Armhaltung eine Verbindung zwischen den beiden Figuren hergestellt: Wenn man Bartholomäus leicht gegen Christus drehen und die Beine etwas versetzen würde, entsprächen seine Haltung und seine Gestik dem knienden Jüngling darüber.

Gegenüber Bartholomäus mit dem Messer und der abgezogenen Haut hat Michelangelo den heiligen Laurentius mit einem Gitterrost (Taf. 115) dargestellt. Beide blicken zu Christus empor und lehnen sich zurück, um so eine V-Struktur zu bilden, die optisch den Aufstieg der Geretteten unterstützt. Außerdem berührt der Rost von Laurentius nicht nur – wie ein Kritiker bemerkt hat – den Fuß der Jungfrau Maria, sondern hat auch aufgrund der fehlenden Stützbeine das Aussehen einer Leiter. Da Gott durch Maria Mensch geworden ist und sie als ein Bild der Kirche gilt, wurde die Jungfrau häufig als *scala del paradiso* (Himmelsleiter, Paradiestreppe) bezeichnet, auf der zum einen der Heilige Geist auf die Erde herabgestiegen war, um Gott Mensch werden zu lassen, und auf der zum anderen die Gläubigen in das Paradies aufsteigen werden. Michelangelo war mit dieser Ikonographie vertraut, wie sein 1491 entstandenes Marmorrelief der *Madonna an der Treppe* (Casa Buonarroti, Florenz) belegt. Entsprechend der Lehre von der Verdienstlichkeit des Gebets und der Fürsprache der Heiligen dienen aber auch die beiden Märtyrer aufgrund ihres Beispiels und ihrer Nähe zu Christus den Gläubigen als Himmelspfad.

Laurentius und Bartholomäus unterstützen zudem optisch und theologisch den Abstieg der Verdammten, denn sie lehnen sich nach unten und weisen mit einem Arm in deren Richtung. Biblisch gesehen sind die Märtyrer diejenigen, «die hingeschlachtet worden waren wegen des Wortes Gottes und wegen des Zeugnisses, das sie abgelegt hatten» (Offb 6,9). Deshalb fordern sie am Tag des Jüngsten Gerichts Christus auf, «Gericht zu halten und unser Blut an den Bewohnern der Erde zu rächen» (Offb 6,10). Die goldgekleidete Seele hinter Laurentius späht über den Rost nach unten zu den Verdammten, um diesem Aufruf Nachdruck zu verleihen.

Der heilige Stephanus, der erste christliche Märtyrer, wurde oft unterhalb von Christus als einer der Auserwählten dargestellt. Laurentius, der Schutzheilige Roms, wurde von Cavallini in seinem *Jüngsten Gericht* mit Stephanus verbunden.

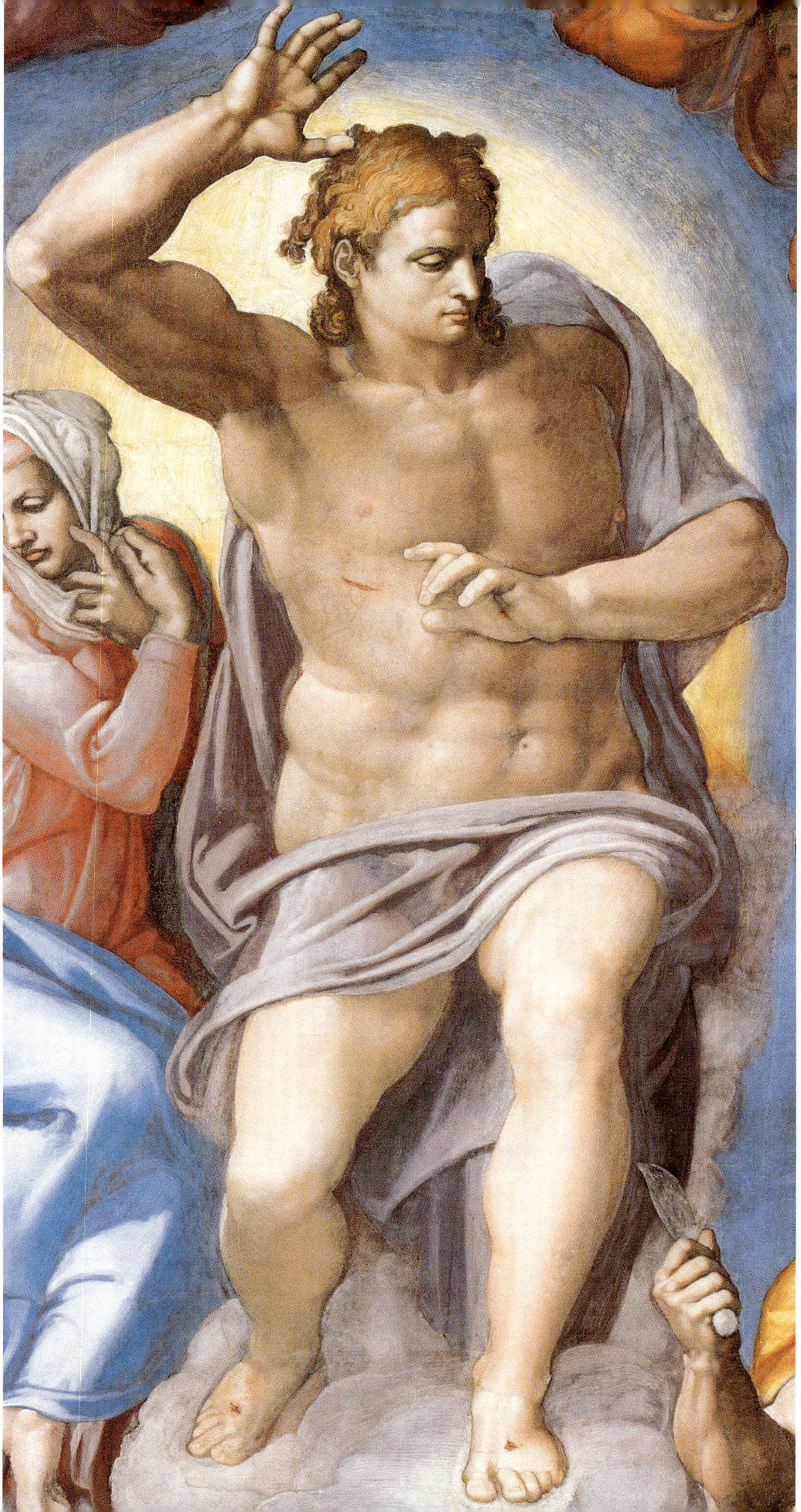

121

122

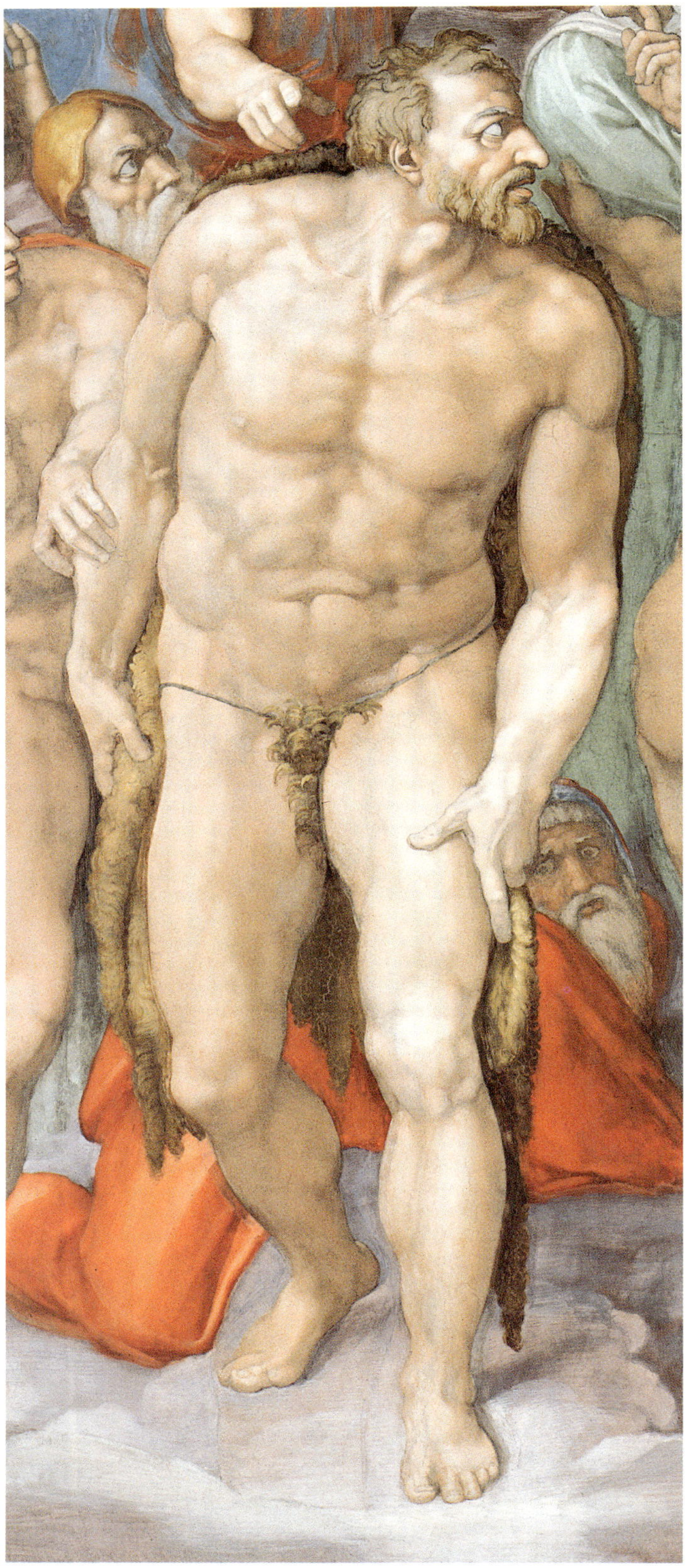

123

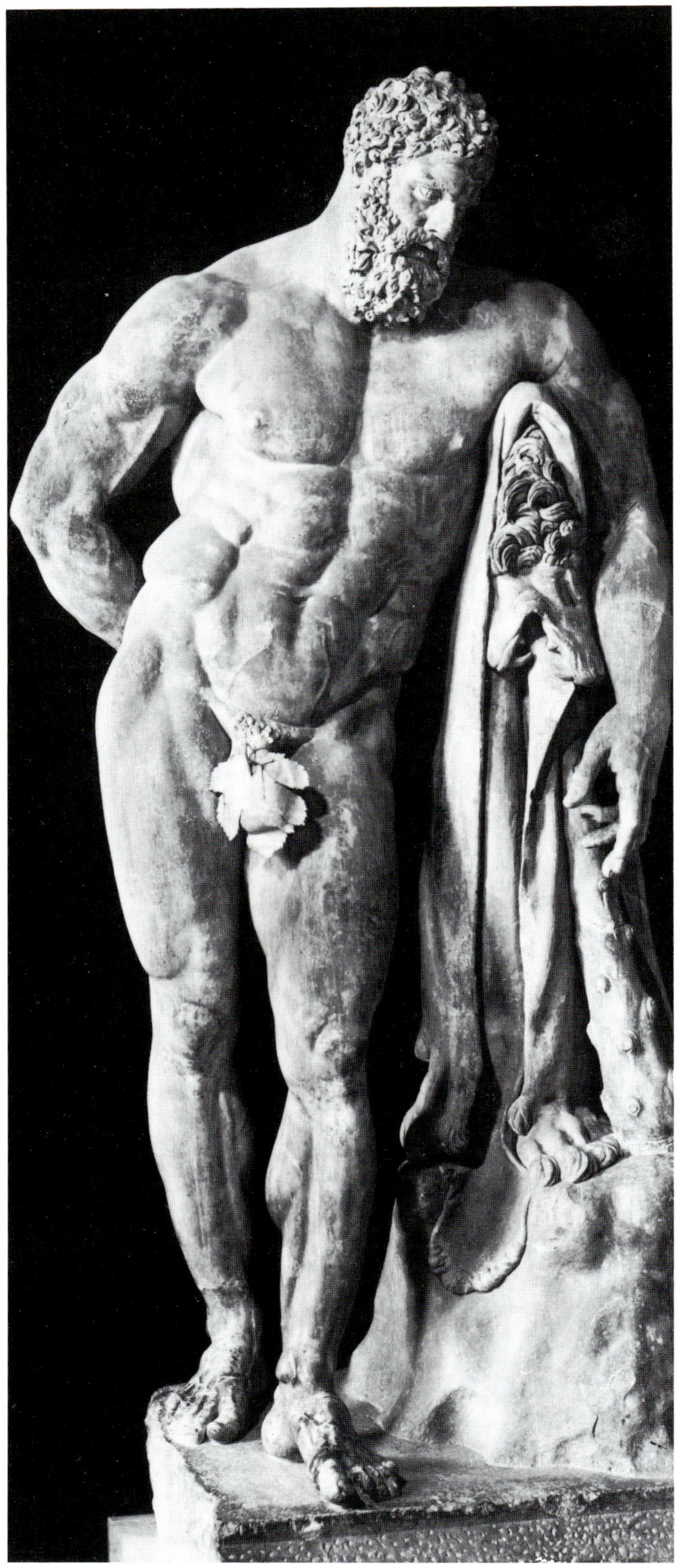

Aber Michelangelo hat als erster Laurentius und Bartholomäus zusammengeführt und an so prominenter Stelle wiedergegeben.
Wie die nahe Gruppe der Märtyrer deutlich macht, heben auch die beiden Blutzeugen Laurentius und Bartholomäus die Bedeutung der Werke für die Rechtfertigung des Einzelnen hervor. Die Hingabe des eigenen Lebens ist die allerhöchste Form der *imitatio Christi.* Deshalb standen die Märtyrer an erster Stelle vor allen anderen Heiligen, und jeder Altar mußte gemäß einem Dekret des IV. Laterankonzils (1215) Reliquien von Märtyrern enthalten. Zudem rahmten die liturgischen Gedenktage von Laurentius und Bartholomäus – am 9. und 24. August – das Fest Mariä Himmelfahrt am 15. August, den Weihetag der Sixtinischen Kapelle. Gleichzeitig war der Festtag des Bartholomäus der Krönungstag des Erbauers der Kapelle, Sixtus IV., und das Laurentius-Fest war der Tag seiner Papst-

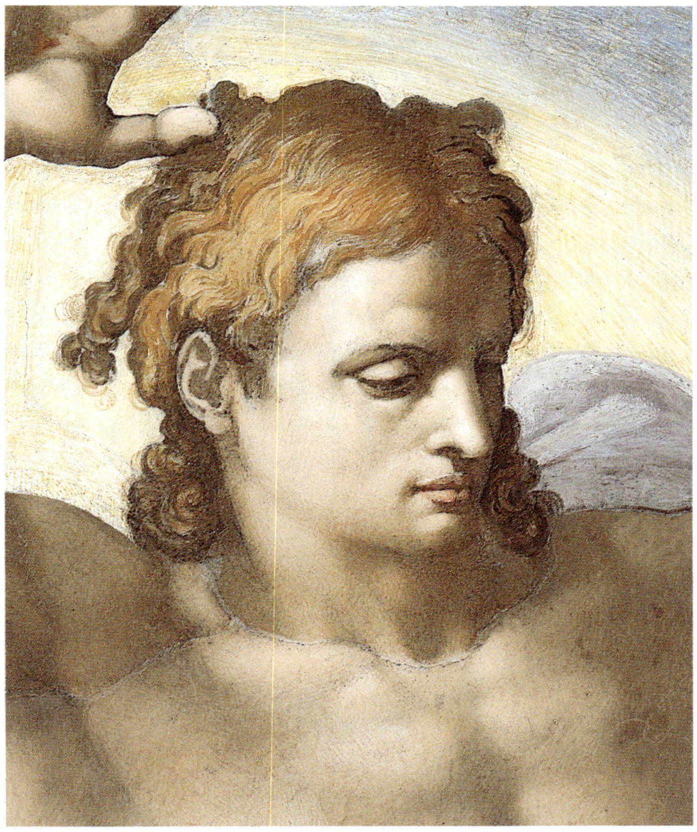

124

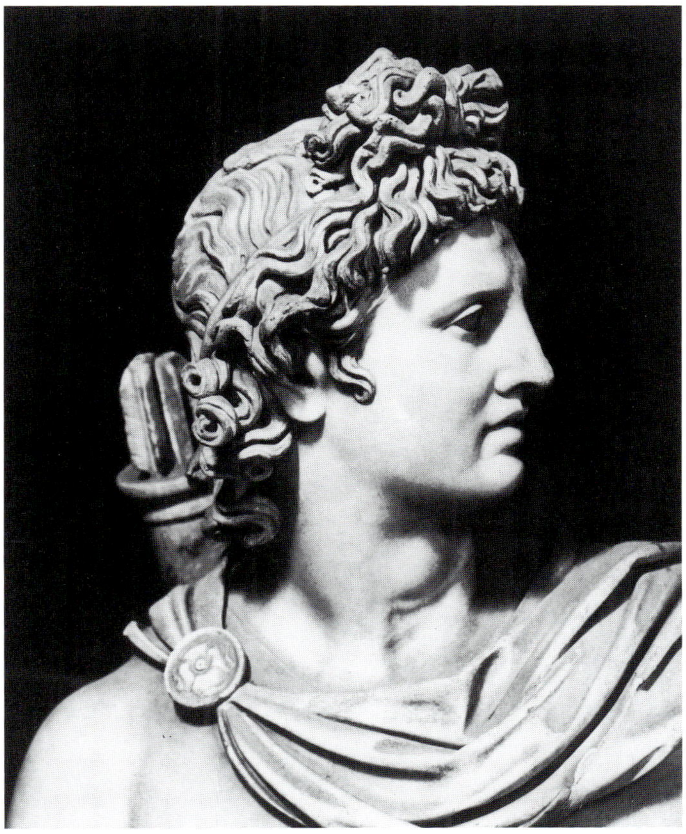

125

wahl. Aber vielleicht war ein anderer Grund für ihre herausgehobene Darstellung auf dem Fresko noch wichtiger: Beide verloren durch ihr Martyrium ihr Fleisch, der eine durch Rösten (Laurentius), der andere durch Häuten (Bartholomäus). Mit ihren unversehrten Körpern bezeugen die beiden Märtyrer auf dem Fresko den Glauben, daß bei der Auferstehung der Toten der Mensch verwandelt werden wird und einen neuen unvergänglichen Leib erhält, der nicht mehr dem Leid und dem Tod unterworfen ist.

Einmal abgesehen davon, daß bereits einige Zeitgenossen es bemerkt haben könnten, hat man erst im Jahr 1925 in dem glattrasierten Gesicht der abgezogenen Haut des Bartholomäus ein Selbstbildnis Michelangelos (Abb. 120) entdeckt, – ein Vorschlag, der inzwischen allgemeine Anerkennung gefunden hat. Michelangelo spielte mit der Doppeldeutigkeit des Wortes *pelare* («rasieren» oder «häuten»), da er wie Bartholomäus bärtig war.

Diese geistreiche Anspielung macht jedoch die ernste Absicht Michelangelos nicht zunichte. Indem er sich selbst unter den Auserwählten des Jüngsten Gerichts als die einzige Seele darstellt, der die Haut abgezogen wurde und die kein neues Fleisch erhalten hat, zeigt er seine Ernüchterung angesichts seines alternden Körpers und seiner Unwürdigkeit im Angesicht Gottes – Gedanken, die der Künstler auch in vielen seiner Gedichte ausgesprochen hat. Gleichzeitig tritt Bartholomäus als Fürsprecher Michelangelos auf und setzt sich bei Christus für ihn ein. Der heilige Bartholomäus ist zusammen mit dem Selbstbildnis ein Ausdruck der Hoffnung, die in anderen Gedichten aufscheint, daß Michelangelo aus diesem «irdischen Gefängnis» befreit und in der Ewigkeit wiedergeboren werden möge. Dieses Selbstportait dient auch als Signatur und zeigt somit, daß Michelangelo sein Fresko als ein gutes Werk ansah, das zu seinem eigenen Seelenheil beitragen sollte. Ehrfürchtig und bescheiden bietet hiermit der Künstler seine eigene enorme physische und intellektuelle Anstrengung, die zur Planung und Durchführung dieses Lobgesangs auf die Majestät Christi nötig war, als ein religiöses Opfer an.

***

Ein Vergleich zwischen Johannes dem Täufer und dem bekannten Lysippischen Typus des Herkules (Taf. 122–123) zeigt, daß Michelangelos Hauptfiguren im *Jüngsten Gericht* von den gewaltigsten antiken Akten abgeleitet sind, und zwar von solchen, die durch ihre Größe, kräftige Gliedmaßen, breite Schultern, starke Muskeln sowie derbe Züge auffallen. Michelangelo ist diesem hellenistischen Kanon sogar bei der Christusfigur gefolgt, die er jedoch weitaus dynamischer, autonomer und anmutiger als die antiken Statuen und auch als die anderen Figuren des *Jüngsten Gerichts* darstellte.

Auf dem Fresko ist Christus der einzige souverän Handelnde, von dem jegliche Initiative ausgeht. Dies spiegelt sich in seiner Gestalt wider, in der diese Tatkraft und Energie ein Bild gefunden haben (Taf. 112). Er allein bewegt sich nur aufgrund seines göttlichen Willens und kann frei auf alle äußeren Kräfte reagieren bzw. diese selbst auslösen. Er allein steht emotional unbewegt über dem dramatischen Geschehen und ist keinen anderen physischen oder psychischen Regungen unterworfen.

Christus wurde in der Regel beim Jüngsten Gericht auch äußerlich unbewegt dargestellt. Michelangelo jedoch hat die traditionelle reife Gestalt des Weltenrichters mit Bart und langem, glattem Haar verworfen. Er ersetzte das würdige und strenge Haupt durch einen jugendlichen, glattrasierten und lockigen Kopf, der sich vom berühmten *Apoll von Belvedere* herleitet, welcher damals wie heute zur päpstlichen Antikensammlung gehört (Taf. 124–125). Auch wenn Michelangelo durch diese Anspielung auf den heidnischen Sonnengott den Zorn späterer Kritiker auf sich ziehen sollte, war es doch seine Absicht gewesen, einen anmutigeren, schöneren und strahlenderen Christus zu schaffen. Im übrigen war es in der Renaissance üblich, Apollo als klassische Präfiguration Christi zu deuten. Weil Christus die gesamte menschliche Geschichte seit Adam zusammenführt und zu einem Ende bringt, faßt er auch die klassischen Mythen und Religionen zusammen und zeigt sich beim Jüngsten Gericht als der universale und ewige Gott, als wahre *sol iustitiae* (Sonne der Gerechtigkeit).

Um diese apollinische Anmut Christi und seinen Glanz zu unterstreichen, hat Michelangelo die traditionelle Verherrlichung durch die Engel oder die Aureole um Christus (Abb. 7–13) durch ein einfaches gelbes Gegenlicht ersetzt, das etwa die gleiche Größe und Form hat wie die vermauerten Fenster. Auf diese Weise schuf er ein neues, spirituelles Fenster, das architektonisch unter der gewölbetragenden Konsole undenkbar wäre. Durch dieses Fenster geht am Jüngsten Tag Christus als die ewige Sonne auf.

***

Zum Schluß soll nun noch – ausgehend von der hier vorgelegten Interpretation – erörtert werden, warum Michelangelo mit einem solch enormen Aufwand die Neigung der Wand umkehrte. Zunächst muß berücksichtigt werden, daß in jeder Figurengruppe des Freskos die Gestalten im allgemeinen größer, massiver und plastischer werden, je weiter sie im Vordergrund stehen. Außerdem nehmen die aufsteigenden Auserwählten von unten nach oben an Größe zu, von 1,37 m bis zu 2,44 m. Die zum Betrachter geneigte Wand unterstreicht die Entwicklung der Figuren zu mehr Größe, Dichte und Körperhaftigkeit. So verstärken die formale Anlage des Freskos sowie die Neigung der Wand gemeinsam mit dem erzählerischen Moment wechselseitig den lange umstrittenen Glauben – der auf dem V. Laterankonzil von 1511 zum Dogma erhoben wurde –, daß bei der Auferstehung die Seelen wieder einen Leib erhalten und die einzelnen Geister eine neue Gestalt annehmen werden.

Die Wiedererlangung der geistig-leiblichen Individualität am Ende aller Zeiten läßt die Verdammten nicht nur geistig, sondern auch körperlich leiden und erfüllt die Geretteten als vernünftige und empfindungsfähige Körper mit Seligkeit. Am unteren Rand des Freskos antworten die Geretteten und Verdammten wie mate-

126

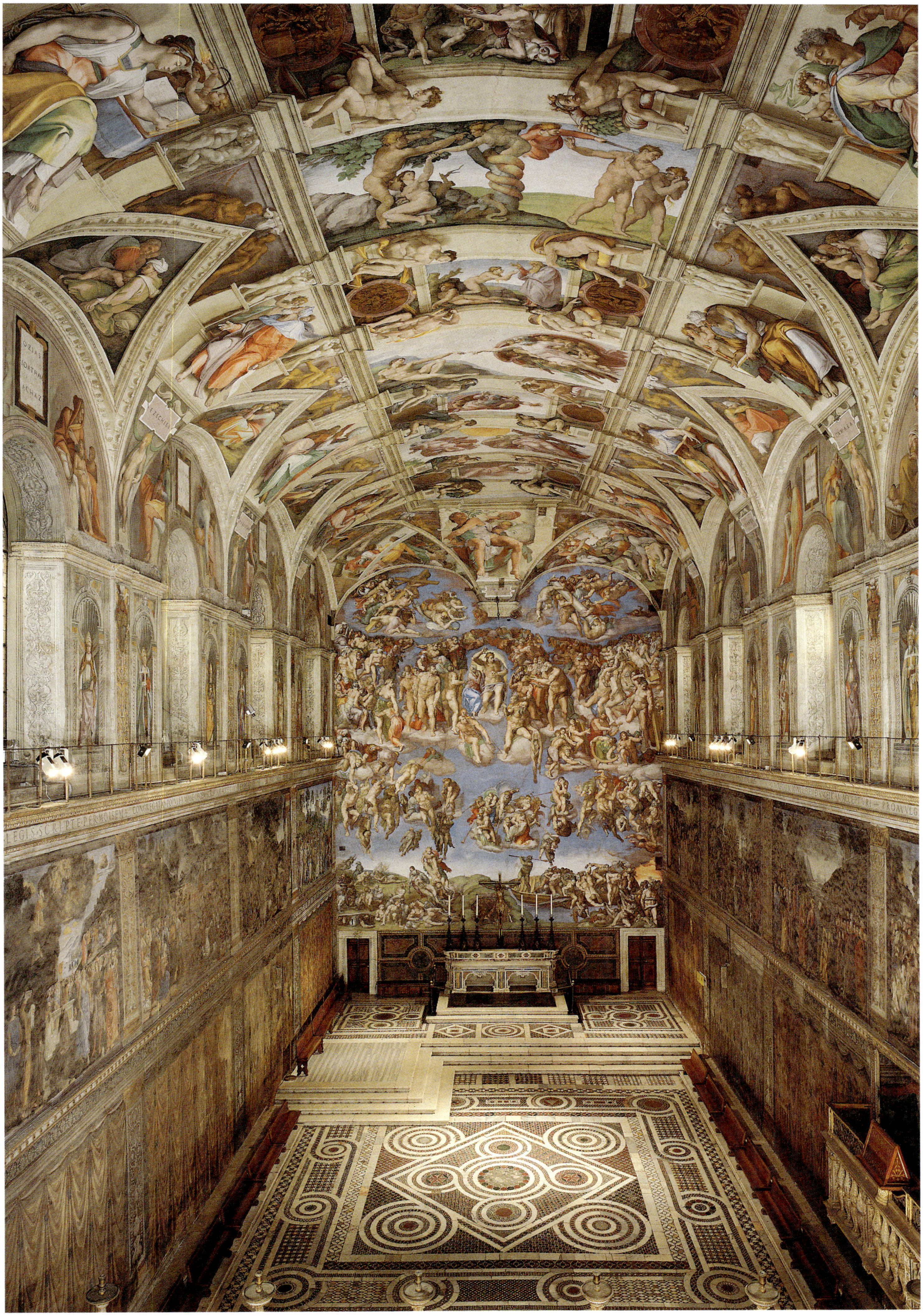

rielle Wesen auf die Gegebenheiten der Natur (z.B. Schwerkraft und Schmerz). Sogar oberhalb des Horizonts und des Bereichs der Erdanziehungskraft empfinden und handeln die Seelen weiterhin – freiwillig oder unfreiwillig – wie organische Körper mit intakten Knochen- und Muskelstrukturen sowie psychischen Empfindungen. Selbst die Engel werden in physischer und psychischer Anstrengung gezeigt, so daß Michelangelo folgerichtig die üblichen Engelsflügel weglassen konnte (Taf. 7–17).

Wie wir bereits gesehen haben, nehmen die Figuren im Streifen der Auserwählten vom Hintergrund zum Vordergrund an Körpergröße, Muskelkraft, Selbstkontrolle und Aktivität zu. Diese Entwicklung kulminiert in jenen Gestalten, die zu einem Bild Christi geworden sind, wie Dismas oder Andreas.

Die am weitesten entwickelten Figuren – Christus, Johannes der Täufer und Petrus, Ekklesia und Dismas – schreiten nach vorne und rücken so, im Zusammenspiel mit der Neigung der Wand, näher an den Betrachter heran. Mit anderen Worten: Die Neigung der Wand korrespondiert mit der Entwicklung der Auserwählten zu mehr Größe, Kraft, Willen und Entschlossenheit.

Die Geretteten gewinnen zum oberen Freskobereich hin nicht nur an Körperlichkeit, sondern paradoxerweise auch an Geistigkeit. Im Gegensatz zum Naturgesetz der Schwerkraft werden sie von Wolken getragen, die ihren körperlichen Bewegungen Halt geben.

Es ist auffällig, daß die formale Konzeption Michelangelos im Gegensatz zu der strukturellen Logik der übrigen Kapellendekoration steht (Taf. 126): Der untere Streifen des Freskos mit den auferstehenden Toten, dem Höllenschlund und den Verdammten zeigt insgesamt etwa 100 Figuren. Dies entspricht der Dichte der Figuren auf den Tapisserien, die in der gleichen Höhe an den Seitenwänden angebracht waren. Der Streifen mit den aufsteigenden Auserwählten, den Posaunenengeln und den absteigenden Sündern enthält über 70 Gestalten und ist damit – abgesehen von den beiden Lünetten – am schwächsten bevölkert. Dieser Streifen befindet sich allerdings auf gleicher Höhe mit dem Mose- und Jesuszyklus auf den übrigen Kapellenwänden, die eine große Anzahl von Figuren enthalten. Die Lünetten, deren Gestaltung kraftvoll und dynamisch wie ein Wirbelwind erscheint, sind mit etwa 50 Engeln bemalt, während die von Michelangelo früher gemalten Lünetten mit den Vorläufern Christi jeweils nur zwei bis sieben Figuren umfassen. Diese Gestalten wirken vergleichsweise passiv, da sie voller Sehnsucht auf die Ankunft Christi warten. Das Band der Auserwählten ist mit etwa 190 Figuren am dichtesten bevölkert und korrespondiert mit der Ebene der Fenster, die jeweils nur von einem Paar Päpste flankiert werden. Außderdem neigen sich die Wände der Sixtina mit Ausnahme der Stirnwand nach außen, und zusätzlich sind die Wandflächen durch drei Gesimse und gemalte Pilaster unterteilt, die die Wände strukturieren und dem Raum eine optische Ordnung und Stabilität verleihen. Im Gegensatz dazu neigt sich die Stirnwand mit dem *Jüngsten Gericht* nach vorn und hat keine architektonische Gliederung.

Auf einen letzten und sehr wichtigen Effekt der Wandneigung soll noch hingewiesen werden. Mit zunehmender Körperlichkeit der versammelten Auserwählten hat Michelangelo diese farbiger und heller wiedergegeben. Die geneigte Wand rückt sie noch mehr in das natürliche Licht, das duch die Fenster der Längswände einfällt, vor allem von Süden (links des Freskos). Michelangelo hat seine Figuren übereinstimmend mit dem natürlichen Lichteinfall beleuchtet – ein Effekt, der erst durch die Reinigung des Freskos und das Ausschalten der künstlichen Beleuchtung richtig deutlich wird. Zugleich verschmilzt das natürliche Licht mit dem göttlichen. Ein mystisches, im Westen aufgehendes Licht erleuchtet Christus, den apollinischen Sonnengott, dessen Glanz sich in den Erlösten widerspiegelt.

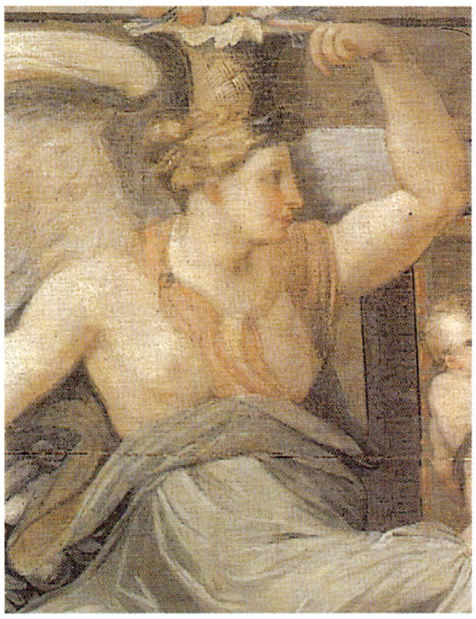

X.
PERINO DEL VAGAS «SPALLIERA» FÜR DAS JÜNGSTE GERICHT

«Denn seht, der Tag kommt, er brennt wie ein Ofen:
Da werden alle Überheblichen und Frevler zu Spreu, und der Tag, der kommt,
der wird sie verbrennen, spricht der Herr der Heere. [...]
Für euch aber, die ihr meinen Namen fürchtet, wird die Sonne der
Gerechtigkeit aufgehen, und ihre Flügel bringen Heilung.»
(Mal 3,19–20)
«Ich bin das Licht der Welt.
Wer mir nachfolgt, wird nicht in der Finsternis umhergehen,
sondern wird das Licht des Lebens haben.»
(Joh 8,12)
«Ihr alle seid Söhne des Lichts und Söhne des Tages.
Wir gehören nicht der Nacht und nicht der Finsternis.»
(1 Thess 5,5)

Kurz nach der Enthüllung von Michelangelos *Jüngstem Gericht* 1541 beauftragte Papst Paul III. einen Schüler Raffaels, nämlich Perino del Vaga (1501–1547) damit, eine Tapisserie zu entwerfen, die von Vasari als *spalliera* bezeichnet wird. Dieser Bildteppich sollte die querrechteckige Fläche zwischen den Türen unter dem Fresko ausfüllen. Perino malte zwei nahezu identische Entwürfe auf Leinwand (Abb. 15–16), zu denen es eine erstaunliche Vorzeichnung in den Uffizien in Florenz gibt und für die er im November 1542 zwei Zahlungen erhielt. Es ist nicht bekannt, warum diese Tapisserie, die Vasari zufolge aus Seiden- und Goldgarn in Flandern gewebt werden sollte, nie ausgeführt wurde. Die Entwürfe indes blieben bis zur Mitte des 18. Jahrhunderts im vatikanischen Belvedere und wurden dann in den Palazzo Spada überführt. Ein wenig abgerieben und mit Wasserflecken verschmutzt, werden sie heute noch in der Galleria Spada im zweiten Raum als Fries gezeigt.

Frühere Gelehrte waren der Überzeugung, daß die beiden Entwürfe lediglich Fragmente seien. Genaue Messungen an den Gemälden und in der Sixtinischen Kapelle zeigen jedoch, daß beide genau den Platz zwischen den Türen unter dem *Jüngsten Gericht* ausfüllen würden (Abb. 18). Der Türsturz der linken Tür trägt zwar das Wappen Clemens' XI. (1700–1721), doch sonst spricht alles dafür, daß die heutigen Türen mit jenen von 1542 weitgehend in Größe, Plazierung und Material übereinstimmen. Die Türen sind allerdings 20 cm höher als die Leinwände. In der Rekonstruktion (Abb. 18) habe ich die Lücke mit einem Fries gefüllt, der identisch mit dem die Lünetten abschließenden Fries ist. Vor der Tapisserie habe ich außerdem einen Altar auf einer Plattform rekonstruiert, der in seiner Art als freistehender Tisch mit säulenförmigen Stützen und einer Höhe von 1,2 m einem Altar gleicht, den John Shearman aufgrund von Tagebuchaufzeichnungen der päpstlichen Zeremonienmeister Johannes Burchard (1483–1506) und Paris de Grassis (1504–1521) vorgeschlagen hat. Anstatt von einem vier Meter langen Altar, wie ihn Shearman annimmt, gehe ich jedoch von einer Länge von 3,60 m aus. Eine ähnliche Länge hat Paris de Grassis an einem Altar aus dem Jahr 1510 in Bologna gemessen. Die ästhetisch ansprechende Art, wie die geflügelten Viktorien und Hermen der Tapisserie einen solchen Altar gerahmt hätten, deutet ebenso wie die gemalte Basis unter den geflügelten Viktorien auf einen Altar hin, der dieser Modifikation von Shearmans Vorschlag entspricht.

Unterschiedliche Meßverfahren könnten erklären, warum Perino zwei Entwürfe gemalt hat. Es scheint so, als ob er den vorhandenen Raum zwischen den Türen gemessen und dann einen achsensymmetrischen Entwurf erarbeitet hätte (Abb. 17, oben). Die linke Tür ist allerdings ein wenig schmäler als die rechte, was eine Verschiebung der Mittellinie zur Folge hatte (Abb. 17, Linie AA), welche dann acht Zentimeter links des Altars und der Mittellinie der Altarwand

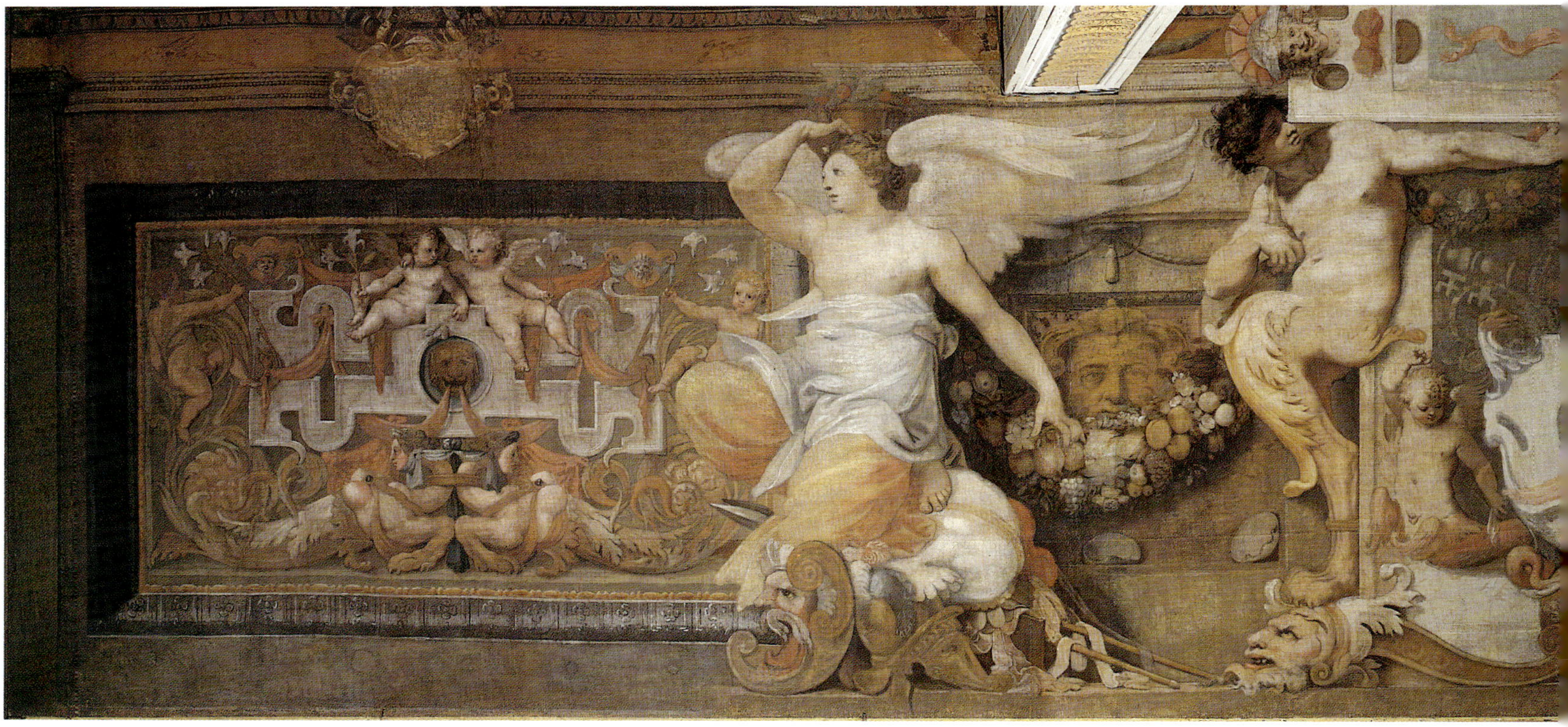

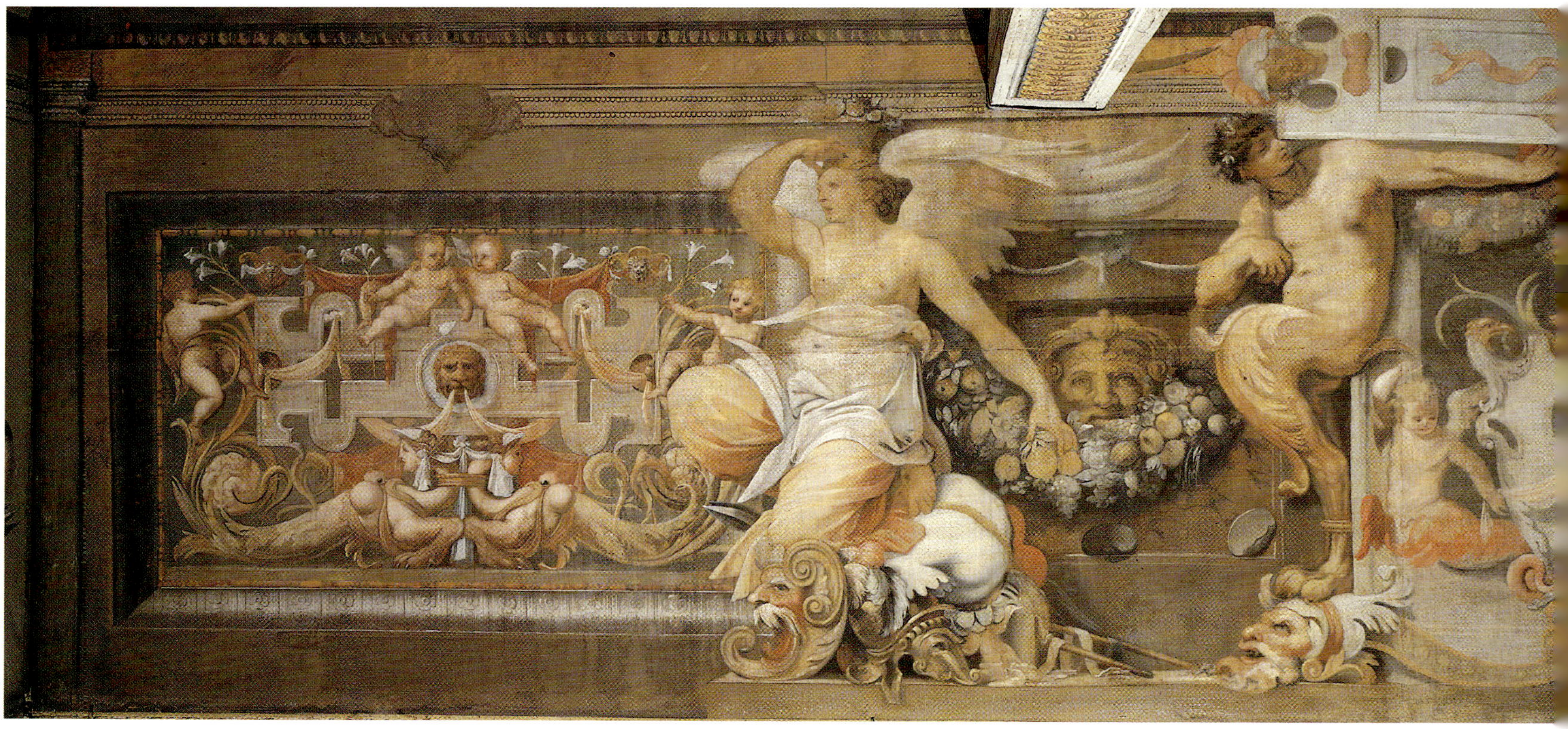

Abb. 15. Perino del Vaga, Entwurf für die spalliera unter Michelangelos Jüngstem Gericht (mit den päpstlichen Schlüsseln und der Tiara über dem mittleren Wappenschild). Leinwand, Rom, Galleria Spada, 1542.

Abb. 16. Perino del Vaga, Entwurf für die Tapisserie der spalliera unter Michelangelos Jüngstem Gericht (mit Obstkorb über dem mittleren Wappenschild). Leinwand, Rom, Galleria Spada, 1542.

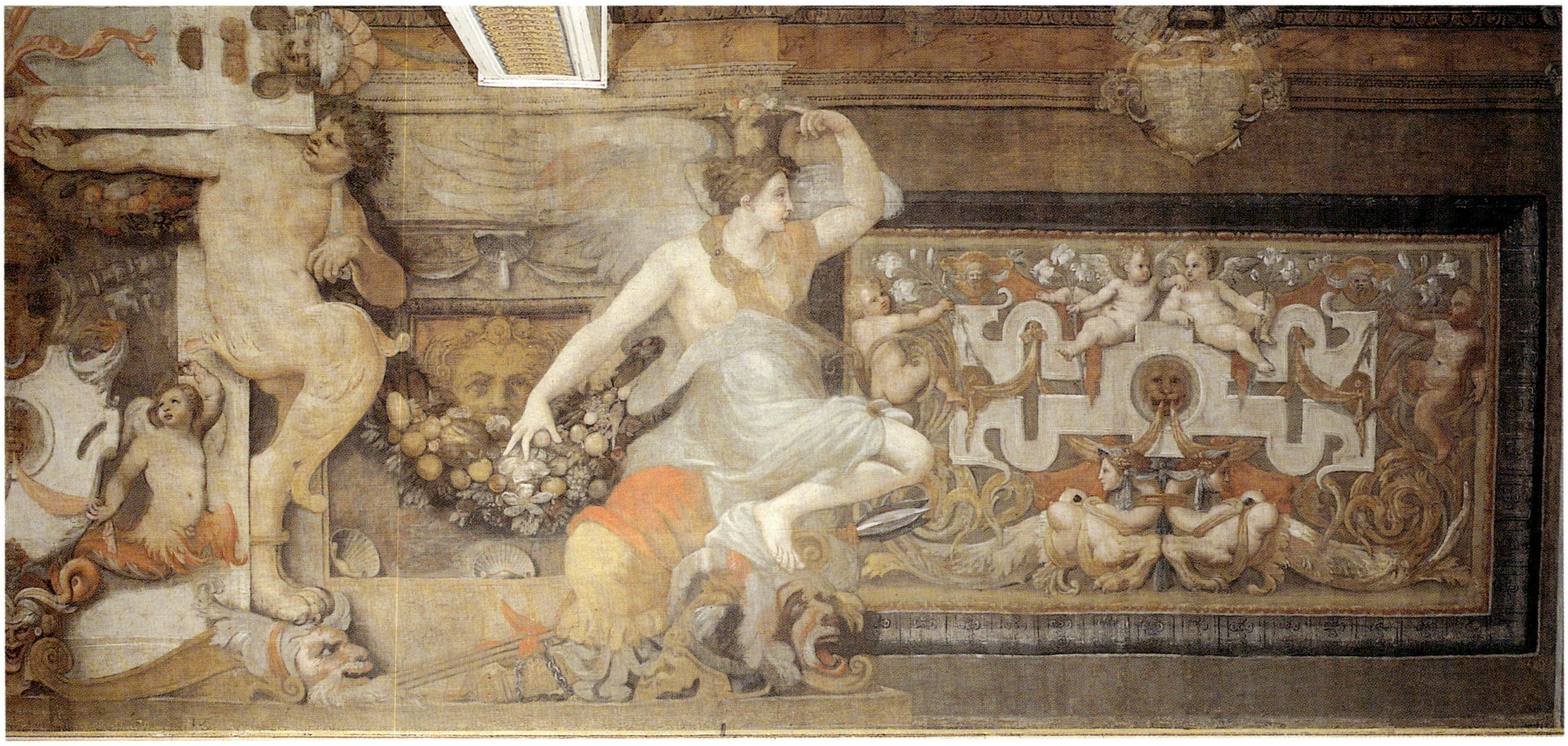

Abb. 15

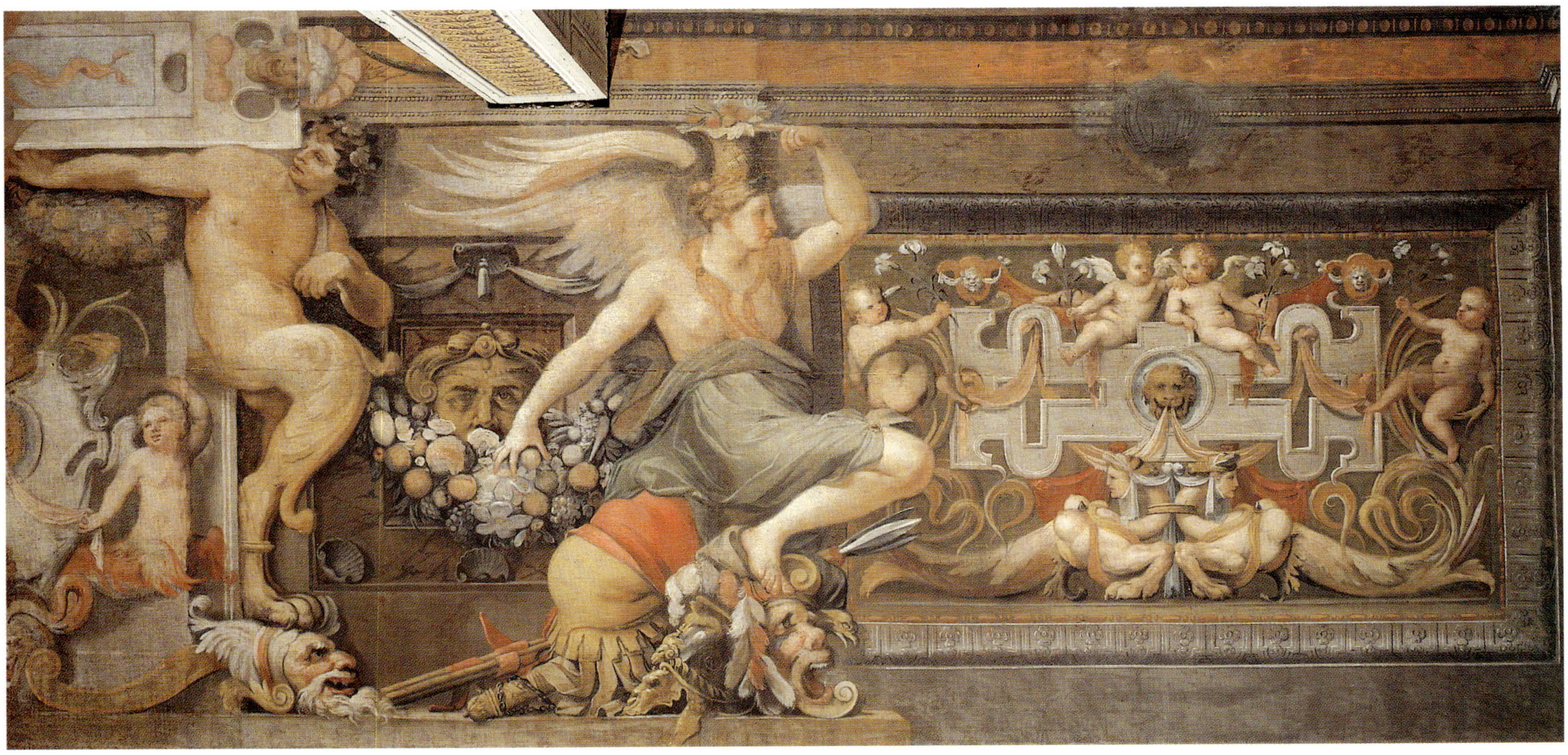

Abb. 16

(Abb. 17, Linie BB) gelegen hätte. Dieser vermutlich erste Entwurf hätte also den Altar nicht wirklich symmetrisch eingerahmt. Deshalb wurde wohl eine zweite Leinwand angefertigt, bei der acht Zentimeter von der rechten Seite des Entwurfs abgezogen und zur linken Seite hinzuaddiert wurden (Abb. 17, unten). Obwohl der Unterschied zunächst geringfügig erscheinen mag, sollte man sich doch den verwirrenden optischen Eindruck eines Gemäldes vergegenwärtigen, das lediglich einen oder zwei Zentimeter schief an der Wand hängt.

Es könnten aber auch von Anfang an zwei Leinwände geplant gewesen sein – eine, die man nach Flandern schicken wollte, und die andere, um in der Zwischenzeit den Raum unterhalb des Freskos auszufüllen –, was vielleicht auch den Gebrauch von Leinwand anstelle des traditionellen Papiers erklärt. Warum Perino allerdings die päpstlichen Schlüssel und die Tiara über dem mittleren Wappenschild des vermutlich ersten Entwurfs (Abb. 15) dann im zweiten Entwurf durch einen Obstkorb ersetzt hat (Abb. 16), bleibt weiterhin ein Rätsel.

Die Rekonstruktion (Abb. 18) zeigt Perinos feinsinnige Integration seines *spalliera*-Entwurfs in die Altarwand. Der Künstler verband die beiden Eingänge mit einem gemalten Gesims, um die von den Türpfosten vorgegebenen vertikalen Gliederungselemente durch die Viktorien und Hermen geradezu rhythmisch zu variieren. Auf der rechten Außenseite des Entwurfs malte er einen schmäleren und auf der linken einen breiteren Pilaster, um die unterschiedlichen Türbreiten auszugleichen. Durch die beiden querrechteckigen Felder rechts und links vom Altar, die in etwa der Größe der Türen entsprechen, hat er einen subtilen Über-

Abb. 17. Die Schemazeichnung zeigt die unterschiedlichen Maße der beiden Tapisserie-Entwürfe von Perino del Vaga.

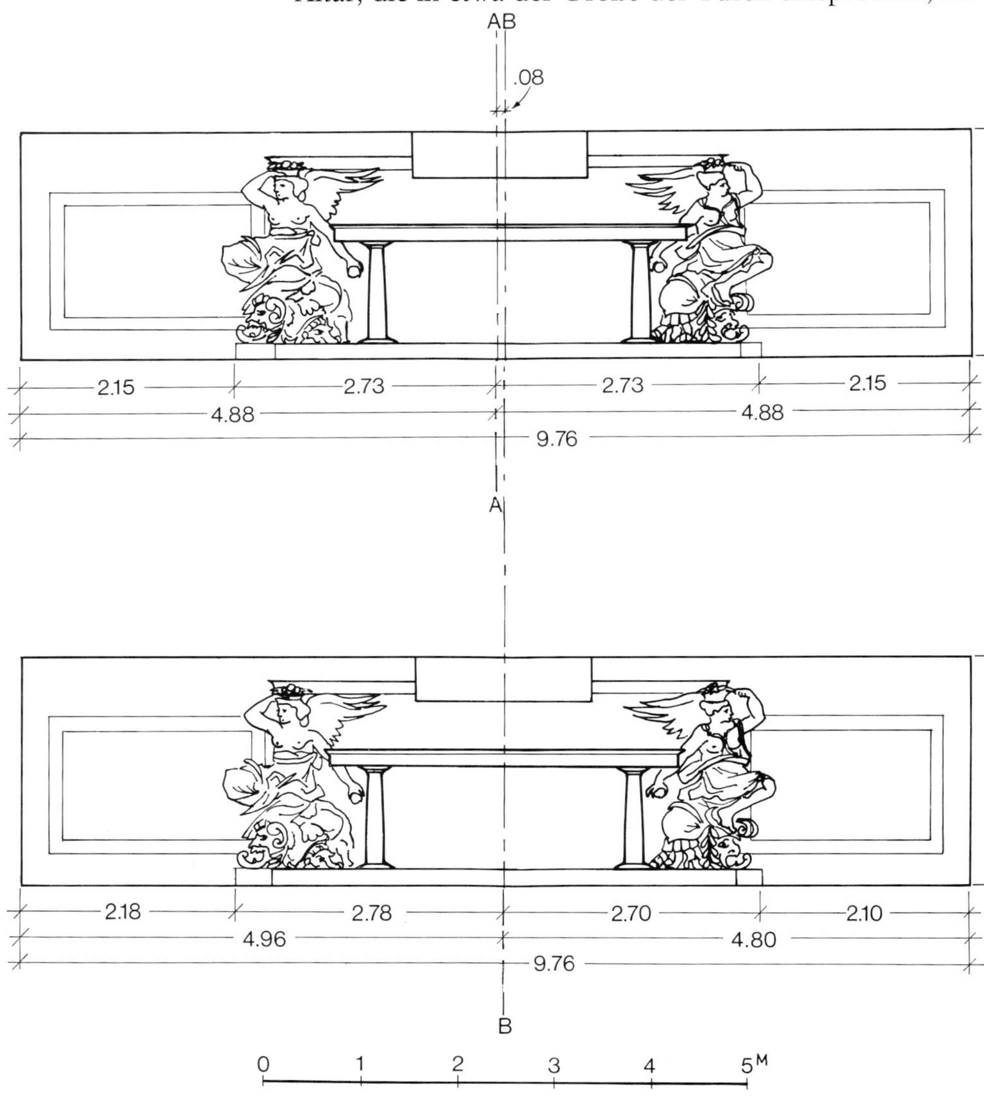

gang zu den Viktorien und Hermen geschaffen, die, ebenso wie die Figuren auf dem Fresko Michelangelos, von links beleuchtet werden. Diese Komposition – bestehend aus architektonischen Elementen (Gesims, Pilaster), Dekorationsmalerei (Ornamente, Putten) und den großen Figuren – ist in ihrer Tiefe dreifach gestaffelt, was zugleich die Mittelachse des Freskos und den Altar betont.
Die frühesten Quellen – Giorgio Vasari, Agostino Taja und Filippo Titi – loben die Schönheit des Perino-Entwurfs und erwähnen seine *bizzarissime fantasie* (wild-bizarre Phantasie), *graziosissime figurine* (außergewöhnlich anmutige Figuren) und *ornati pregiabilissimi* (ungewöhnlich reiche Ornamentik), wenngleich sich jene Kommentatoren ebenso wie die modernen Wissenschaftler über das eigentliche Bildthema des Entwurfs ausschweigen.
In den querrechteckigen Bildfeldern sind oben Putten zu sehen und unten liegende Sphinghen, beide paarweise angeordnet. Die Putten haben Lilien in Händen, die im Zusammenhang mit dem Jüngsten Gericht auf die Gnade Gottes

Abb. 18. Rekonstruktion von Perino del Vagas spalliera-Entwurf unter Michelangelos Jüngstem Gericht.

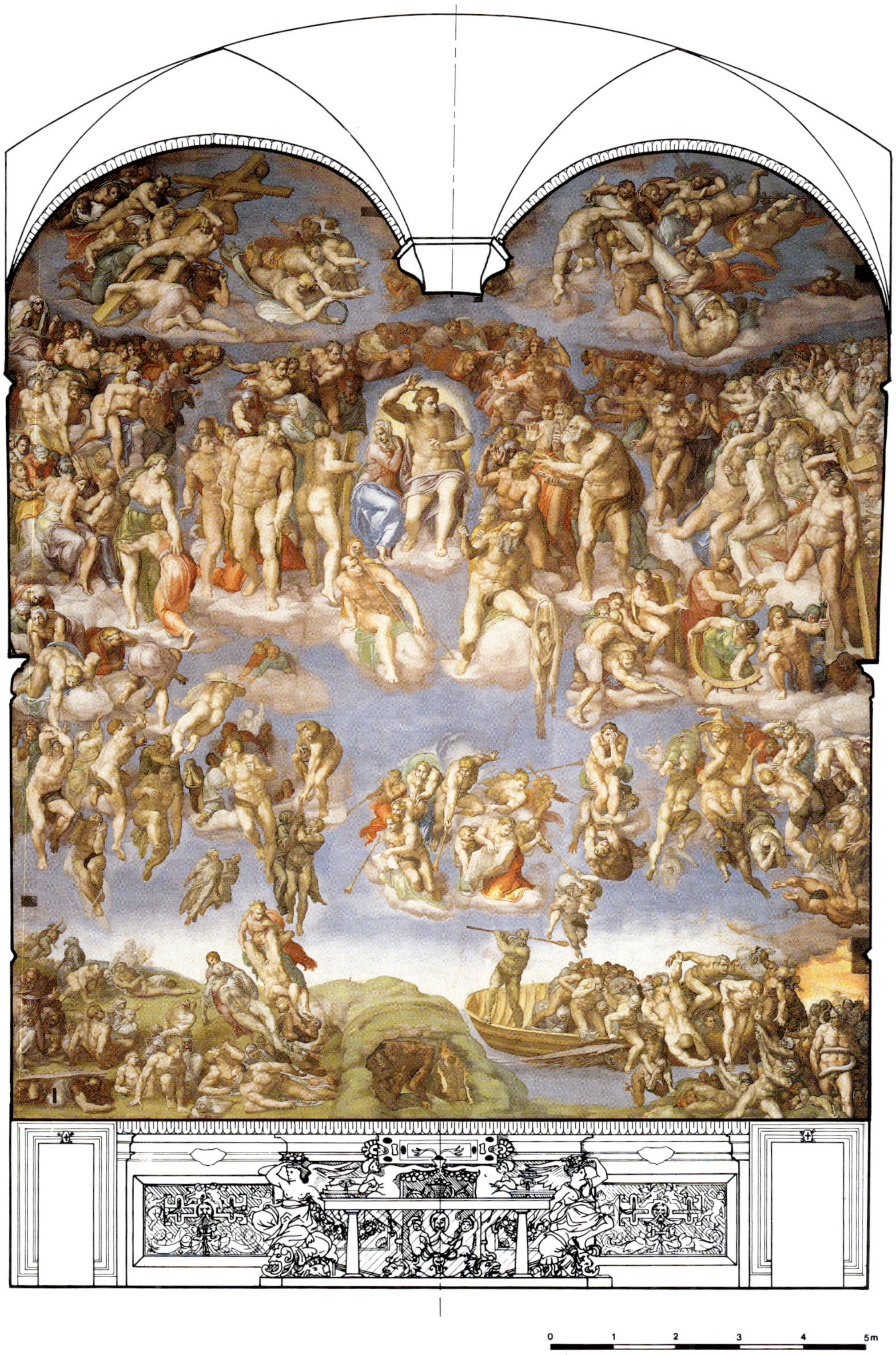

hinweisen. Die Löwenköpfe in der Mitte könnte man als Anspielung auf Christus verstehen, den siegreichen «Löwen aus dem Stamm Juda» (Offb 5,5). Die beiden Viktorien weisen auf den endgültigen Sieg Christi hin, während man in den Hermen einen Hinweis auf den antiken Götterboten Hermes erblicken könnte, der die Verstorbenen in die Unterwelt führt und somit den Übergang vom Leben zum Tod symbolisiert. Schließlich stehen die Muscheln und die Festons aus Blumen und Früchten in den kleineren Feldern, welche die männlichen Hermen mit den weiblichen Viktorien verbinden, für Fruchtbarkeit, Erneuerung und Unsterblichkeit.

Perinos Figuren sind zwar bildhauerisch empfunden und komplex, aber weniger körperlich, und psychologisch nicht so eindringlich wie die Michelangelos. Perino drückt sich eher durch die graziöse Verfeinerung der klassischen Motive, durch elegante Rhythmen und eine eingeschränkte Farbgebung aus. Doch immerhin so subtil, raffiniert und reichhaltig ist sein Entwurf einer *spalliera,* daß seine Tapisserie in der Tat eine würdige Begleiterin der apokalyptischen Vision Michelangelos hätte sein können.

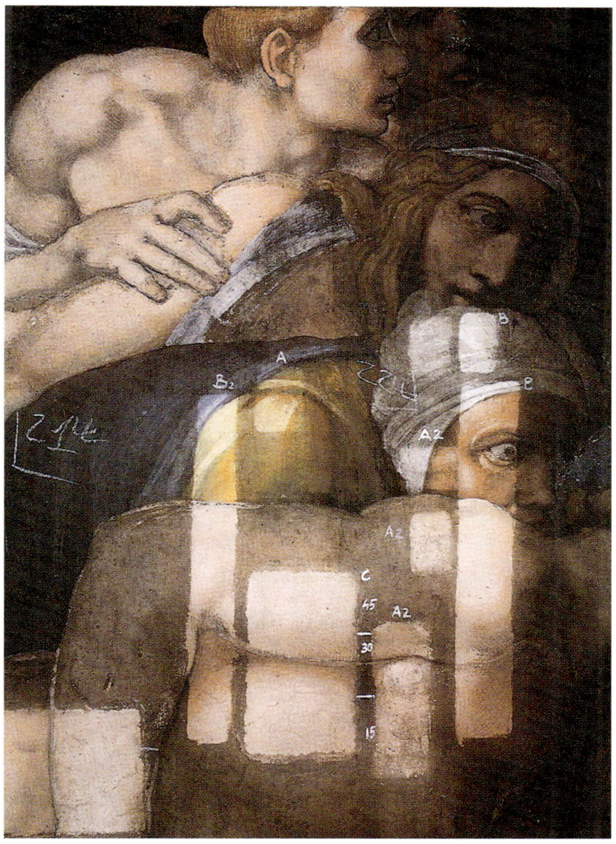

FABRIZIO MANCINELLI

DAS FRESKO DES JÜNGSTEN GERICHTS
TECHNIK UND RESTAURIERUNG

Das Fresko des Jüngsten Gerichts

Michelangelo wurde von Papst Clemens VII. (Giulio de' Medici, 1523–1534) damit beauftragt, in der Sixtinischen Kapelle das Jüngste Gericht zu malen. Man nimmt an, daß der Medici-Papst und Michelangelo bei einem Treffen in Florenz am 22. September 1533[1] über das Projekt gesprochen haben. Bei dieser Gelegenheit soll der Papst dem Künstler gesagt haben, «daß er an der Hauptwand, wo sich der Altar befindet, das Jüngste Gericht malen solle, weil er so, durch dieses Thema, all das zeigen könne, wozu die Malkunst imstande sei. Und gegenüber, über dem Haupteingang, hatte er ihm aufgetragen, den für seinen Hochmut aus dem Himmel verstoßenen, in die Mitte der Hölle hinabgestürzten Luzifer zu machen, zusammen mit all den Engeln, die gemeinsam mit ihm sündigten.»[2] Demnach war zunächst ein noch umfangreicheres Projekt als das tatsächlich ausgeführte geplant, dessen Wurzeln vielleicht bis in die Zeit von Julius II. (Giuliano della Rovere, 1503–1513) zurückreichen.[3]

Clemens VII. konnte allerdings nur die Studien begutachten, da er noch vor Beginn der eigentlichen Arbeiten verstarb. Die Ausführung erfolgte dann unter seinem Nachfolger Paul III. (Alessandro Farnese, 1534–1549). Allerdings versuchte Michelangelo zunächst, sich nach dem Tod Clemens' VII. von dieser Verpflichtung zu befreien oder sie zumindest aufzuschieben, weil er sich wieder dem Grabmal für Papst Julius II. zuwenden wollte. Deshalb erinnerte er Paul III. an seine mit dem Herzog von Urbino getroffenen Vereinbarungen. Als Entgegnung soll der Papst ausgerufen haben: «Ich hatte dreißig Jahre diesen Wunsch und nun, da ich Papst bin, werde ich nicht darauf verzichten. Ich zerreiße den Vertrag und ordne an, daß du mir auf jede Weise dienen sollst.» [4]

Wie schon unter Julius II. mußte sich Michelangelo dem Wunsch des Papstes beugen. Paul III. wünschte, «daß er den von Clemens VII. geforderten Karton weiterführe, ohne den Entwurf oder das Konzept, das dieser vorgegeben habe, zu ändern».[5] Daß schon zur Zeit Clemens' viele «Kartons und Entwürfe» fertig waren, wie man auch aufgrund einer anderen Stelle bei Vasari annehmen kann[6], ist nicht sehr wahrscheinlich; die konkrete Planung muß jedenfalls im Frühjahr 1534 begonnen haben. Schon vor dem Tod des Papstes am 25. September desselben Jahres konnte der Künstler ihm vermutlich einen Entwurf der Komposition vorlegen, der von Condivi als «Karton» bezeichnet wurde. Aus dieser Phase sind zwei Studien erhalten, eine davon befindet sich in Bayonne im Musée Bonnat (Abb. 1) und die andere in Florenz (Casa Buonarroti, Abb. 2). Der erstgenannte Entwurf beschränkt sich auf Christus als Weltenrichter und einige umstehende Figuren, während der zweite eine größere Komposition umfaßt. Diese Zeichnung in Florenz ist deshalb besonders interessant, weil sie zeigt, daß Michelangelo anfangs noch die 1512 von ihm gemalten Lünetten erhalten wollte. Ebenso wollte er auch das Bild der Himmelfahrt Mariens in das *Jüngste Gericht* miteinbeziehen, dessen Gesims im unteren Teil des Entwurfs deutlich zu erkennen ist, wo es von den Auferstehenden und den Verdammten flankiert wird.[7] Die Komposition weist bereits viele Elemente der endgültigen Fassung auf und zeigt vor allem die dynamische Formulierung, die das *Jüngste Gericht* Michelangelos von all seinen gemalten Vorläufern unterscheidet: Deutlich sind in der Zeichnung die Haltungen von Christus und Maria umrissen, so daß sich bereits eine komplexe psychologische Verbindung der beiden ergibt. Hier, im Florentiner Entwurf, eignet den Gesten Christi und Mariens jedoch noch eine Gewalt und Erregung, die im Fresko dann abgemildert wurden. In der endgültigen Fassung wurden die Gefühle eher nach innen als nach außen gewendet.

Um den Künstler definitiv an seinen Willen zu binden, bezeichnete Paul III. ihn in zwei Breven vom 1. September 1535 als «obersten Architekten, Bildhauer und Maler unseres Apostolischen Palastes» und gewährte ihm eine Leibrente von 1200 Scudi jährlich – eine ganz beträchtliche Summe –, von denen 600 aus den Brückenzöllen des Po-Überganges bei Piacenza stammen sollten. Das Breve hielt ferner fest, daß die Leibrente für das *Jüngste Gericht* und alle weiteren in päpstlichem Auftrag geschaffenen Werke Michelangelos gewährt werden sollte.[9]

Der Auftrag von Clemens VII. war vermutlich nicht von künstlerischen Überlegungen motiviert. Vielmehr sollte das Jüngste Gericht auf die Bedeutung der Plünderung Roms (Sacco di Roma 1527) für die Kirche verweisen. Zugleich spiegeln sich in diesem Bildthema Kummer und Schrecken wider, «angesichts von Ereignissen, die jede Sicherheit von Grund auf zu zerstören schienen»[10]: Der Auftrag für das *Jüngste Gericht,* der – wie De Vecchio betont – nicht frei von «einer symbolischen Bedeutung war, die vielleicht weit über das Bewußtsein und die Absichten ... des Papstes hinausgingen»[11], wurde auch vom Nachfolger Clemens' VII. uneingeschränkt befürwortet.

Die Arbeiten begannen am 16. April 1535 mit dem Bau des Gerüsts. Die nächste Phase dauerte dann mehrere Monate. In dieser Zeit wurden unter anderem auch die bestehenden Kapellendekorationen an der Stirnwand zerstört – die Fresken von Perugino, zwei Szenen mit der Geburt Christi sowie der Auffindung des Mose, das Bildfeld mit der Himmelfahrt Mariens die beiden von Michelangelo gemalten Lünetten aus der Zeit Julius' II. (Abb. 7–8) sowie die vier Päpste, die die beiden Fenster flankierten.

Aus ökonomischer Sicht brauchte sich Michelangelo nun keine Sorgen mehr zu machen, da er Teil der «Päpstlichen Familie» geworden war. Die einem Gehalt vergleichbaren Zahlungen erfolgten – wie die beiden Breve dokumentieren – bis zu seinem Tod.

Die Zahlungen für das Gerüst und die Vorbereitung der Wand, auf der der Künstler malen sollte, zogen sich vom 16. April 1535 bis Ende April des nächsten Jahres hin und zeugen von einer recht langen und gründlichen Vorbereitungsphase, in die auch der von Vasari erwähnte Streit zwischen Sebastiano del Piombo und Michelangelo fällt. Der aus Arezzo stammende Biograph berichtet, daß Sebastiano del Piombo «den Papst überzeugt hat, daß Michelangelo in Öl malen sollte, obwohl dieser es nur *a fresco* machen wollte. Doch Michelangelo sagte weder ja noch nein und verzog nach Art von Sebastiano del Piombo sein Gesicht und wartete einige Monate, ohne sich ans Werk zu machen. Nachdem er jedoch ermahnt worden war, sagte er schließlich, daß er es nicht machen wollte außer *a fresco,* und daß das Malen mit Öl eine Kunst von Weibern, alten Leuten und Faulpelzen wie Bruder Bastiano sei. Mit diesen Worten schlug er den nach Anweisung des Bruders angefertigten Putz herunter, und als die ganze Wand so vorbereitet worden war, daß er *a fresco* arbeiten konnte, machte sich Michelangelo ans Werk.»[12]

Der Bericht Vasaris wird von den Quellen bestätigt. Der Putz des Venezianers Sebastiano wurde am 25. Januar 1536 zerstört[13], gut neun Monate nach Beginn der Arbeiten. Am 13. Februar erfolgte sodann die Zahlung «an Meister Giovanni Fachino für die Ziegelsteine, die er geliefert hat, um die Mauer der Sixtinischen Kapelle zu verkleiden».[14] Die ersten Zahlungsanweisungen für die Farben

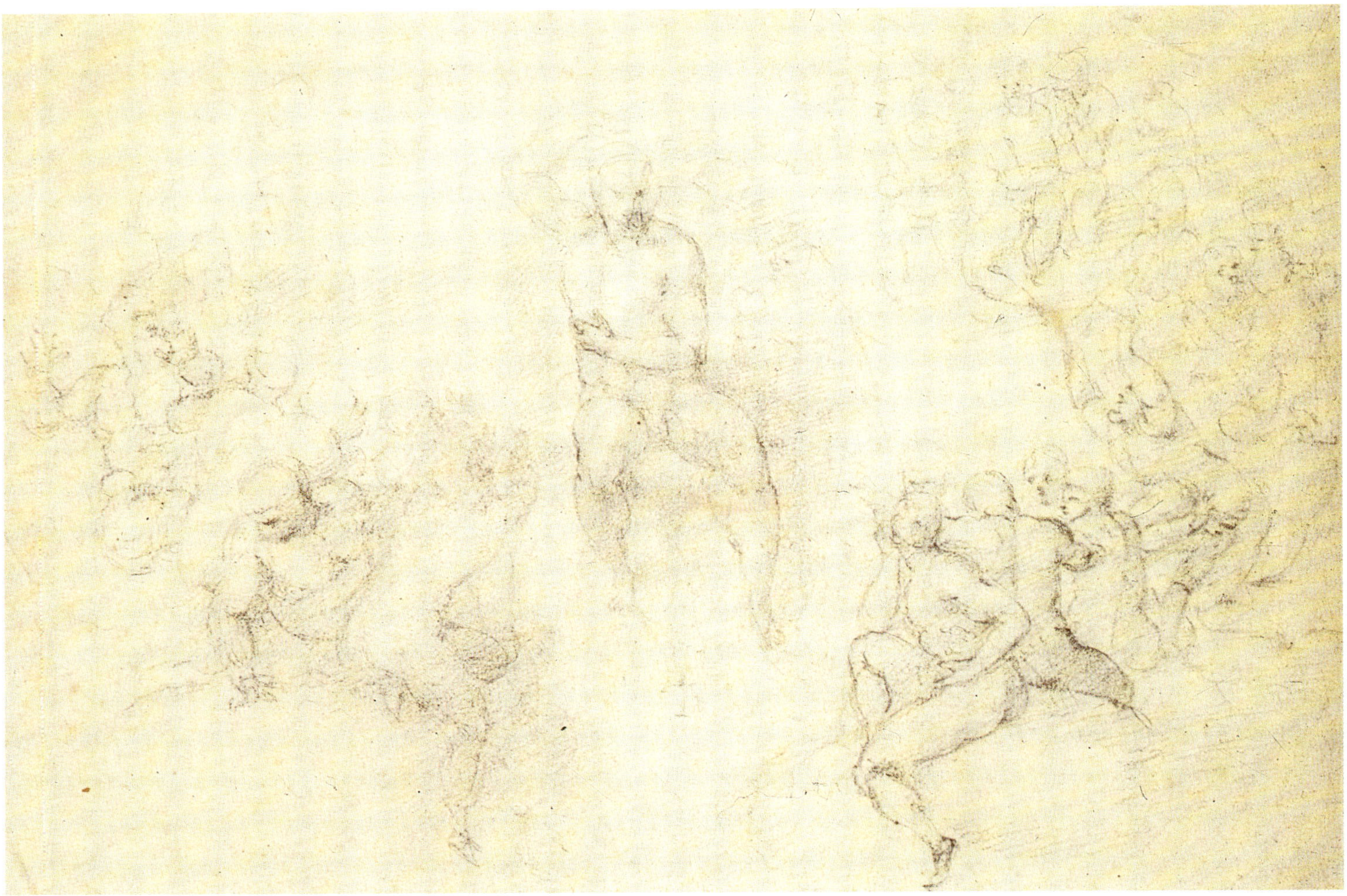

1

wurden am 18. Mai 1536 ausgestellt. Sie geben Auskunft über eine Reihe von Anschaffungen, die auch später noch fortdauerten, als die *Cappella Paolina* ausgeschmückt wurde. Eine Ausnahme bilden lediglich die Blautöne, die praktisch immer aus kostspieligem Lapislazuli (Ultramarin) bestanden und die Michelangelo trotz der hohen Kosten für die große Fläche des Himmels verwendet hat. Allerdings konnte er dies nur deshalb so bedenkenlos tun, weil alle Ausgaben vom Kommissar der päpstlichen Werkstätten, Iacopo Meleghino, gedeckt wurden. Die blaue Farbe wurde erst aus Venedig und später aus Ferrara bezogen, der Geburtsstadt Meleghinos. Ebenfalls aus Ferrara ließ er am 21. November 1537 Azurblau kommen. Im Gegensatz zu der Decke, über die man fast nur indirekte Informationen aus dem Briefwechsel Michelangelos erhalten kann, sind die mit dem *Jüngsten Gericht* verbundenen Zahlungsanweisungen relativ zahlreich und enthalten äußerst genaue Angaben, sei es in bezug auf das Gehalt Michelangelos, die verwendeten Farben oder das Gerüst.[15]

Die von Michelangelo gewünschte Ziegelverkleidung bildete einen ganz anderen Malgrund als das Deckengewölbe aus Tuffstein. Sie wurde – wie bereits erwähnt – Anfang 1536 ausgeführt: Die Mauer neigt sich nun oben etwa 24 cm nach vorne, wie auch Vasari überliefert: «So ließ Michelangelo vor die Hauptwand der besagten Kapelle eine zuvor nicht dagewesene Vormauer aus sorgfältig gefugten, ausgewählten und gut gebrannten Ziegeln machen, und er wollte, daß sie oben etwa eine halbe Elle überstehe, damit sich nicht Staub und anderer Schmutz auf ihr festsetzen könne.»[16] Daß dies der Grund für die Neigung der Wand war, scheint jedoch ziemlich unwahrscheinlich zu sein. Die vom Künstler auf die perspektivische Verkürzung der Figuren und auf ihre komplexe Anordnung verwendete Sorgfalt wie auch die Art der Korrekturen *(pentimenti)* deuten eher auf optische Erwägungen hin.

Wie an der Decke folgte auf den Rauhputz der Feinputz, jedoch wurde kein zusätzlicher Oberputz aufgetragen, der an der Decke aus einem vorbereitenden

1. Michelangelo, Studie für das Jüngste Gericht (um 1533–1535). Bayonne, Musée Bonnat.
2. Michelangelo, Studie für das Jüngste Gericht (1533–1534). Florenz, Casa Buonarroti.

2

3

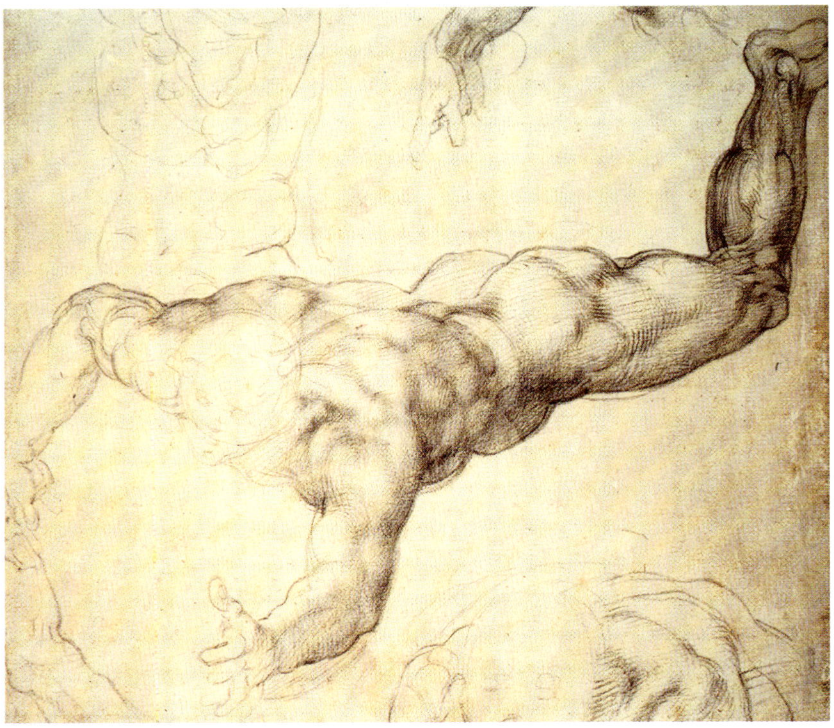

4

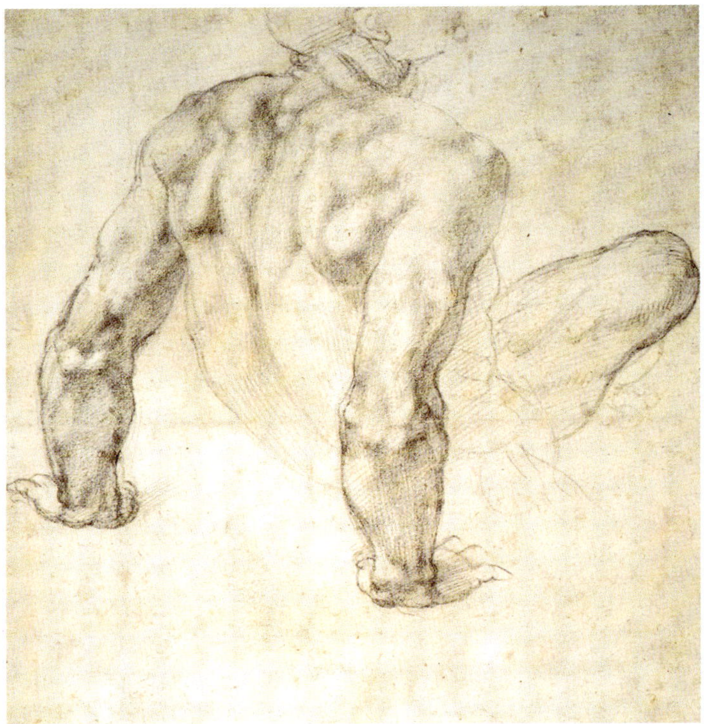

weißen oder weißlichen Farbauftrag besteht, während der Himmel oft mit einem leichten Farbüberzug aus rötlichem Ocker vorbereitet wurde, so hell und leicht, daß er rosa wirkt. Die Dicke des Rauhputzes beträgt etwa sieben Millimeter, die des Feinputzes etwa vier Millimeter. Im oberen Bereich der Lünetten ist er noch dünner, da dort der Rauhputz fehlt. Der Putz besteht vorwiegend aus Puzzolanerde und Kalk im Verhältnis drei zu eins (diese Angabe geht auf Federici zurück). Bei den Tagwerken mit Figuren wurde sehr selten auch Marmorstaub beigemischt, offenkundig um einen glatteren und festeren Malgrund zu erzielen. Im allgemeinen weist der sorgfältig verarbeitete Feinputz eine feste Konsistenz auf, was sich besonders deutlich im Streiflicht zeigt.

Nach Biagetti[17] wurde das Fresko in 450 Tagwerken gemalt. Diese Zählung muß allerdings revidiert werden, da auf der von Biagetti angefertigten Zeichnung viele Tagwerke gar nicht eingetragen sind.

Die angewandte Technik – nachdem die Verwendung von Ölfarben, wie sie Sebastiano del Piombo vorgeschlagen hatte, für das *Jüngste Gericht* grundsätzlich ausgeschlossen werden konnte – war wie bei der Decke das *buon fresco*, so wie es Michelangelo zum Ärger Sebastianos auch betont hatte, wenngleich die Ausnahmen von der Regel ziemlich zahlreich sind.[18] Die Arbeitsweise mußte ohnehin im Vergleich zur Decke verändert werden, und zwar im Hinblick auf die Pinselführung, das Farbspektrum, den Einsatz der Sekkotechnik und die erwähnte Vorbereitung des Putzes. Ölfarben wurden nur unten, im Bereich der Dämonen, verwendet, um gewisse grün- und blaumetallische Farbtöne zu erzielen, die weder in der Freskotechnik noch mit Temperafarbe realisierbar gewesen wären.

Was den Farbauftrag und die Pinselführung angeht, so fehlen im *Jüngsten Gericht* fast alle reinen und transparenten Farben; die flüssigen Pinselstriche und die Farbschichten, die aus sehr reichhaltigen Farbmischungen bestehen, resultieren aus einem kräftigen, raschen und skizzenhaften Farbauftrag (Abb. 10).

Ganz verschwunden ist die bereits an der Decke relativ seltene Verwendung verschiedener Farbzubereitungen aus grüner Erdfarbe, Umbra und Grünbraun für die Licht- und Schattenzonen der Figuren. Diese wurden ersetzt durch eine Behandlung des gesamten Bildes mit einem lokalen Braunton – meistens aus Umbra –, der nach und nach mit Hilfe von Lichtern und Zwischentönen modelliert wurde (Abb. 11).

Die Korrekturen, Hinzufügungen und Überarbeitungen in Sekko-Technik sind zahlreich und von ganz erstaunlichem Ausmaß. Bisweilen wurden sie sogar im

3. Michelangelo, Studie zu einem Engel in der rechten Lünette des Jüngsten Gerichts (um 1535–1536). London, British Museum.
4. Michelangelo, Studie zu einer Figur des Jüngsten Gerichts (um 1538–1540). London, British Museum.

5

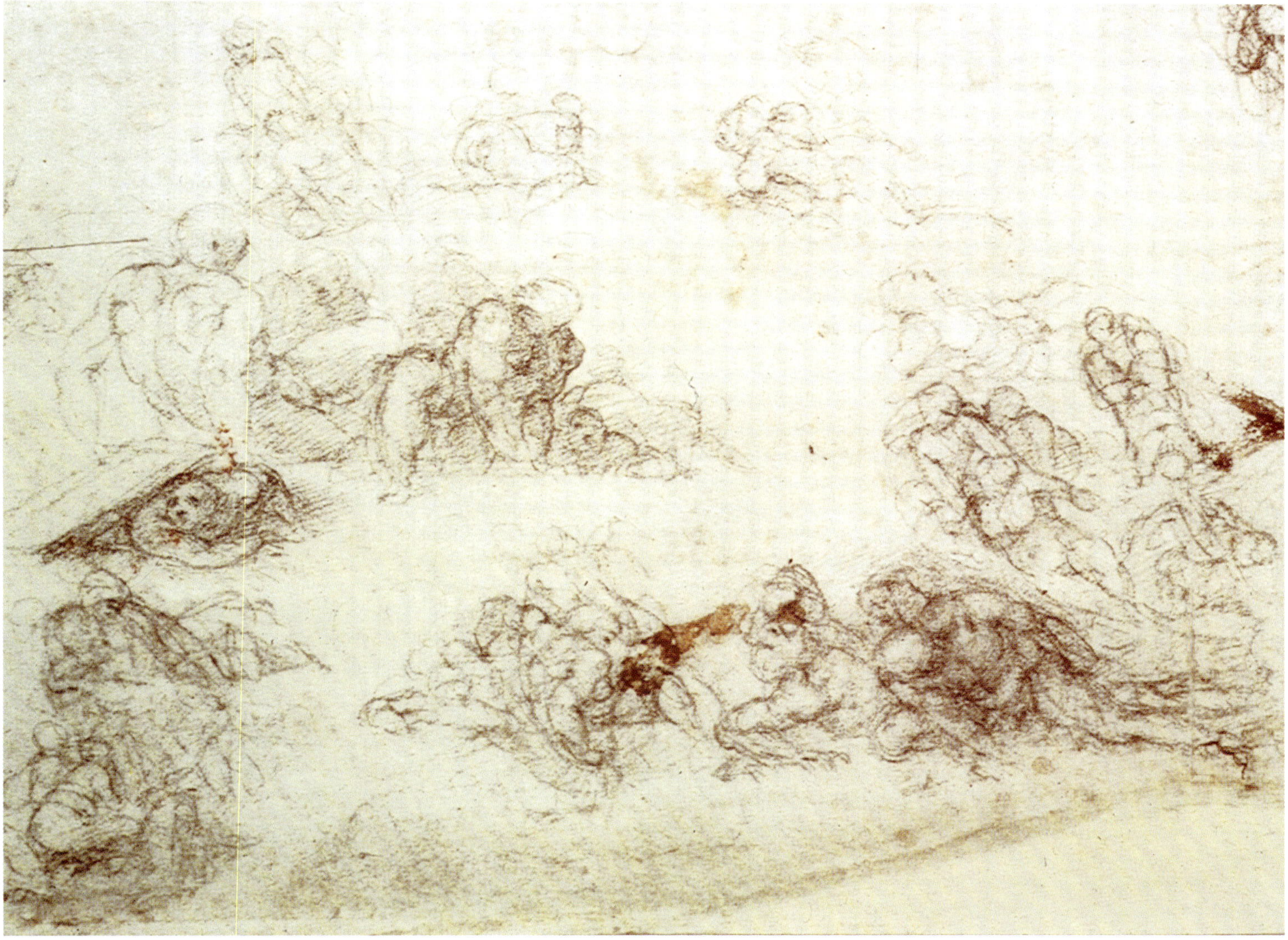

6

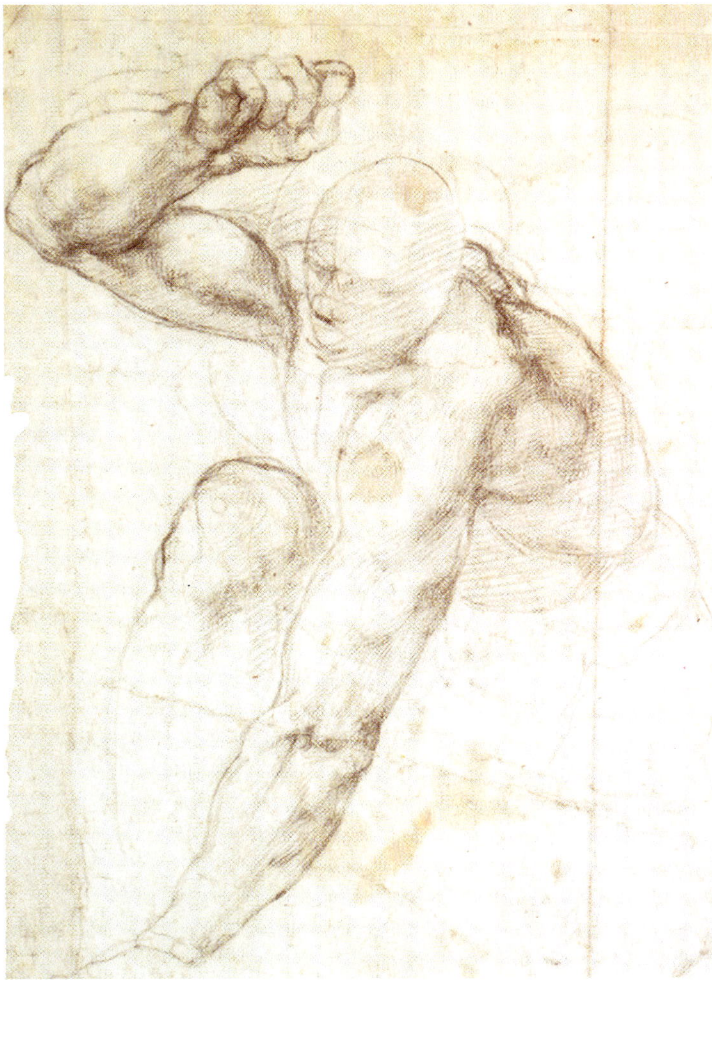

5. Michelangelo, Studie für das Jüngste Gericht (1538–1540). Windsor Castle.
6. Michelangelo, Studie zu einer Figur des Jüngsten Gerichts (um 538–1540). London, British Museum.

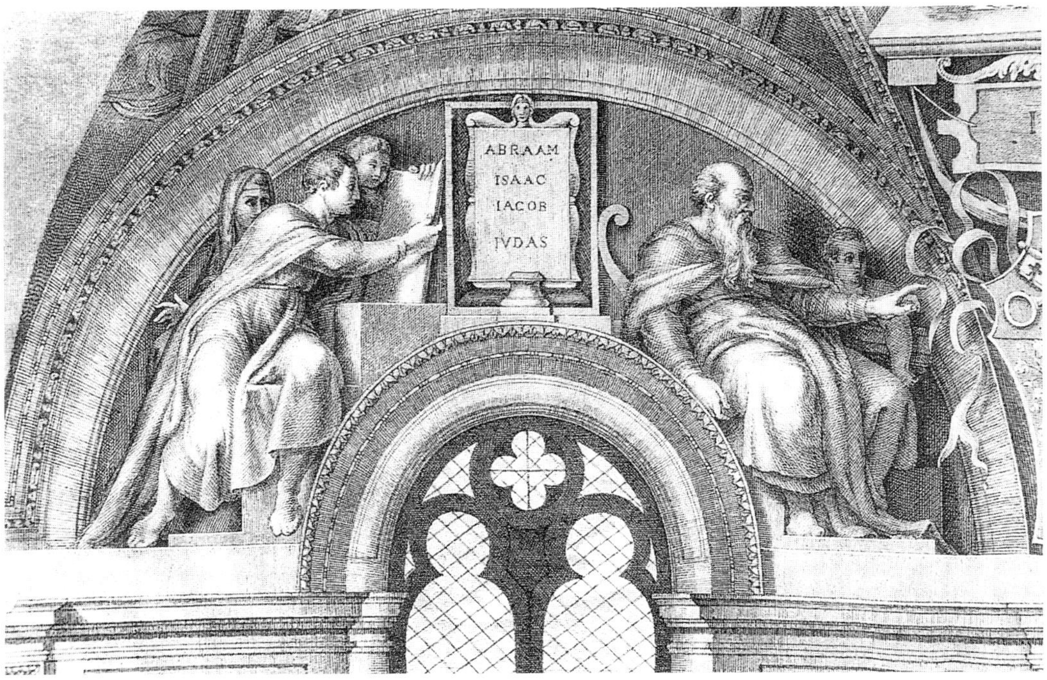

7

Abstand von einigen Tagen vorgenommen, allerdings ohne dabei den Putz zu entfernen, wie es noch bei der Decke geschehen war. Danach wurde ein aus Sangiovanni-Weiß bestehender Grundton aufgetragen. Diese Korrekturen oder *pentimenti* bestanden vor allem in Lageveränderungen, Erweiterungen bzw. Verkleinerungen von Details der Figuren oder in bewußten Veränderungen oder auch Zufügungen von Lichtern (Abb. 12, 13). Eine andere Art der Korrektur entstand bei der Übertragung der Figuren vom Karton auf den Putz. Diese sind dadurch deutlich erkennbar, daß in solchen Fällen der Ansatz des vorhergehenden Tagwerks eine andere Position zeigt als der später angefügte. Dies macht deutlich, daß sich Michelangelo erst im Laufe der Arbeit am Fresko für eine andere Figurenanordnung entschieden hat. Deshalb mußten das Bein und der linke Fuß eines Engels in der rechten Lünette (zwischen dem grün- und orangegekleideten Engel) verändert werden (Abb. 13), zudem der rechte Arm Christi.

Im Gegensatz zu den Korrekturen an der Decke, die ausschließlich zur Veränderung der Proportionen einzelner Details und ihrer Größe dienten, ist ein Großteil der Nachbesserungen im *Jüngsten Gericht* vor allem aus dynamisch-perspektivischen Gründen erfolgt, die sich auf die Plazierung und auf die Bewegung der Figuren beziehen. Typisch sind zu diesem Zweck die leichten Veränderungen beim Engel an der Säulenbasis in der rechten Lünette und bei dem Seligen zwischen Petrus und dem heiligen Bartholomäus: In beiden Fällen wurde das Gesicht der Figur zur linken Schulter und damit ins Vollprofil gedreht, wodurch sich der ursprüngliche Bezug zwischen Kopf und Rumpf, der stark zur Gesamtwirkung beiträgt, merklich veränderte.

Immer *a secco* wurden, wie es die Regeln der Kunst erfordern, Elemente wie die Posaunen gemalt, die sich über mehrere Tagwerke erstreckten; und ebenfalls in Sekko-Technik wurden jene Farben aufgebracht, die sich nicht auf Kalziumhydratbasis herstellen ließen, wie etwa das Gelb der Aureole um Christus.

Außerdem wurden vermutlich eine Reihe letzter Überarbeitungen *a secco* ausgeführt, die aufgrund früherer Reinigungen verlorengegangen sind. Diese sollten die heute vorwiegend in den großen Flächen wie dem Himmel erkennbaren Farbunterschiede harmonisieren, vor allem auch an solchen Stellen, an denen die Tagwerke erst nach mehreren Monaten Abstand aneinandergesetzt wurden (Abb. 14). Derartige Überarbeitungen sollten im unteren Teil die heute leicht erkennbare Ansatzlinie zwischen einem Tagwerk am Himmel und dem nächsten abdecken: Sie gingen offensichtlich teilweise durch die alten Reinigungen verloren, teilweise auch dadurch, daß durch das Zusammenziehen des Leims und durch den Abrieb infolge häufigen Entstaubens die Farbschicht eingerissen ist.

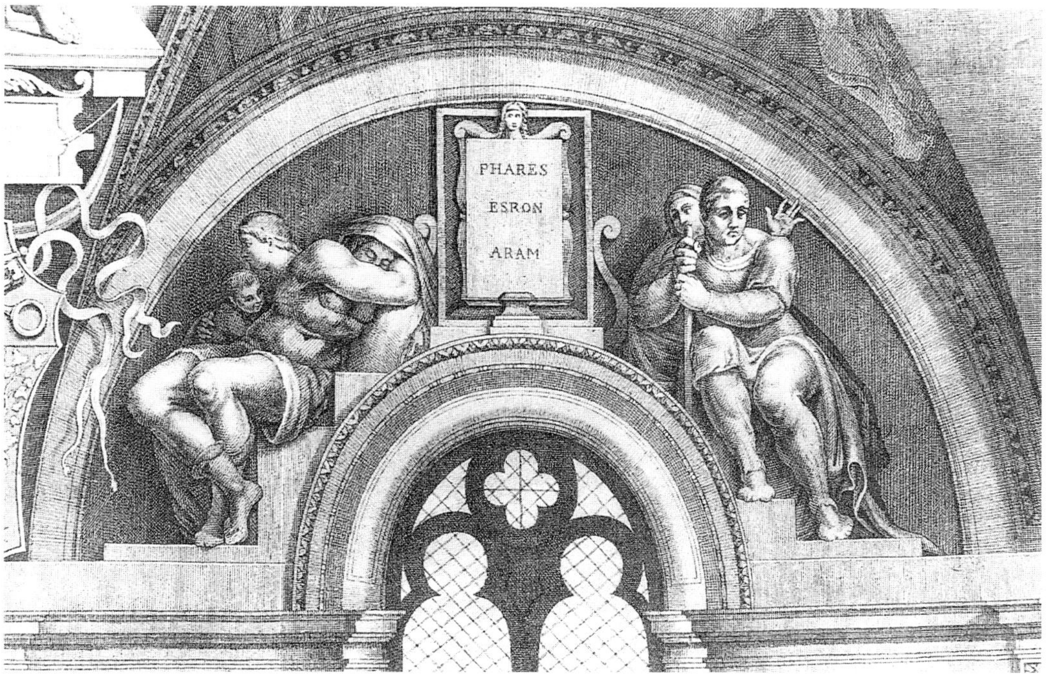

8

7–8. William Young Ottley, Die zwei Lünetten, die zerstört wurden, um Platz für das Jüngste Gericht zu schaffen; links Abraham – Isaak – Jakob – Juda, rechts Phares – Esron – Aram. Stich der Italian School of Design in London, 1823.

A secco wurden schließlich auch die braunrötlichen Umrisse einer Reihe von Figuren im Hintergrund ausgeführt, die sich häufig über mehrere Tagwerke erstreckten (Abb. 15) und die nicht auf Karton vorgezeichnet wurden. Dennoch sind diese Hintergrundfiguren wichtig: Sie vervollständigen die Komposition und geben dem Bild eine größere räumliche Tiefe. Darum wurden diese Figuren in einer äußerst schnellen und skizzenhaften Technik ausgeführt, um jenen Effekt der zunehmenden Unschärfe des Bildes zu erreichen, der seit der Zeit der Decke als so typisch für den Stil Michelangelos gilt. Auf diese Weise entstanden beispielsweise die nur angedeuteten Figuren mit der Leiter im Hintergrund der rechten Lünette und auch jene im Hintergrund der darunterliegenden Gruppe der Auserwählten.

Die Farbpalette weist im Vergleich zur Decke einige Unterschiede auf: Es fehlen das Braun und das Gelb, das Bleiorange und das Ebenholzschwarz, alles Farben, die allerdings auch an der Decke nur zu Beginn der Arbeiten verwendet wurden. Bei den Blautönen verschwand die Kobaltschmelze, die völlig durch Lapislazuli-Blau und kleine Mengen Azurblau ersetzt wurde. Das Gleiche gilt für Lackrot, Flachsgelb und Rotgold: Pigmente, die entweder *a secco* oder sehr selten *a fresco* verarbeitet wurden. Die übrige Farbpalette entspricht der der Decke: Die Weißtöne bestehen aus Sangiovanni-Weiß, die Rot- und Gelbtöne vor allem aus Ockerfarben, während sich unter den Brauntönen Umbra und gebrannte Siena finden. Die Schwarztöne bestehen aus Ebenholzschwarz und die Grüntöne aus grüner Erdfarbe, mit Ausnahme des Kleides der heiligen Katharina – das allerdings von Daniele da Volterra stammt –, bei dem auch Malachitgrün verwendet wurde (Abb. 27).

Die einzelnen Farben und die Art und Weise, wie diese verwendet wurden, dokumentieren die hohe malerische Sensibilität Michelangelos, die wahrscheinlich von seinem Kontakt mit der venezianischen Malerei und dem Umgang mit Sebastiano del Piombo herrührte. Besonders bedeutsam erscheint in dieser Hinsicht einerseits die Verwendung von Lackrot und der Azurtöne neben Flachsgelb und Goldgelb, andererseits die Verwendung von Azurblau, das zu besonderen Zwecken eingesetzt wurde und nicht als Ersatz für das teure Lapislazuli diente, das für die Gesamtwirkung des Bildes so bedeutsam ist.

Für alle Hauptfiguren der Komposition (Ausnahmen, die *a secco* ausgeführt wurden, gibt es vor allem im zweiten Freskostreifen) wurde ein Karton angefertigt, dem zweifellos kleinere Kompositionsskizzen vorausgingen und vielleicht – wie bei der Decke – einige grobe Skizzen auf dem Putz; letztere sind jedoch nicht belegt.

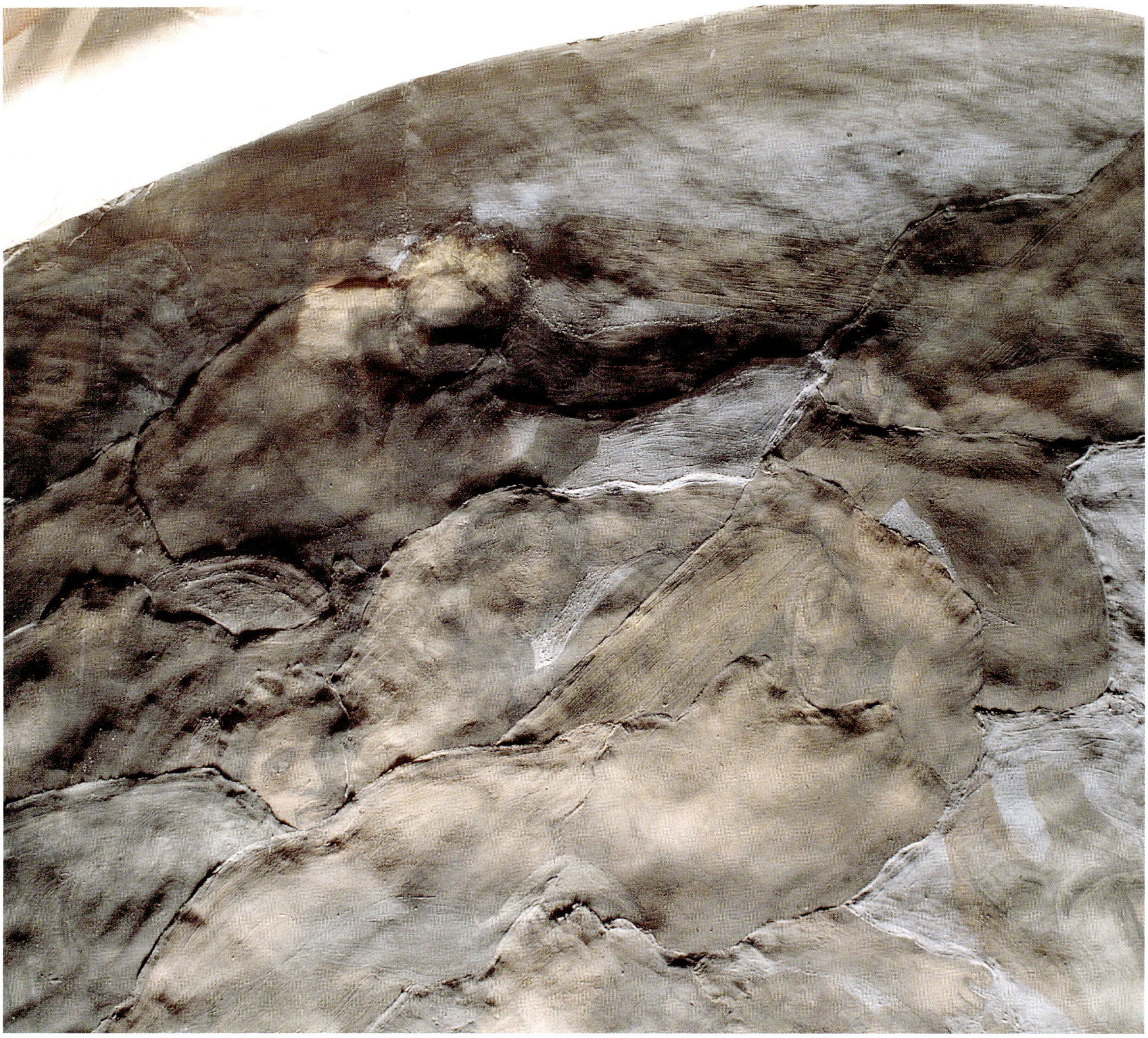

9

9. *Jüngstes Gericht. Detail des Putzes der linken Lünette. Streiflichtaufnahme vor der Restaurierung.*

Im oberen Teil der Komposition wurde die Kartonzeichnung mit einer Sticheltechnik übertragen (Spolvero-Technik), wobei die verwendete Pappe offenbar sehr stark war, da die Ränder der Löcher kreisförmige Abdrücke im Putz hinterlassen haben (Abb. 18). Im unteren Teil, der in der letzten Arbeitsphase gemalt wurde, liegt eine andere Übertragungsmethode vor: Michelangelo verwendete – wie bei den letzten Abschnitten an der Decke – die indirekte Ritzung (Abb. 19). Die Abfolge der Tagwerke zeigt, daß Michelangelo bei der linken Lünette und einer Figurengruppe im zweiten Streifen zu malen begonnen hatte. Er verfolgte eine Arbeitsmethode, die ihm zur Gewohnheit wurde: Die Arbeit setzte sich zur rechten Lünette hin fort und schließlich zur zentralen Gruppe mit Christus und Maria.

Nach der Fertigstellung der zweiten Lünette gab es vermutlich eine Unterbrechung in der Abfolge der Tagwerke, wie der auffällige Höhenunterschied zwischen der Lünette und der darunterliegenden Zone anzudeuten scheint. Die Gründe dafür sind unklar, aber es ist möglich, daß Michelangelo in dieser Zeit die Kartons für den Bildstreifen mit Christus, der Jungfrau Maria und den Auserwählten vorbereitet hat.

Die äußerst regelmäßige und zugleich kontinuierliche Abfolge der Tagwerke (ohne Zonensprünge) beweist, daß Michelangelo ohne große Unterbrechungen

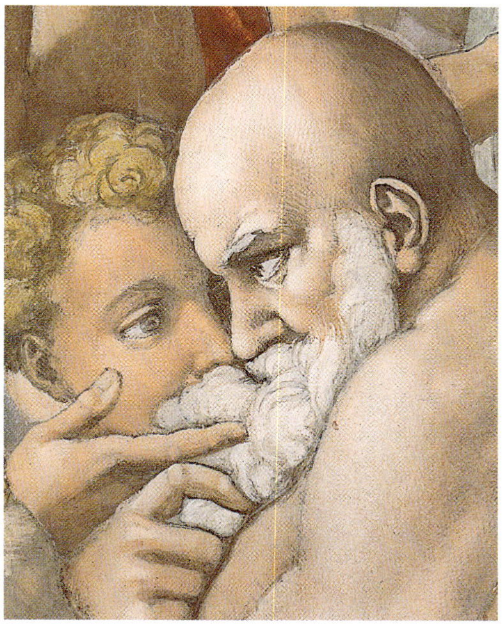

10

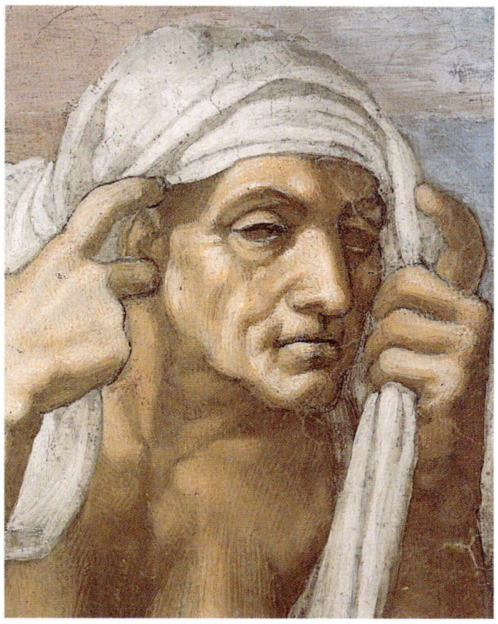

11

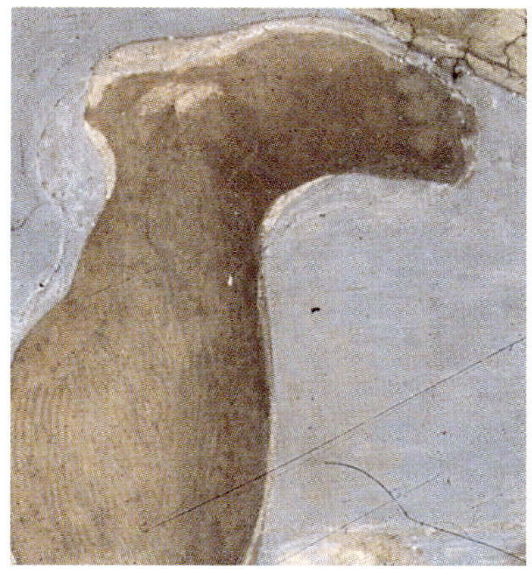

13

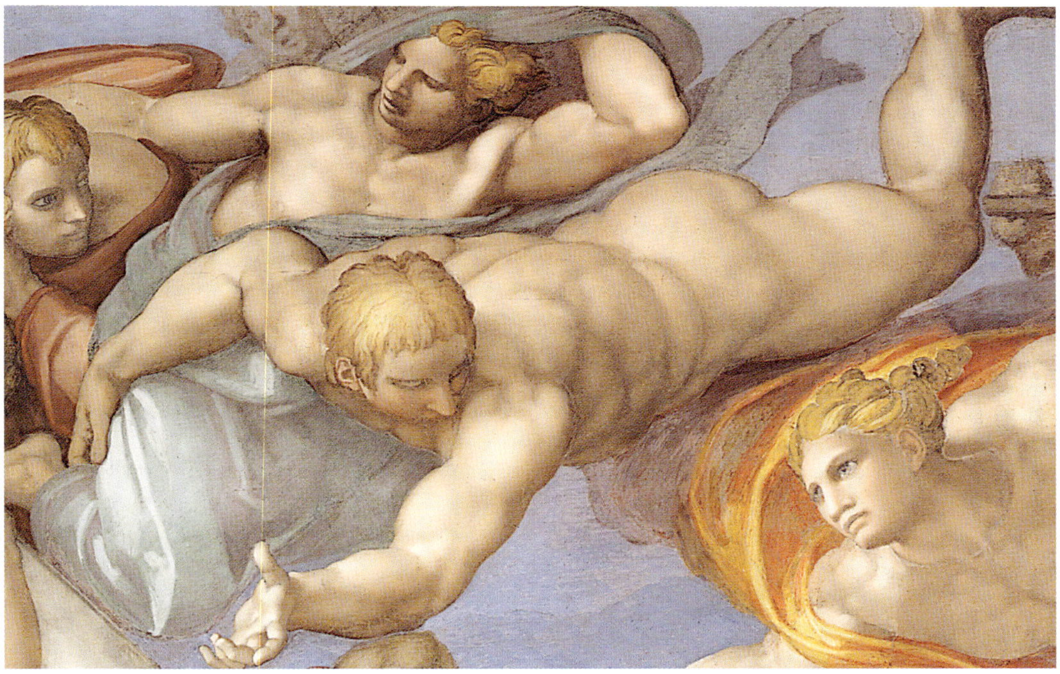

12

gearbeitet hat, wahrscheinlich mit der Unterstützung Urbinos (Francesco Amadori, tätig zwischen 1530 und 1555), von dessen Mithilfe wir aufgrund von Zahlungsbelegen wissen. Vielleicht war Urbino jedoch in erster Linie – wenn nicht sogar ausschließlich – in der Entwurfsphase tätig. Einige wenige Stellen mit deutlich minderer Qualität der Pinselführung scheinen nicht von Michelangelo selbst zu stammen. Auf der linken Seite bleibt die Qualität einiger Figuren in der Gruppe der aufsteigenden Erlösten unerklärlich, wenn man nicht die Anwesenheit eines Gehilfen annimmt. Möglicherweise arbeitete Michelangelo an dieser Zone, als er vom Gerüst fiel und sich sein Bein verletzte. Zunächst wollte er sich vor Wut und Schmerz nicht behandeln lassen, aber schließlich kam ihm doch ein befreundeter Arzt, Baccio Rontini, zu Hilfe. Michelangelo erholte sich dann schnell und «kehrte zur Arbeit zurück, und da er dauernd arbeitete, brachte er sie in wenigen Monaten zum Abschluß, indem er soviel Kraft auf die Malerei verwendete, daß er den Spruch Dantes ‹Tote erscheinen tot, Lebende lebendig› bestätigte und man dort das Unglück der Verdammten und die Freude der Glückseligen kennenlernt»[19]. Dieser Unfall hat ihn wahrscheinlich dazu gezwungen, Urbino größere Freiheiten einzuräumen.
Am 15. Dezember 1540 wurde das Gerüst abgesenkt, so daß der obere Teil des Freskos sichtbar wurde. Dadurch konnte Michelangelo auch vom Boden aus die

10. Jüngstes Gericht. Detail zweier Seligen unterhalb der rechten Lünette.
11. Jüngstes Gericht. Detail einer Seligen unterhalb der linken Lünette.
12. Jüngstes Gericht. Detail der rechten Lünette.
13. Jüngstes Gericht. Detail einer a-secco-Korrektur am Fuß eines Engels in der rechten Lünette.

Korrektheit der Verkürzungen prüfen. Am 31. Oktober 1541, dem Vortag von Allerheiligen, wurde das *Jüngste Gericht* enthüllt – am gleichen Tag war 1512 die Decke enthüllt worden. Das Werk rief sofort Kritik und Bewunderung hervor: Vasari berichtet davon, daß das Fresko «zum Erstaunen und zur Verwunderung von ganz Rom, sogar der ganzen Welt», enthüllt worden sei.

Wie das Bildprogramm an der Decke ist auch das *Jüngste Gericht* an der Altarwand als eine Vision konzipiert, die sich jedoch hier eigentlich außerhalb des realen Kapellenraums ereignet: Es gibt im Bild keinerlei architektonische Elemente, die das Fresko gliedern; vielmehr scheint es, als wäre die Kapellenwand gar nicht da, so daß der Jüngste Tag unmittelbar vor den Augen des Betrachters anbricht. Trotz dieses visonären Charakters des Freskos gibt es aber auch Elemente, die das Bild mit dem Raum verbinden. Dismas (manchmal auch als Simon von Zyrene bezeichnet), der zum Bildraum gehört, stützt sein Kreuz auf das Hauptgesims der Kapellenwand, also auf einen architektonischen Bestandteil des Raumes. Die Scharen der Auserwählten und Verdammten treten, ebenso wie die Auferstehenden, anscheinend von außen in die Szene ein. Sie befinden sich also außerhalb der realen architektonischen Struktur, was gleichzeitig durch das Abschneiden der Figuren am Rand des Freskos und durch die zu Dismas (oder Simon von Zyrene) ausgestreckten Hände einer Person, die sich ganz offensichtlich jenseits der Wand befindet, zum Ausdruck kommt.

Die Komposition des Freskos ist wie eine Architektur aus geordneten Körpern konzipiert. Es finden sich zwar noch Anklänge an die traditionelle hierarchische Ordnung (Strukturierung des Freskos durch Bildstreifen), aber weit mehr fällt die stark entwickelte Räumlichkeit auf. Das gesamte Bild wird durch die gebieterische und sogar die Zeit anhaltende Geste Christi in eine langsame, unerbittliche elliptische Bewegung gezwungen.[20] Der Weltenrichter steht im oberen Zentrum und ist im Begriff, sich auf seinen Wolkenthron zu setzen. Er zeigt das gelöste und undurchdringliche Gesicht eines Allwissenden und hebt die Arme, als wolle er die Aufmerksamkeit auf sich ziehen und für einen Moment den Aufruhr in seiner Umgebung besänftigen. Neben ihm wendet Maria den Kopf in einer mitleidvollen Geste, ihr Körper windet sich in einer Gegenbewegung zu Christus empor, als sollte der Unterschied zwischen beiden unterstrichen werden. Doch tritt sie Christus nicht energisch entgegen, wie im Blatt der Casa Buonarroti, sondern beschränkt sich darauf, ängstlich den Ausgang des Jüngsten Gerichts abzuwarten.

Oben, in den Lünetten, überbringen zwei verkürzt dargestellte Engelsgruppen die Leidenswerkzeuge: links das Kreuz und die Dornenkrone, rechts die Geißelsäule, die Leiter und den Stab mit dem essiggetränkten Schwamm.

Um Christus und Maria versammeln sich die Heiligen und Auserwählten, die sich langsam zu einem Kreis anordnen. Die Bewegungen und Haltungen beider Gruppen sind sehr ausdrucksvoll, aber sie drücken keine Freude oder Erleichterung aus, wie man es vielleicht erwarten könnte, sondern eher Furcht und Besorgnis. Der hier dargestellte Moment ist nämlich, im Gegensatz zur bildnerischen Tradition, nicht der Ausgang des Gerichts, sondern dessen Beginn.

Unter den Gestalten links und rechts erkennt man eine Figur, deren Schultern mit einem Tierfell bedeckt sind – vermutlich handelt es sich um Johannes den Täufer, aber womöglich auch um Adam. Ferner ist der heilige Andreas mit dem X-förmigen Kreuz zu sehen, der heilige Laurentius mit dem Rost, der gehäutete Bartholomäus, Petrus mit den Schlüsseln (Abb. 21) und neben ihm vermutlich Paulus (oder Johannes der Täufer). Zu ihren Füßen befindet sich ein Märtyrer mit dem Kreuz, wahrscheinlich der Apostel Philippus, daneben der Apostel Simon der Eiferer mit der Säge, der heilige Blasius mit den Hecheln, Katharina von Alexandrien mit dem zerbrochenen Rad (Abb. 27), der kniende heilige Sebastian mit den Pfeilen in der Hand und, hinter dessen Schultern, der kreuztragende Dismas (oder Simon von Zyrene). Der Alte oben rechts mit dem Bart könnte Mose darstellen (Abb. 10), die alte Frau links oben, die ihren Schleier

14

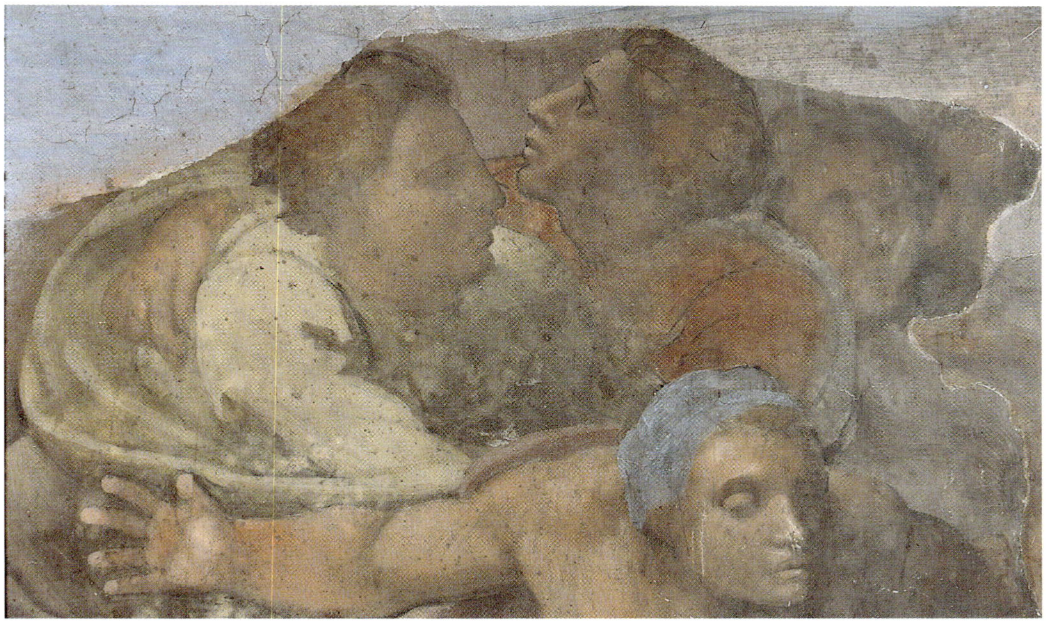

15

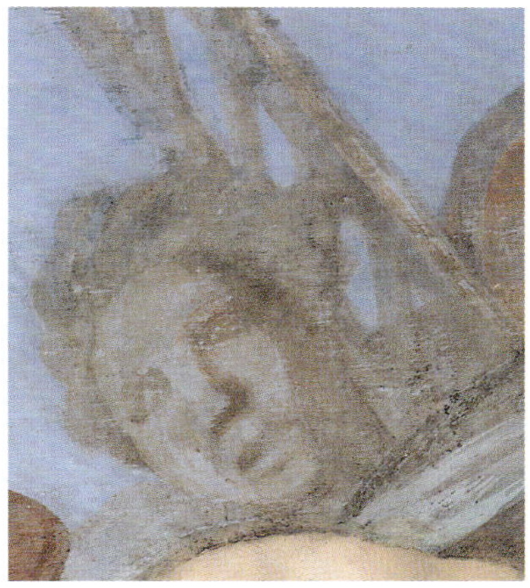

16

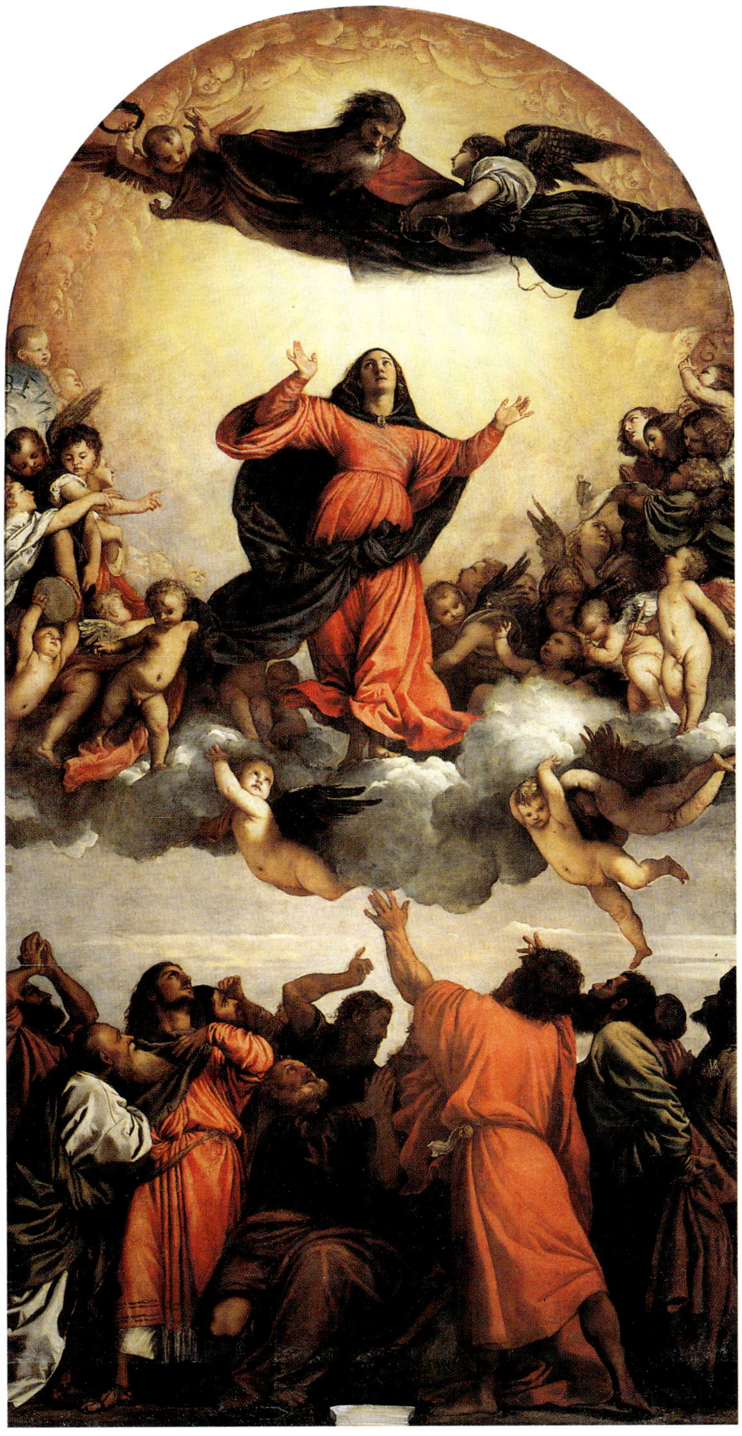

14. Jüngstes Gericht. Detail des Höhensprungs eines Tagwerks innerhalb der Figurengruppe unter der Figur des Propheten Jona. Fotografiert vor der Reinigung.
15. Jüngstes Gericht. Detail der rechten Lünette.
16. Tiziano Vecellio, Mariä Himmelfahrt (1518). Venedig, S. Maria Gloriosa dei Frari.

Folgende Seite:
17. Jüngstes Gericht. Kopf der als Johannes der Täufer (oder Adam) identifizierten Figur. Auf den Haaren und dem Bart sind Spuren der Entstaubungen erkennbar.
18. Jüngstes Gericht, linke Lünette. Detail der Abriebspuren an der Kreuzbasis und an der Hand des Engels, Streiflichtaufnahme.
19. Jüngstes Gericht, Detail eines der Dämonen am unteren Rand der Charon-Barke, Streiflichtaufnahme.

vom Gesicht nimmt, erinnert aufgrund ihres Alters und der dunklen Hautfarbe an die Cumaeische Sibylle an der Decke (Abb. 11).

Im Bildstreifen unter den Auserwählten befinden sich in der Mitte die Gruppe der Posaunenengel, links die in den Himmel Aufsteigenden und darunter die Auferstehenden, von denen sich einige mühsam von der Erde erheben, während andere noch ohne Fleisch als Skelette dargestellt sind. Rechts kämpfen die Sünder gegen die Engel, während die Dämonen sich der Sünder bemächtigen wollen und sie in die Tiefe ziehen. Am unteren Bildrand schließlich steht Charon, der mit einem Ruderschlag die Verdammten aus dem Nachen treibt. Dämonen, zum Teil mit Haken bewaffnet, unterstützen ihn hierbei und treiben die Unglücklichen in Richtung des Höllenrichters Minos. Die beiden mythologischen Gestalten Charon und Minos sind der *Göttlichen Komödie* entlehnt, die Michelangelo gut kannte. An Charons Barke befinden sich gefiederte Flügel; der rechts unten dargestellte Körper des Minos endet in einem Schlangenschwanz, mit dem er den Höllenkreis anzeigt, in den jeder Verdammte verbannt wird.

Nur wenige zeitgenössische Persönlichkeiten konnten auf dem Fresko identifiziert werden. Alle hatten sie eine enge Verbindung zu Michelangelo: Der junge rotgekleidete Auserwählte ganz links, auf einer Höhe mit dem heiligen Blasius, könnte ein Portrait von Tommaso de' Cavalieri darstellen. Manche sind der Ansicht, daß in der Gestalt des Petrus Papst Paul III. wiedergegeben ist (Abb. 21) und daß der heilige Bartholomäus Aretino, einen Gegner Michelangelos, darstellt, der ihn – die Haut des Batholomäus gilt als Selbstportrait Michelangelos – in seiner Hand hält (Abb. 22–24).[21] Hinter den Schultern des Bartholomäus soll Michelangelo in der Gestalt mit der hohen Stirn seinen Gehilfen Urbino verewigt haben, auf den sich vermutlich die wenigen Qualitätsabfälle im Fresko zurückführen lassen.

Die Darstellung Aretinos im *Jüngsten Gericht* könnte vielleicht damit zusammenhängen, daß Michelangelo sich für eine Beleidigung rächen wollte. Aretino hatte dem Künstler am 15. September 1537 einen Vorschlag zur Komposition des Freskos geschickt. Michelangelo hatte damals ironisch geantwortet, daß er die «Erfindungen» Aretinos nicht mehr berücksichtigen könne, obwohl sie solcherart seien, als hätte das Jüngste Gericht bereits stattgefunden.[22]

1545, also nach der Vollendung des Freskos, gehörte Pietro Aretino zu den schärfsten Kritikern Michelangelos. In einem Brief vom 6. November 1545, den Aretino an Michelangelo gerichtet hatte, schrieb er: «Wie? Michelangelo, staunenswert durch seinen Ruhm, Michelangelo, ausgezeichnet durch seine Besonnenheit, Michelangelo, der Bewundernswürdige, hat der Welt nicht weniger irreligiöse Gottlosigkeit, als Vollkommenheit in der Malerei zeigen wollen? Ist es möglich, daß Ihr, da Ihr, als ein Göttlicher, den Verkehr mit den Menschen verschmäht, etwas dergleichen im größten Gottestempel verfertigt habt?»[23]

Die Kritik Aretinos war kein Einzelphänomen. Die Malerei Michelangelos wurde bereits beanstandet, als die Arbeiten noch andauerten, vor allem vom päpstlichen Zeremonienmeister Biagio da Cesena, der mit dem Papst auf das Gerüst gestiegen war. Biagio da Cesena beschwerte sich bei Papst und sprach von «einer sehr unehrenhaften Sache, weil er [Michelangelo] an einem so ehrenvollen Orte so viele Nackte gemalt hat, die so ehrlos ihre Scham vorweisen, und weil es nicht das Werk für eine Kapelle, sondern für Wirtshäuser und Weinstuben sei: Da dies Michelangelo mißfiel, wollte er sich rächen und er hat ihn gleich nach seinem Weggehen in der Figur des Minos portraitiert, ohne ihn vor sich zu haben, mit einer großen Schlange, die sich um die Beine schlingt und zwischen einem Berg voller Teufel.»[24] Domenichi berichtet, daß Papst Paul III. daraufhin eine ebenso schlagfertige wie tiefgründige Antwort gegeben habe: «Messer Biagio, ihr wißt, daß ich Macht im Himmel und auf Erden habe, doch reicht meine Autorität nicht bis in die Hölle, deshalb solltet ihr Geduld haben, da ich euch nicht befreien kann.»[25]

Wie diese Episode und der genannte Brief Aretinos zeigen, war das Fresko

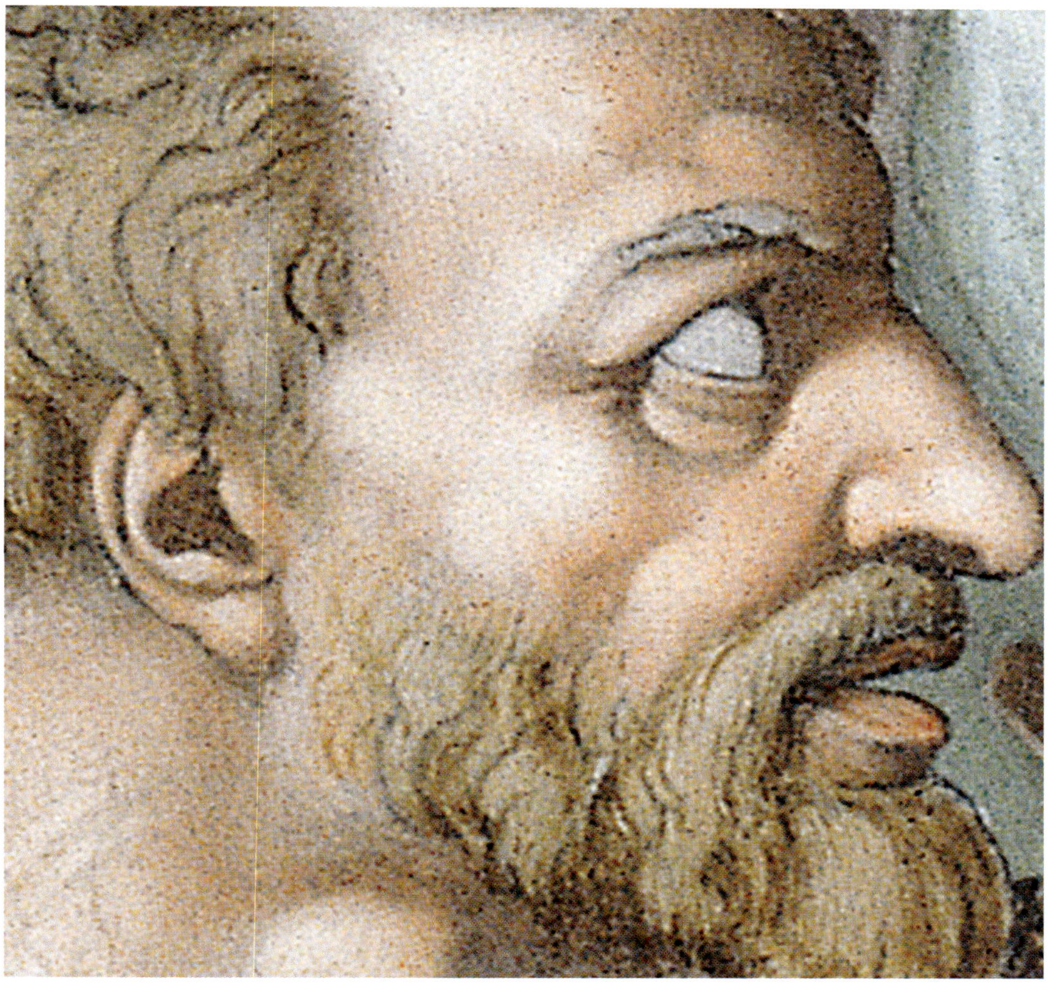

17

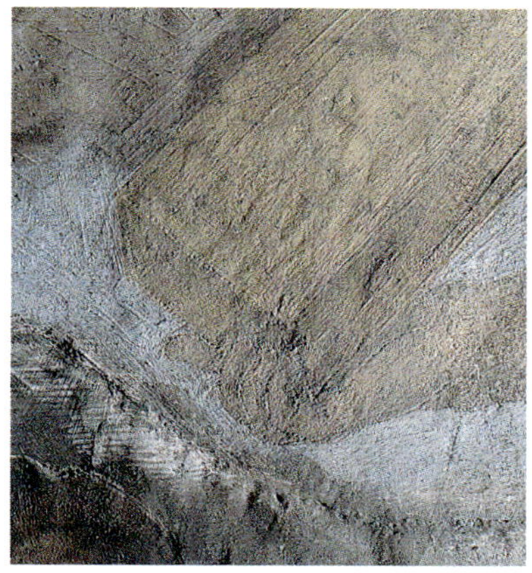

18

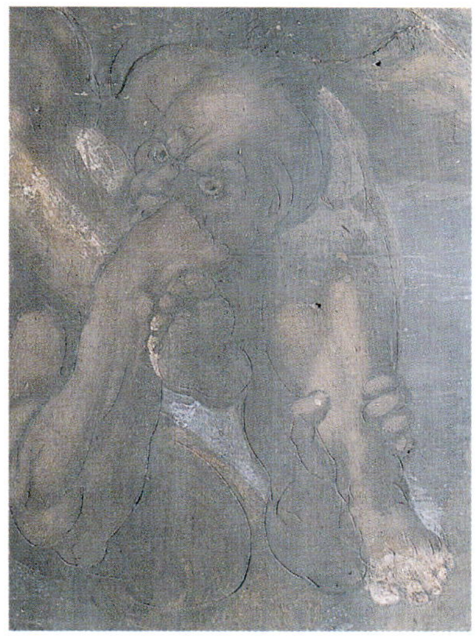

19

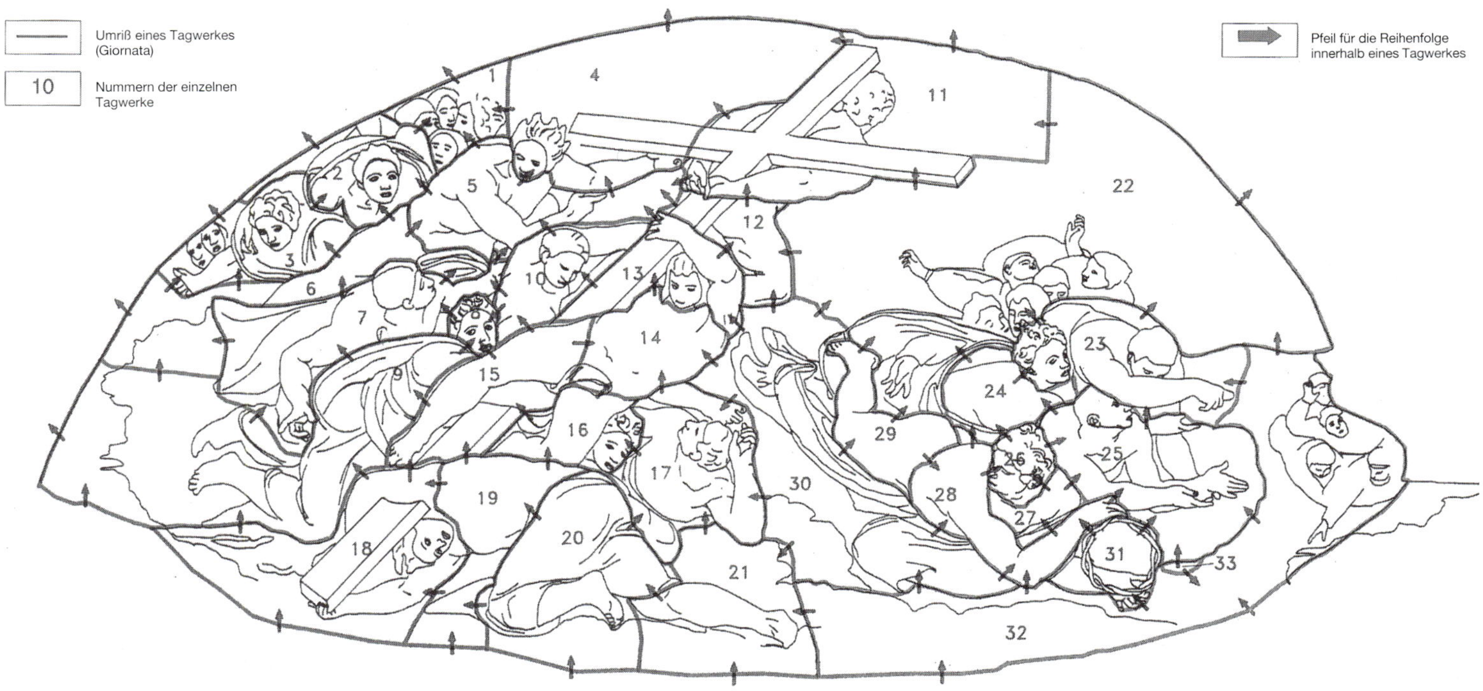

20

Michelangelos schon zur Zeit Pauls III. umstritten. Dieser Papst ließ sich selbst jedoch offenbar davon nicht beeindrucken. Durch ein Motuproprio aus dem Jahr 1543 wurde das Amt des *mundator* geschaffen.[26] Die Tätigkeit der *mundatores*, die eine sorgfältige und kontinuierliche Instandhaltung des Werkes garantierten, ist mit Sicherheit bis zum Pontifikat Gregors XIII. (Buoncompagni, 1572–1585) dokumentiert. Später wurden sie durch das Amt des *custos* abgelöst (allerdings ist nicht sicher, von welcher Zeit an), der vermutlich von Gehilfen unterstützt wurde.

20. Jüngstes Gericht. Grafische Darstellung der Abfolge von Tagwerken (giornate) in der linken Lünette.

21

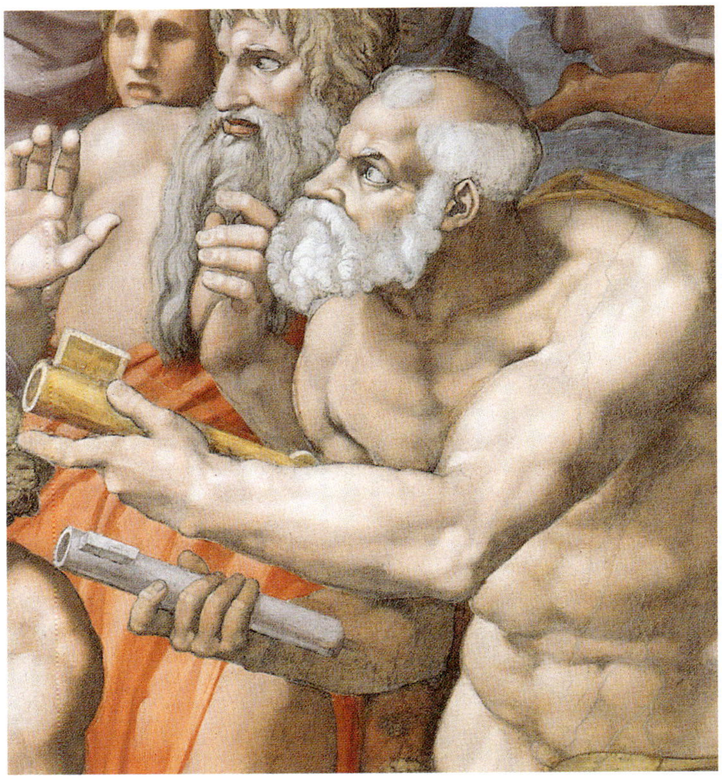

22

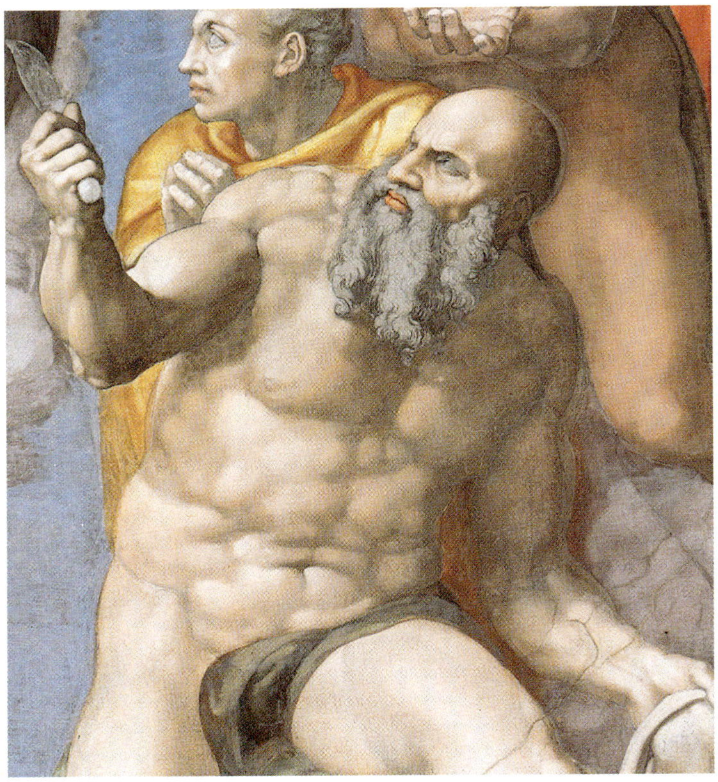

23

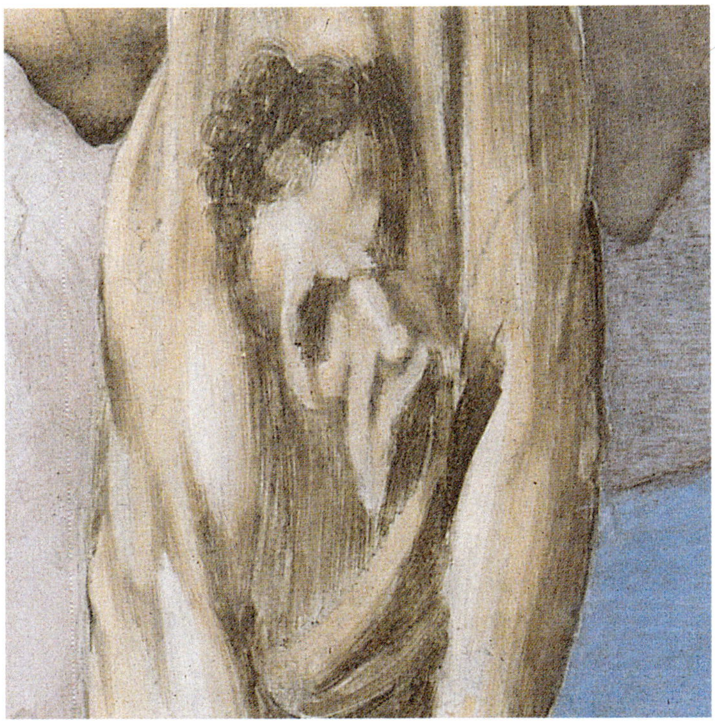

24

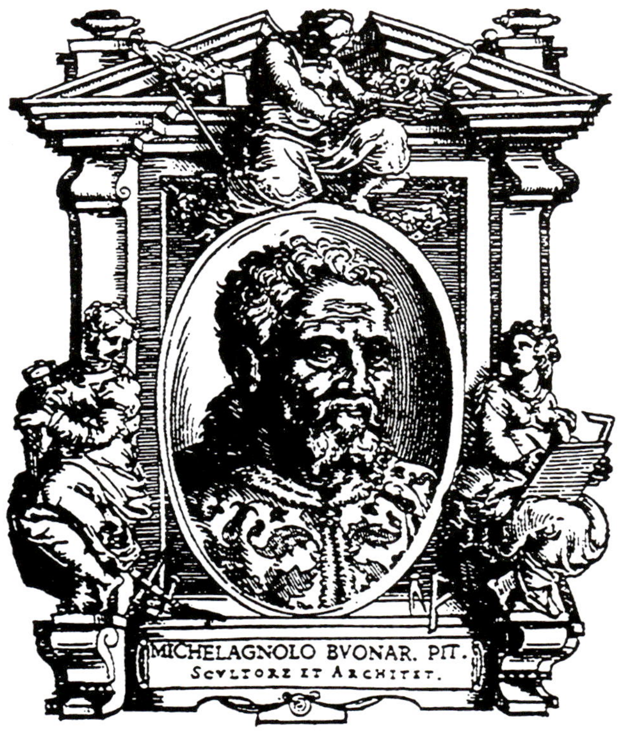

21. Jüngstes Gericht. Der heilige Petrus, Detail.
22. Jüngstes Gericht. Der heilige Bartholomäus, Detail. Dessen Gesichtszüge werden gewöhnlich mit Pietro Aretino in Verbindung gebracht.
23. Jüngstes Gericht. Detail der Haut des Bartholomäus; seit 1925 wird darin ein Selbstportrait Michelangelos gesehen.
24. Christoforo Coriolano, Michelangelo Buonarroti. Holzschnitt zur zweiten Auflage der «Vite» Vasaris.

Der nächste dokumentierte Eingriff war weder eine Instandhaltungsmaßnahme noch eine Restaurierung, sondern ein zensierender Eingriff nach den Bestimmungen des Trienter Konzils. Eine Theologenkommission, die im Anschluß an das Konzil tagte, faßte am 21. Januar 1564 folgenden Beschluß: «Picturae in Capella Apostolica coperiantur, in aliis autem ecclesiis deleantur si aliquid obscaenum aut evidenter falsum ostendant.»[27] Interessant ist, daß bei den empfohlenen Maßnahmen zwischen der Sixtinischen Kapelle und anderen Kirchen unterschieden wurde: im ersten Fall wurden Übermalungen angeordnet, im zweiten Fall die Zerstörung der betreffenden Bilder. Offensichtlich wollte man durch diese Unterscheidung das Meisterwerk Michelangelos retten, das schon unter Paul IV. (Gian Pietro Carafa, 1555–1559) zerstört werden sollte, und zwar unter dem Vorwand, daß man die Kapelle in Richtung Sakristei erweitern wolle. Der strenge Paul Papst IV., der ein Verfechter der Gegenreformation war, hatte Michelangelo schon zu dessen Lebzeiten ermahnt, er möge das Fresko korrigie-

ren. Der Künstler soll darauf schlagfertig geantwortet haben: «Sagt dem Papst, das ist eine geringe Sache und leicht kann man das in Ordnung bringen; er möge die Welt in Ordnung bringen, dann bringen auch die Bilder sich bald in Ordnung.»[28]
Die unangenehme Pflicht, in das Fresko Michelangelos einzugreifen, wurde Daniele da Volterra übertragen, der allerdings kein Gegner Michelangelos war, sondern jemand aus dessen Umkreis und sein langjähriger Freund. Michelangelo mußte diese Übermalungen allerdings nicht mehr miterleben. Er starb am 18. Februar 1564, einen Monat nach diesem Beschluß.
Nach der am 21. Januar 1564 gefällten Entscheidung erfolgten am 23. August 1564 die ersten Zahlungen für das Gerüst. Im Dezember 1565 wurde das Gerüst wieder abgebaut, und aus den beiden Zahlungsanweisungen an die Nachfolger, die vom 15. Dezember 1567 datiert sind – Daniele starb ein Jahr zuvor, am gleichen Tag (18. Februar) wie Michelangelo – geht hervor, daß der Künstler die Arbeit 1565 ausgeführt hat. Seine Nachfolger erhielten den Lohn für das Bedecken von Figurenteilen in der Kapelle des Papstes Sixtus, wie es in einem Dokument heißt.[29]
Die Arbeiten waren bereits ein Jahr zuvor vorbereitet worden: Am 23. August 1564 erfolgte, wie bereits erwähnt, die erste Zahlung für das Gerüst an den florentinischen Tischlermeister Zanobio di Mariotto. Daß sich diese Zahlung auf ein Gerüst für das *Jüngste Gericht* bezieht, läßt sich der nächsten Abrechnung vom 7. September entnehmen, in der es heißt: «17 Scudi 60 Battoni werden für weiteres Bauholz gegeben, um daraus das Gerüst in der Kapelle des Sixtus an der Wand mit dem Jüngsten Gericht herzustellen.» Weitere Zahlungen erhielt Zanobio am 12. November 1564, am 20. Januar, 7. April und 23. Juni 1565. In der Anweisung steht ausdrücklich: «... für die Herstellung des Gerüsts in der Sixtinischen Kapelle, um das Bild des Jüngsten Gerichts auszubessern.»[30]
Aus diesem Zahlungsbeleg geht klar hervor, wie das Gerüst von Meister Zanobio ausgesehen hat. Das Dokument besagt, daß es «42 Schritt hoch und in drei Ebenen, eine über der anderen, gebaut war, deren erste ganz aus Brettern besteht, mit einer Tür, durch die man dieses Gerüst besteigen könne, 12 Schritt tief und 60 Schritt breit, mit einem Geländer und mit vorgehängten Planen sowie vier Leitern an der Mauer». Insgesamt war das Gerüst demnach 9,37 Meter hoch, so daß man sowohl die Gruppe mit den beiden Heiligen Blasius und Katharina sowie die etwas oberhalb gelegenen Figuren erreichen konnte. Die Breite betrug 13,40 Meter – das entspricht der Breite der Altarwand – und die Tiefe 2,68 Meter. Das Gerüst hatte drei übereinanderliegende Plattformen. Bis zur ersten Ebene war es mit Holzbrettern verkleidet, im oberen Teil wurde es mit Planen bedeckt; vier Leitern an der Wandseite ermöglichten den Zugang zu den drei Ebenen. Das Dokument macht deutlich, daß das Gerüst danach abgebaut wurde, offenbar noch vor dem 8. Dezember, dem Datum der Zahlung. Der Grund dieser Demontage war wahrscheinlich nicht das Ende der Arbeiten, sondern der Tod Pius' IV. (de' Medici, 1559–1565) im Dezember 1565. Die Kapelle mußte daraufhin für das bevorstehende Konklave hergerichtet werden.
Der Eingriff Volterras scheint sich grundsätzlich auf das Bildfeld mit dem Täufer, die Gruppe der beiden Heiligen Katharina und Blasius sowie die gewaltige Figur des Dismas beschränkt zu haben. Die Lendentücher dieser Bilder wurden in zwei verschiedenen Techniken ausgeführt: Für den Täufer und Dismas wurden kleine Lendentücher *a secco* gemalt. Anders lag das Problem bei Katharina und Blasius (Abb. 25, 27). Hier wurde nicht so sehr die Nacktheit der Figuren beanstandet als vielmehr ihre Stellung zueinander, die Anlaß zu Mißverständnissen geben konnte. Daniele da Volterra änderte bei Blasius die Stellung des Kopfes, der nun zu Christus gewandt ist, so daß das Kompositionsschema verändert wurde. Daniele benötigte für diese Korrektur mehrere Tage, da er den Putz mitsamt dem Fresko (der ganzen Figur des heiligen Blasius und dem Körper Katharinas) abschlagen und die Hinzufügungen dann neu freskieren mußte. Katha-

rina wurde schamvoll mit einem grünen Gewand bekleidet, wobei aber der Kopf, die Arme und das Rad im ursprünglichen Zustand belassen wurden. Diese Neubearbeitungen wurden wegen der großen Ausdehnung *a fresco* ausgeführt, wobei der Putz Michelangelos entfernt und die Zeichnung des neuen Kartons durch Sticheln übertragen wurde. Eine andere Technik wurde für den Lendenschurz aus Tierfell verwendet, der die Geschlechtsteile des Täufers bedeckt und für das «Höschen» des Dismas, die beide ebenfalls mit ziemlicher Wahrscheinlichkeit von Volterra stammen: Sie wurden mit Tempera *a secco* auf das Fresko gemalt, ebenso wie alle folgenden «Höschen».

Die zensierenden Eingriffe erschöpften sich jedoch nicht mit der Arbeit von Daniele da Volterra. Bottari überliefert in seinem Kommentar zum *Leben Michelangelos* bei Vasari (1760), daß Daniele die ihm übertragene Aufgabe nicht beenden konnte. Nach seinem Tode «übertrug der heilige Pius V. auf Geheiß von Kardinal Rusticucci den Auftrag an Girolamo da Fano»[31]. Doch Girolamo da Fano, «obwohl tüchtig, wollte lieber, daß man sich an Carnevali wende». Diese Notiz ließ sich bisher noch nicht in den Quellen belegen, doch im Verlauf der Reinigung kamen am Ende des Charonruders das Datum 1566 und direkt daneben, am Schaft, das Sigel «D.C.» zum Vorschein. Dieses Sigel und das Datum scheinen die von Bottari überlieferte Notiz zu bestätigen. Aber möglicherweise handelt es sich bei dem Ruder gar nicht mehr um eine Arbeit Michelangelos, sondern um das Ergebnis einer Restaurierung – ein Hinweis darauf, daß sich Domenico Carnevali nicht darauf beschränkt hatte, fehlende «Höschen» zu malen, sondern auch eine Restaurierung vornahm, zumindest in den Zonen, in die man eingreifen konnte. Neu gemalt wurden unter anderem auch der Rost des heiligen Laurentius und die Posaunen der Engel.

Da die Tempera-Eingriffe in ihrer Qualität nachlassen und eine unterschiedliche Fluoreszenz im UV-Licht zeigen, kann man davon ausgehen, daß sie zu verschiedenen Zeiten und von mehreren Künstlern vorgenommen wurden. Die Unterschiede in Farbe und Ausführung, die durch abweichende ultraviolette Fluoreszenzen bestätigt werden, bezeugen, daß zensierende Eingriffe auch noch nach dem Pontifikat Pius' V. (Ghisleri, 1566–1572) vorgenommen wurden. Viele Zeichnungen und Stiche des 16. Jahrhunderts, die vor dem *Jüngsten Gericht* selbst und nicht nach Kopien angefertigt wurden, zeigen auch noch lange Zeit nach dem Tod Daniele da Volterras mehrere Figuren ohne Bedeckungen: Das gilt für die um 1586 von Ambrogio Figino angefertigte Kopie des Minos (Abb. 28) und jene vermutlich nach 1590 entstandene von Federico Zuccari mit Taddeo, der das *Jüngste Gericht* kopiert (Abb. 29), sowie einige Stiche von Cherubini Alberti, vor allem aus der Serie von 1591 (Abb. 30).

Das Lendentuch, das heute die Blöße des Petrus bedeckt, stellt eine Überarbeitung der ersten Drapierung dar, die geringere Maße aufwies und noch deutlich durchschimmert. Dies bestätigt noch einmal, daß zensierende Eingriffe mehrmals und zu verschiedenen Zeiten durchgeführt worden sind. Daß es noch im 18. Jahrhundert solche Korrekturen gab, belegt die *Description historique et critique de l'Italie* aus dem Jahr 1766, in der J. Richard versichert, er habe 1762 «sehr schlechte Künstler» gesehen, die damit beschäftigt gewesen seien, «die schönsten nackten Figuren auf dem Wandfresko und an der Decke mit Draperien zu bedecken»[32]. Nach Angaben von Chattard (1766) waren diese Künstler Stefano Pozzi und seine Gehilfen.

Keinen Beleg gibt es jedoch für die von einigen Wissenschaftlern vertretene These, daß zur Zeit Gregors XIII. (1572–1585) die Altarebene höher gesetzt und dabei der untere Rand des *Jüngsten Gerichts* vernichtet worden sei. Auf einem 1582 entstandenen Stich von Ambrogio Brambilla, der ein Pontifikalamt in der Sixtinischen Kapelle zeigt (Abb. 31), kann man vier Stufen erkennen, die damals wie heute zum Altar führen (ebenso in einem Stich von Vaccari aus dem Jahr 1578). Ursprünglich waren es jedoch nur drei, wie Paris de Grassis Anfang des 16. Jahrhunderts überliefert. Dennoch muß die höhere Anzahl an Stufen, wie

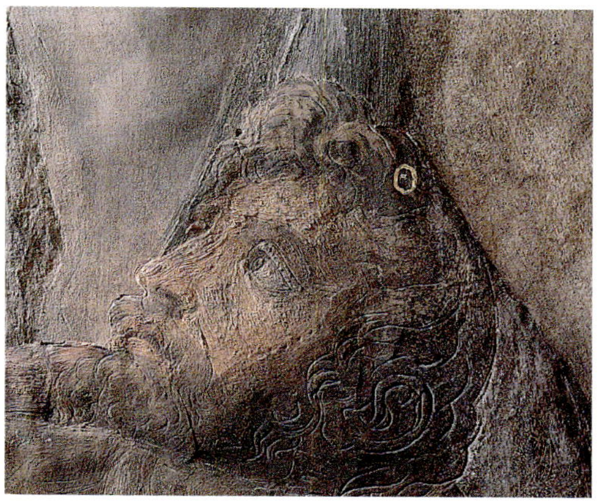

25

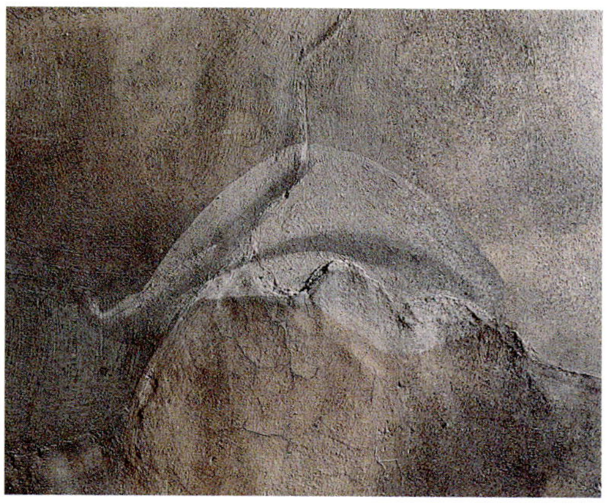

26

25. Jüngstes Gericht. Detail der Fresko-Umarbeitung des Kopfes von Blasius durch Daniele da Volterra, Streiflichtaufnahme.
26. Jüngstes Gericht. Detail des Tempera-Lendenschurzes von einem Engel, der das Kreuz stützt, Streiflichtaufnahme.
27. Jüngstes Gericht. Detail der heiligen Katharina von Alexandrien, eine von Daniele da Volterra neu freskierte Figur (außer Kopf und Arme).

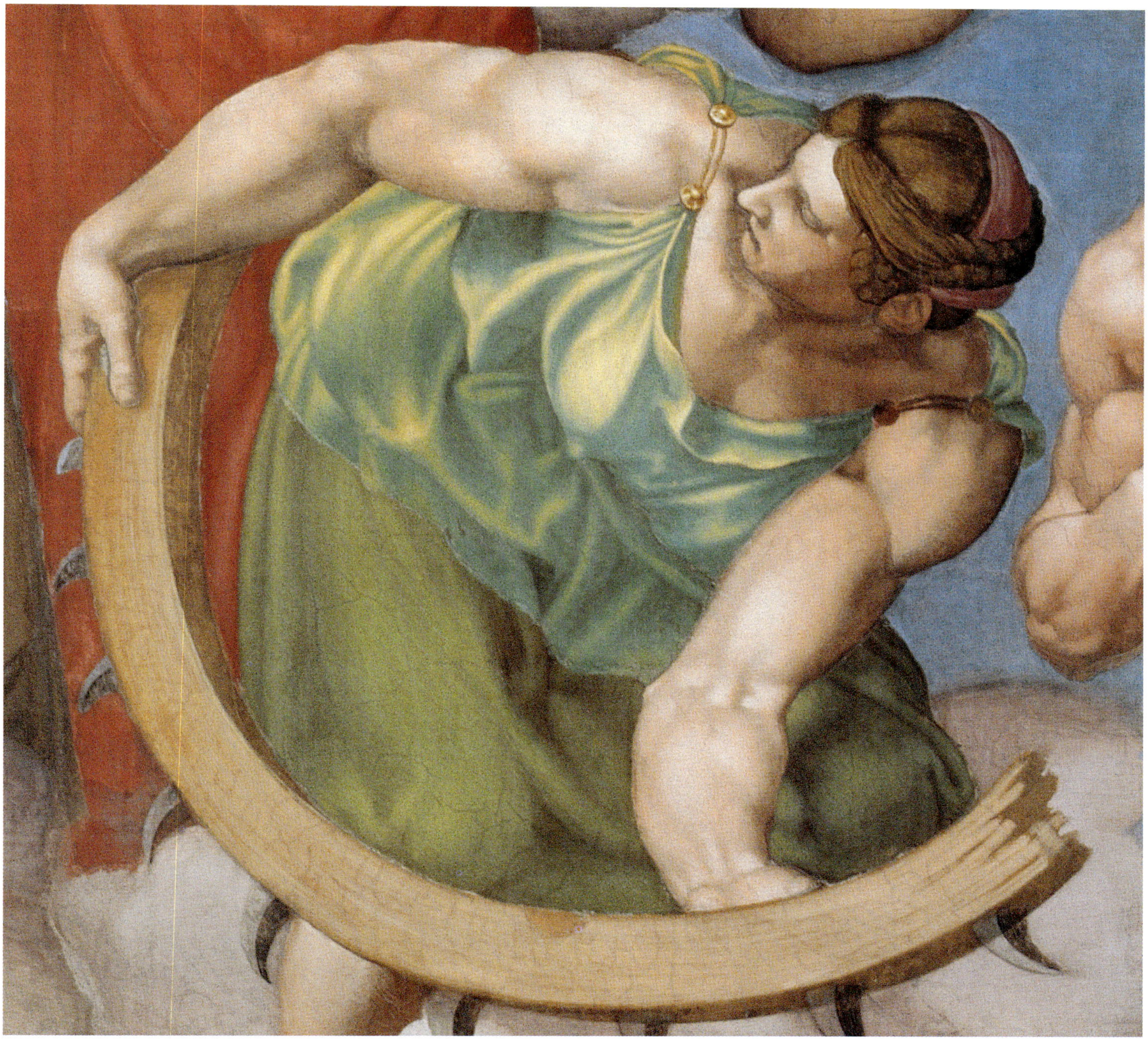

27

auch John Shearman betont (1972), nicht unbedingt bedeuten, daß die Höhe des Altarniveaus verändert wurde.
Bestätigt wird dies durch die Tatsache, daß Buonarrotis Putz die marmorne Laibung der Tür rechts vom Altar überlappt. Diese Tür führt heute zu einer Treppe, die die Sixtinische Kapelle mit dem Petersdom verbindet; zu Alexanders VI. Zeit (Borgia, 1492–1503) – dessen Wappen auf dem Türsturz zu sehen ist – aber führte sie in die Sakristei. Ebenfalls aus dem 15. Jahrhundert stammt

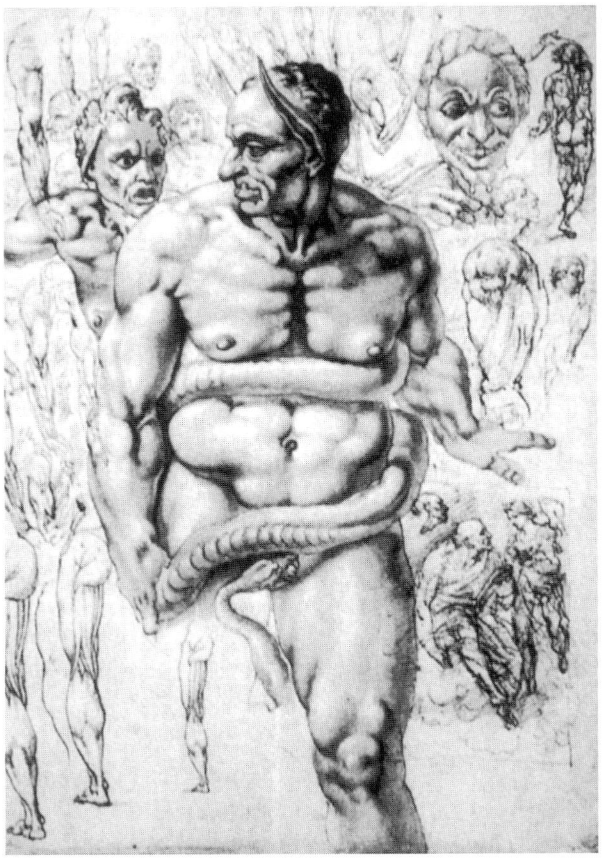
28

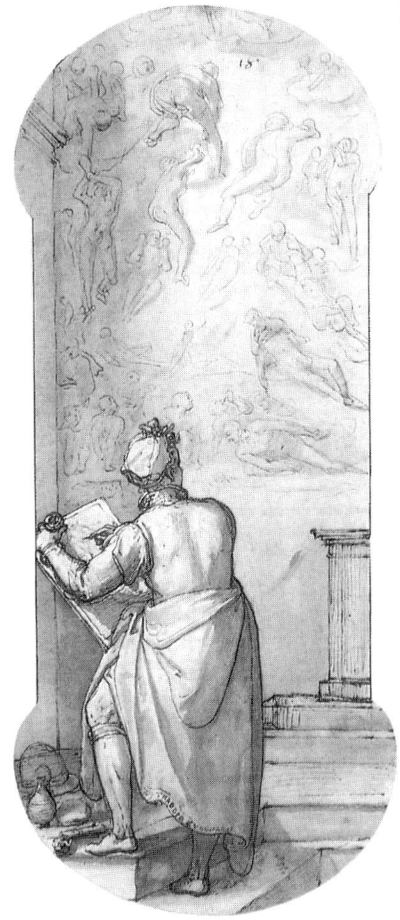
29

die Tür links vom Altar, deren Vorhandensein seit der Wahl Innozenz VIII. dokumentiert ist, weil sie auf dem Plan des entsprechenden Konklave verzeichnet ist (26.–29. August 1494). Das heutige Wappen, das allerdings erst nachträglich angebracht wurde, stammt von Clemens XI. (Albani, 1700–1721). Auch bei der linken Tür überlappt der Putz des Freskos den marmornen Türsturz. Dies weist darauf hin, daß die Höhe der Tür nach Vollendung des *Jüngsten Gerichts* nicht mehr verändert wurde.

Anders ist die Situation im Innern des heutigen Eingangsraumes zur Sakristei: Hier mußte der Eingang radikal verändert werden, weil der Boden auf Altarniveau gebracht werden mußte, um im hinteren Raum eine Öffnung für die Treppe zum Petersdom zu schaffen. Diese Maßnahme fand mit großer Wahrscheinlichkeit unter dem Pontifikat Julius III. (Giovan Maria Giocchi del Monte, 1550–1555) statt, weil das Wappen del Montes auf dem Sturz einer anderen Tür des Raumes erscheint. Aus der Zeit von Sixtus V. (Peretti, 1585–1590) stammt hingegen die Dekoration der darunterliegenden Treppe.

Daß das Niveau der beiden Türen seitlich des Altars nach der Vollendung des *Jüngsten Gerichts* nicht mehr verändert wurde, zeigt, daß die Höhe des Wandsockels unter dem Fresko, der allgemein in das 18. Jahrhundert datiert wird, vielleicht aber auch älter ist, dieselbe geblieben ist und somit seiner heutigen Höhe entspricht.

Der Auftrag für eine Dekoration dieses Sockels wurde anfangs an Perino del Vaga vergeben, der in dem «großen Saal über der Loggia des Belvedere» arbeitete und im November 1542 für die Leinwand des Entwurfs bezahlt wurde, «den Meister Perino von der Spalliera anfertigte, die unter das Bild von Meister Michelangelo in der Sixtus-Kapelle kommen sollte»[33]. Nach Vasari wurde die Arbeit nicht beendet: Die Entwürfe verblieben bis ins 18. Jahrhundert im Vatikanischen Belvedere und wurden dann in den Palazzo Spada gebracht, in dem sie sich bis heute befinden. 1920 wurden sie von Voss identifiziert und publiziert. Davidson zufolge hat Perino del Vaga sein Werk deshalb nicht vollendet, weil es ihm widerstrebte, «das eigene Werk so direkt mit den Sixtinischen Fres-

28. Ambrogio Figino, Kopie des Minos aus dem Jüngsten Gericht (um 1586). New York, Metropolitan Museum.
29. Federico Zuccari, Taddeo Zuccari beim Kopieren des Jüngsten Gerichts von Michelangelo (nach 1590). Paris, Galerie de Bayser.

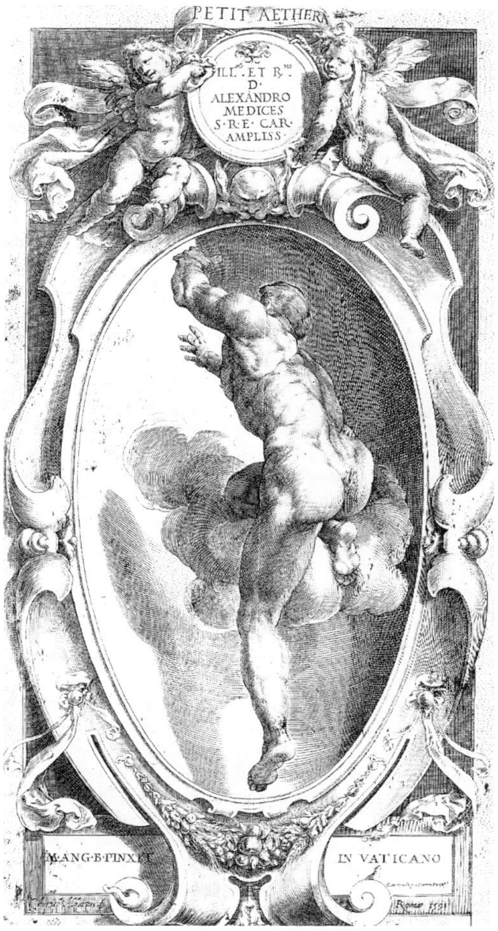

30

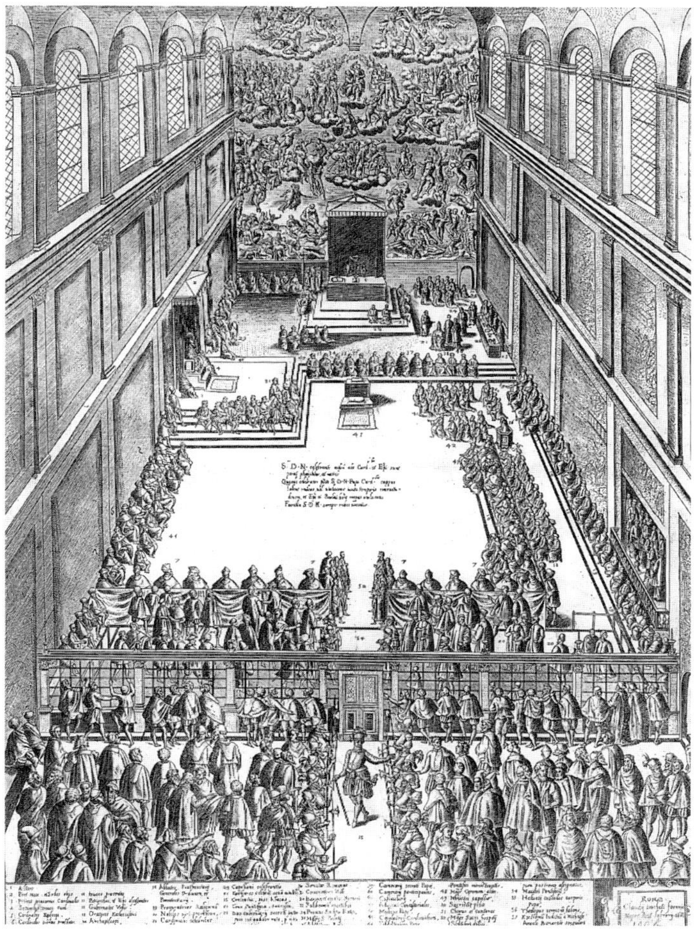

31

ken wetteifern zu lassen». Ein anderes Motiv könnte auch der starke Kontrast gewesen sein, der sich unweigerlich zwischen der leichten Eleganz des Perino-Entwurfs und der intensiven Dramatik der komplexen Komposition Michelangelos ergeben hätte.

Zusammenfassend läßt sich sagen, daß eine Verstümmelung des Fresko im unteren Bereich sehr unwahrscheinlich ist, auch wenn der Vergleich mit der Venusti-Kopie (1549, Abb. 32) zunächst die gegenteilige Vermutung nahelegt (Abb. 33–34). Daß das Fresko keine andere Ausdehnung hatte als heute, belegen auch die gedruckten Kopien von Bonasone und von Ghisi, die beide nach 1545 entstanden sind. Nach dem 16. Jahrhundert wurden verschiedene Arbeiten in der Altarzone durchgeführt, beispielsweise wurde zwischem dem 29. November 1662 und dem 4. April 1663 die «Marmortreppe für den Thron und den Altar der Kapelle»[34] verändert.[35] Der heutige Altar wurde 1725 neu ausgeführt.

Für das 16. Jahrhundert sind keine Restaurierungen des *Jüngsten Gerichts* belegt. Die Dokumente, die sich auf die Eingriffe von Lagi zwischen 1525 und 1528 in der Kapelle beziehen, betreffen lediglich die vierzehn Darstellungen aus dem Leben Mose und Christi, die Papstdarstellungen sowie «die Rückenlehnen und helldunklen Sockel der Throne»[36].

Offenbar befaßten sich weder Mazzuoli (zwischen 1710 und 1712) noch die weiteren Restauratoren (aus der Zeit des Albani-Papstes Clemens XI.) mit der Altarwand. Mazzuoli arbeitete an den Lebensgeschichten Christi und Mose, an den Papstbildern und an der Decke, während Germisoni und Pietro Paolo Cristofani die gemalten Wandvorhänge ausbesserten.

Den Quellen zufolge war im 18. Jahrhundert eine Restaurierung des *Jüngsten Gerichts* zumindest vorgesehen. Aufschlußreiche Hinweise zum Erhaltungszustand des Freskos überliefert Taja: «Es ist sicher, daß der Salpeter, der Staub und die Feuchtigkeit, wenn man nicht bald Abhilfe schafft, dieses vortreffliche Gemälde in wenigen Jahren so zerstören können, daß es nicht wiederherstellbar ist. Diese Zerstörung läßt sich deutlich von Jahr zu Jahr beobachten, besonders an dem Großteil der Oberfläche des *Jüngsten Gerichts,* wo an der einen oder der

30. Cherubini Alberti, Kupferstich mit einem der Auserwählten aus dem Jüngsten Gericht Michelangelos (1591). Rom, Biblioteca Vaticana.
31. Ambrogio Brambilla, Die Sixtinische Kapelle (1582). Rom, Biblioteca Vaticana.

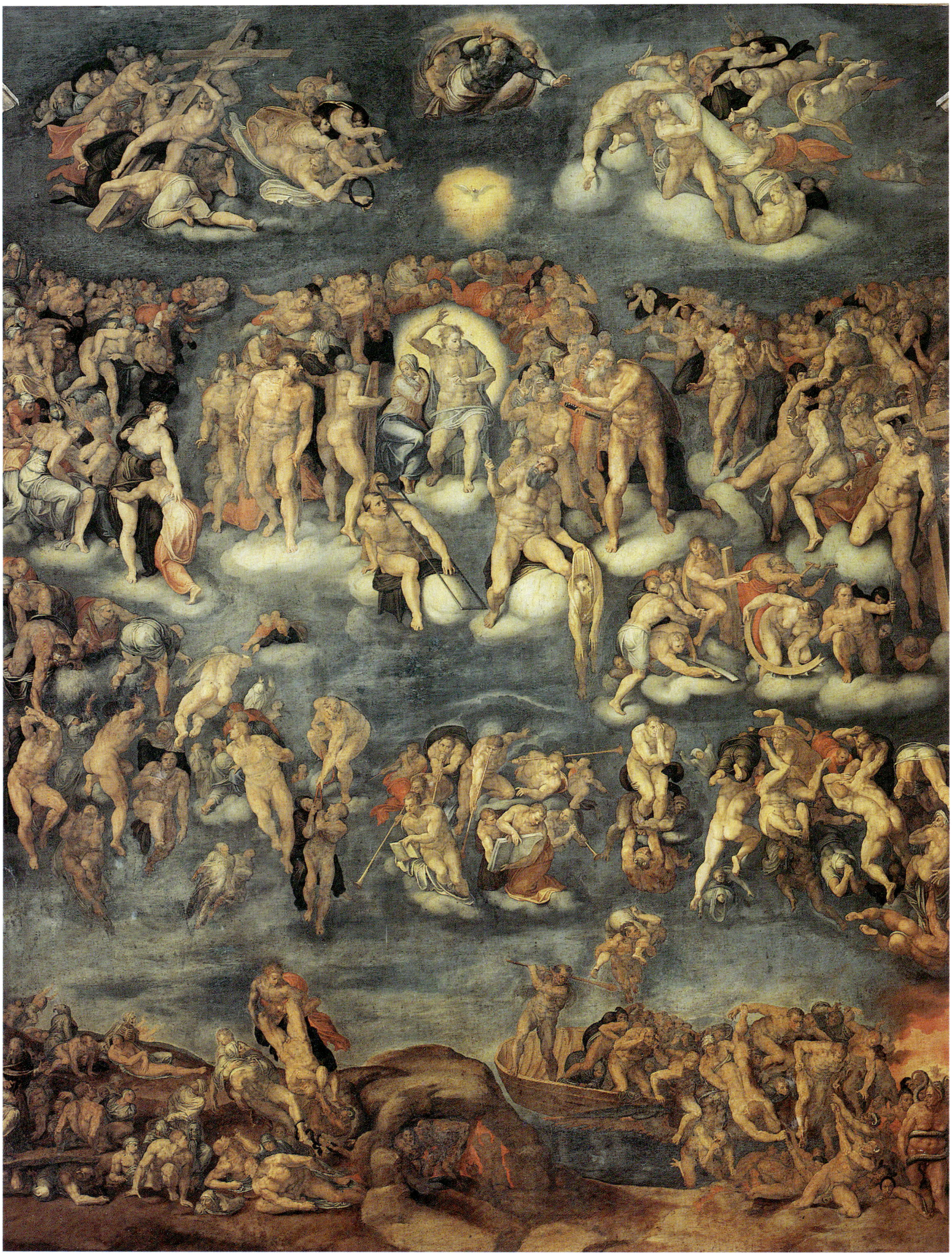

32

32. Marcello Venusti,
Kopie des Jüngsten Gerichts (1549).
Neapel, Museo di Capodimonte.

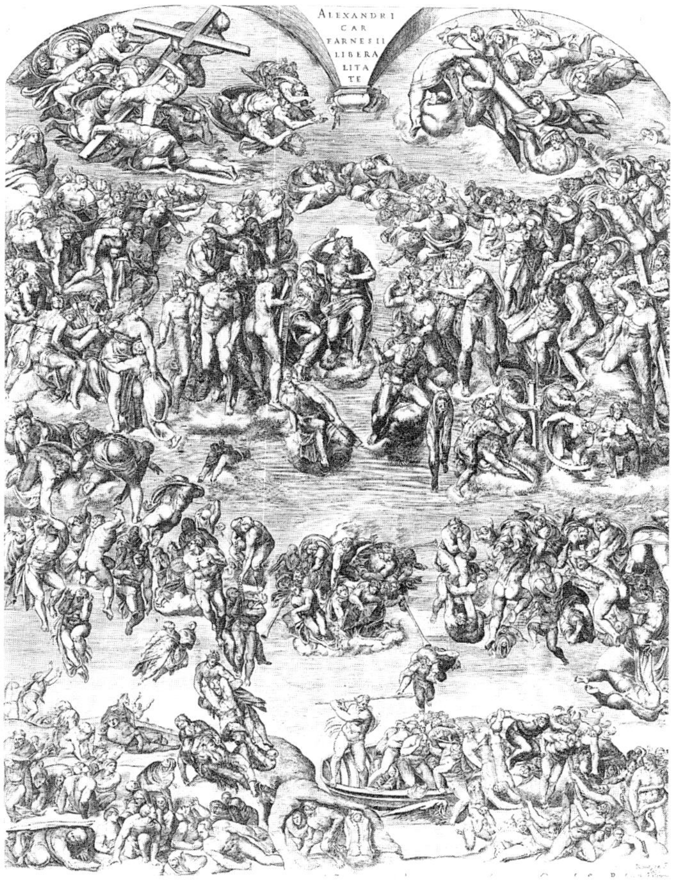

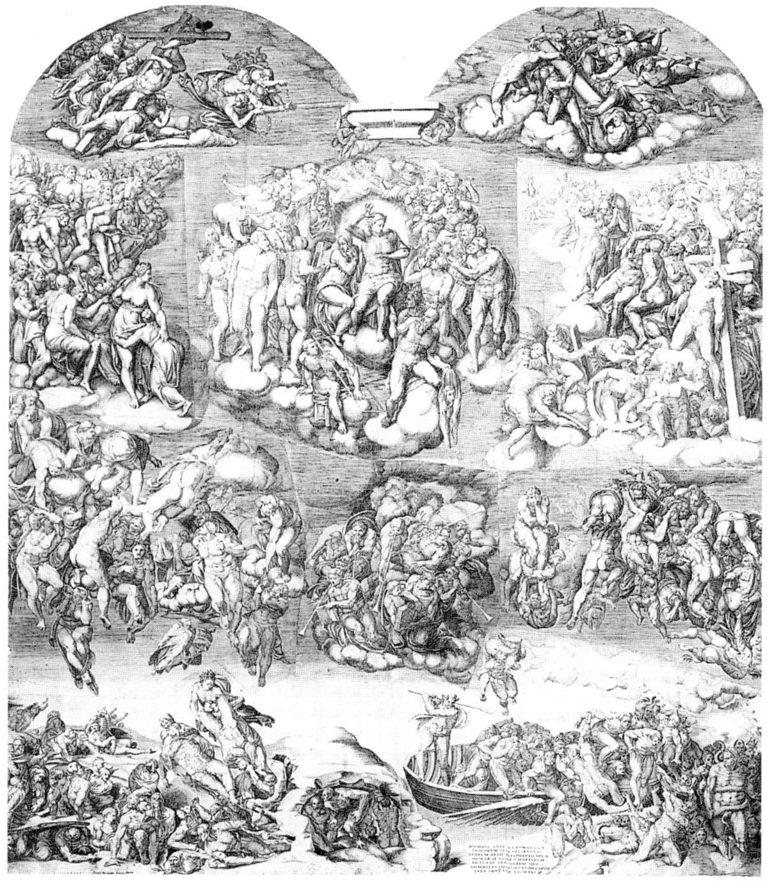

anderen Stelle häßliche Flecken weißen Salpeters hervorbrechen und ausblühen und selbst die Farbe in Kalk verwandeln.»[37]
Worauf sich Taja bezieht, wenn er von «häßlichen Flecken weißen Salpeters» spricht, von verkalkter Farbe und davon, daß diese Schäden «von Jahr zu Jahr» zunehmen, ist unklar. Da eindringendes Regenwasser als Ursache ausscheidet, könnte es sich um die gleichen Schäden handeln, die 1825 von Camuccini vor allem im Bereich des Himmels, dem *orizzonte,* über der Gruppe der Auferstehenden und der Barke Charons entdeckt wurden und die er der Accademia di San Luca gemeldet hat. Er warnte mit der Befürchtung, daß die Schäden «einmal dieses Meisterwerk zerstören werden, indem sie es wie ein starkes Ätzmittel durchdringen»[38]. Daß solche «Ätzmittel» tatsächlich aufgetragen worden waren und sichtbare Schäden hervorriefen, wurde auch bei der jüngsten Restaurierung deutlich. Allerdings bleibt unklar, wann diese Maßnahme vorgenommen wurde. Angesichts der Beobachtungen, die Taja gemacht hat, ist es wahrscheinlich, daß sie von einer nicht dokumentierten Restaurierung aus dem 17. Jahrhundert herrühren. Andernfalls könnte man nur den bereits erwähnten Eingriff verantwortlich machen, der nach Richards *Description historique et critique d'Italie* möglicherweise von Stefano Pozzi vorgenommen wurde.[39]
Die Schäden waren Vincenzo Camuccini aufgefallen, als er eine Probereinigung an der Engelsgruppe in der rechten Lünette, die die Säule stützen, durchgeführt hat. Diese Probe wurde im Hinblick auf eine mögliche Restaurierung des gesamten Freskos vorgenommen. Die Accademia di San Luca, die man herbeirief, um die Arbeitsergebnisse Camuccinis zu begutachten, lehnte das Restaurierungsvorhaben ab, obwohl sie die Probereinigung positiv beurteilte. Sie befürchtete allerdings, daß durch einen erneuten Eingriff die durch die früher vorgenommenen Restaurierungen entstandenen Schäden noch deutlicher zu Tage treten würden. Nach diesem Versuch – der einzige tatsächlich dokumentierte – wurde keine Restaurierung mehr ins Auge gefaßt. Die Eingriffe von Seitz (1903) und Biagetti (zwischen 1935 und 1936) wurden allein zur Festigung des Putzes durchgeführt. Die Vorwürfe an Biagetti, er habe durch eine forcierte Reinigung die sogenannten weißen «Verätzungen» des Untergrundes hervorgerufen, entbehren jeglicher Grundlage, da überhaupt keine Reinigung stattgefunden hat.

33. Giulio Bonasone, Kupferstich des Jüngsten Gerichts (um 1546–1550). Rom, Istituto Nazionale per la grafica.
34. Giorgio Ghisi, Kopie des Jüngsten Gerichts (um 1564–1569). Rom, Istituto Nazionale per la grafica.

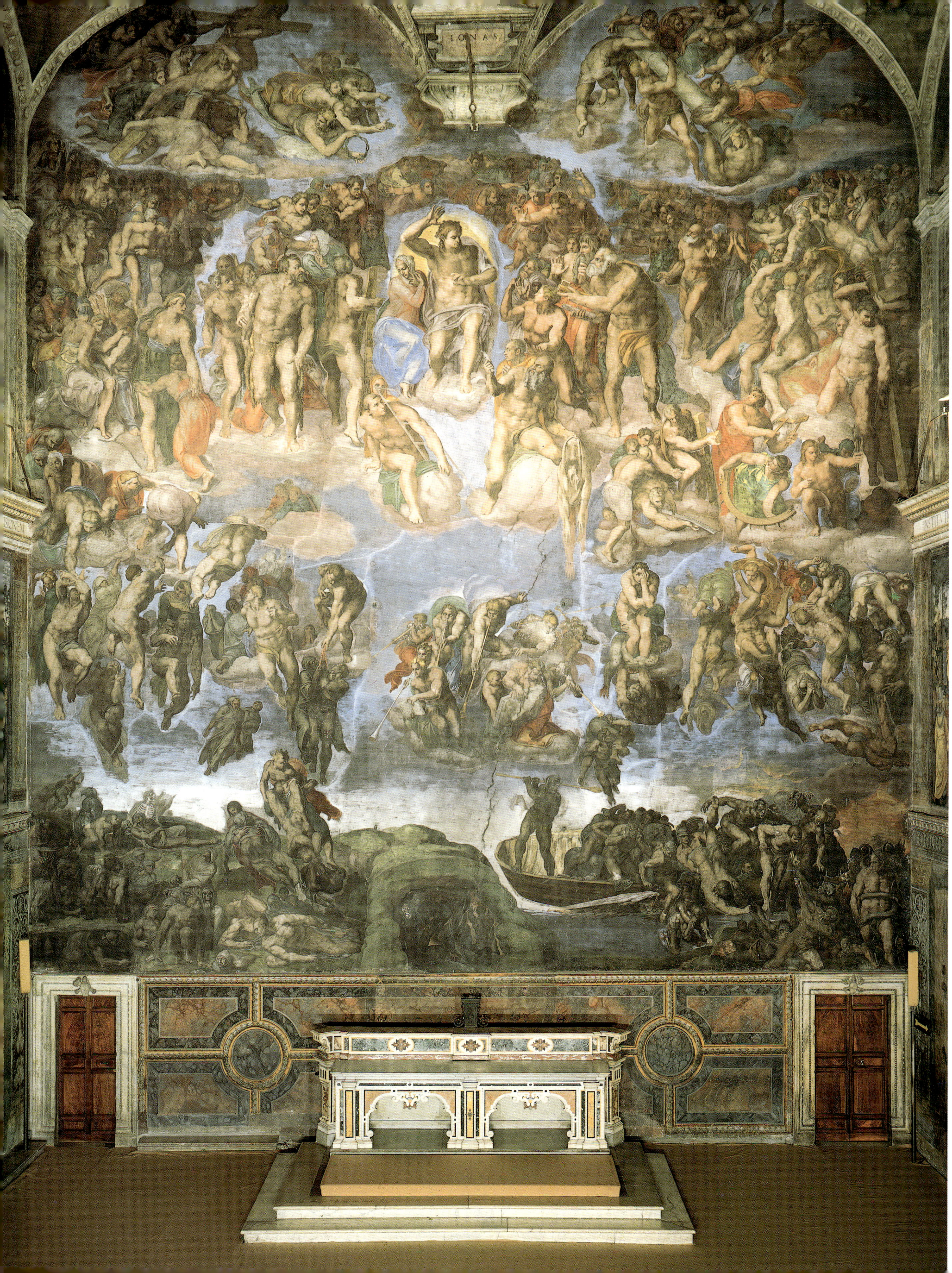

35

Technik und Restaurierung

Die Restaurierung des *Jüngsten Gerichts* von Michelangelo begann offiziell im Anschluß an eine Tagung, bei der die Ergebnisse der Reinigung von Decke und Lünetten besprochen wurden. Gleichzeitig wurden an der Altarwand verschiedene Analysen durchgeführt, die einerseits dazu dienten, den Erhaltungszustand des Freskos sowie die von Michelangelo verwendete Technik zu ermitteln, andererseits aber dazu, die beste Reinigungstechnik herauszufinden.

Die Untersuchungen zum Zustand und zur Maltechnik des *Jüngsten Gerichts* wurden im Oktober 1989 eingeleitet. Die auszuwertenden Daten und Informationen wurden gesammelt und schließlich auf der für Ende März 1990 anberaumten Tagung diskutiert. Eine erste Versammlung zur Auswertung der Befunde fand am 23. November statt. Ihre Teilnehmer waren: Carlo Pietrangeli, der Generaldirektor der Vatikanischen Museen und Restaurierungswerkstätten; Pasquale Rotondi, der neben seiner Eigenschaft als Restaurierungsberater bereits Direktor des zentralen Restaurierungsinstituts war; Fabrizio Mancinelli, Direktor der Abteilungen für Byzantinische, Mittelalterliche und Moderne Kunst und Leiter der Arbeiten; Nazzareno Gabrielli, Leiter der Wissenschaftlichen Forschungsabteilung und verantwortlich für die Forschungen und Analysen des Labors; Gianluigi Colalucci, Chefrestaurator in der Malereiwerkstatt der Museen und verantwortlicher Techniker, zusammen mit Maurizio Rossi, Pier Giorgio Bonetti und Bruno Baratti.

Das Gerüst für die Decke wurde Anfang Januar 1990 abgebaut, um die fotografische Dokumentation nach der Restaurierung zu vervollständigen. Ein neues Gerüst mit sieben Arbeitsebenen wurde zwischen Ende Februar und Anfang März errichtet, so daß in den folgenden Tagen die vorbereitenden Proben, Tests und Analysen erfolgen konnten. Der Reinigungstest wurde hauptsächlich an einer kleinen Gruppe Auserwählter im zweiten Freskostreifen links (Abb. S. 155) durchgeführt. Einige wenige Untersuchungen erfolgten auch am Himmel in den beiden Lünetten – für eine erste Beurteilung des Zustandes der blauen Farbe – und an den Figuren der beiden Heiligen Blasius und Katharina.

35. Gegenüberliegende Seite: Michelangelo, Das Jüngste Gericht. Vor der Restaurierung.

Am 27. März wurden den Mitgliedern der Restaurierungskommission die Arbeitsschritte und die bis dahin ermittelten Ergebnisse von Gianluigi Colalucci und Nazzareno Gabrielli in zwei verschiedenen Berichten unterbreitet. Nach dem Abschluß der Beratungen konzentrierten sich die Arbeiten vor allem auf die Vervollständigung der fotografischen Dokumentation des Zustandes vor der Restaurierung. Zwischen dem 24. April und dem 31. Juli fanden die fotografischen Untersuchungen mit fluoreszierendem UV- und Infrarot-Licht an der gesamten Fläche des Freskos statt – eine Arbeit, die notwendigerweise in den Nachtstunden verrichtet werden mußte und die bei den Aufnahmen mit fluoreszierendem Licht eine Belichtungszeit von mehr als einer Stunde erforderten.
Schon seit Ende 1987 verfügte man über ein fotogrammatisches Relief des *Jüngsten Gerichts,* auf dem die Schemazeichnungen basierten, in die man die Daten über die Maltechnik und den Erhaltungszustand des Freskos eintrug.
Ebenfalls mit Ende dieser Tagung wurden die Laboruntersuchungen und die Analysen vor Ort wieder aufgenommen, die beide auf das gesamte Fresko ausgedehnt wurden, um einen umfassenden Eindruck seines Zustandes zu erhalten.
Zu den Problemen der Restaurierung zählte auch die Tatsache, daß das *Jüngste Gericht* im Gegensatz zur Decke, die sich wegen der architektonischen Gliederungselemente leicht in verschiedene Arbeitsbereiche einteilen ließ, eine untrennbare Einheit bildet. Außerdem befindet sich dieses an der Altarwand und damit an einer ganz besonders exponierten Stelle, so daß es im Laufe der Jahrhunderte zahllosen Instandhaltungsarbeiten und Abnutzungserscheinungen unterworfen war. Um ein einheitliches Reinigungsniveau zu erzielen, war es notwendig, den Gesamtzustand des Freskos zu kennen und nicht nur den einzelner Bereiche.
Neben einer sorgfältigen Untersuchung direkt am Fresko wurden bei jedem Arbeitsschritt eine Reihe von Labortests und Nachforschungen durchgeführt, vor allem um die von Michelangelo verwendeten Pigmente sowie die fremden Substanzen auf der gemalten Oberfläche genau zu identifizieren. Für die Analyse der Fremdsubstanzen wurden verschiedene aufwendige fotografische Methoden verwendet. Die mikrobiologischen Untersuchungen der Pilze, Bakterien und Hefen, die sich vorwiegend im oberen Wandbereich angesiedelt hatten, wurden – wie schon bei der Decke – den Wissenschaftlern der Università di Roma, Gianfranco Tarsitani, Riccardo Montacutellu und Oriana Maggi, anvertraut.
Wiederum an ein Außenteam, nämlich an Marisa Laurenzi Tabasso und an Ernesto Borelli vom Zentralen Restaurierungsinstitut, die schon an der Decke mitgearbeitet hatten, wurden die Farbmessungen vergeben, die eine genaue Bewertung der Farbtonveränderungen der Originalfarben durch die später aufgebrachten Fremdsubstanzen ermöglichen sollten. Diese Daten wurden im Hinblick auf Substanzen erhoben, die sich nach der Reinigung auf dem Fresko ablagern könnten.
Für die Analyse der Pigmente wurde die Spektrometrie verwendet. Weitere Informationen ergaben sich durch mikroskopische Untersuchungen der gereinigten Flächen.

***

Das *Jüngste Gericht* bedeckt eine Fläche von 180,21 Quadratmetern (diese Zahl wurde vom Computer anhand des fotogrammatischen Reliefs errechnet). Durch die im Laufe der Jahrhunderte erfolgten Eingriffe wies es vor der jüngsten Reinigung einen sehr unterschiedlichen Zustand auf. Dies zeigte sich besonders bei den Farben. Der untere Bereich mit Ausblühungen und Schäden, die bis zum Nachen des Charon reichten, war sehr dunkel, vor allem im Vergleich mit dem darüberliegenden Himmelsstreifen, der aufgrund der von Vincenzo Camuccini erwähnten «Verätzungen» seit jeher besonders hell war. Äußerst nachgedunkelt

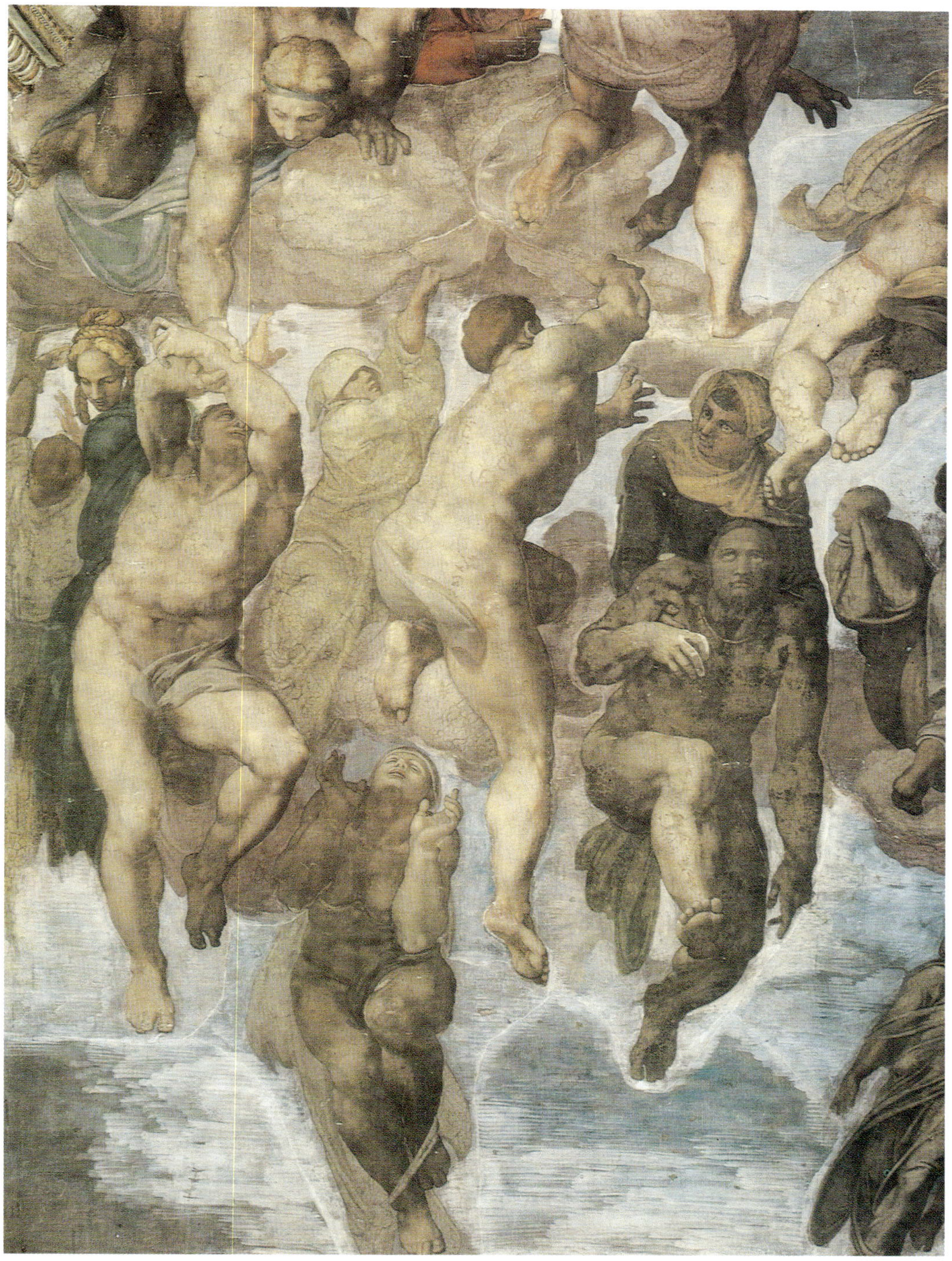

36

37

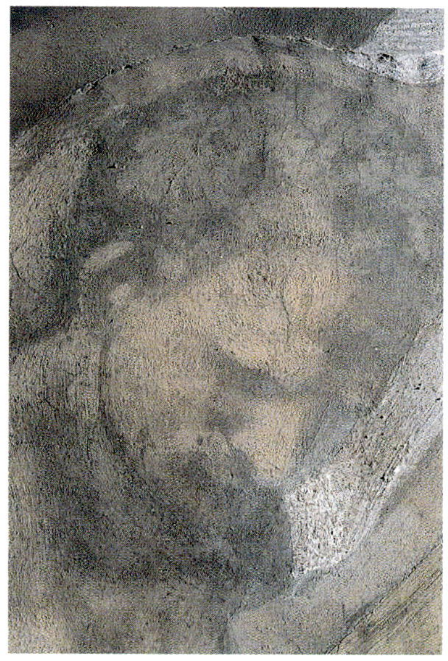

38

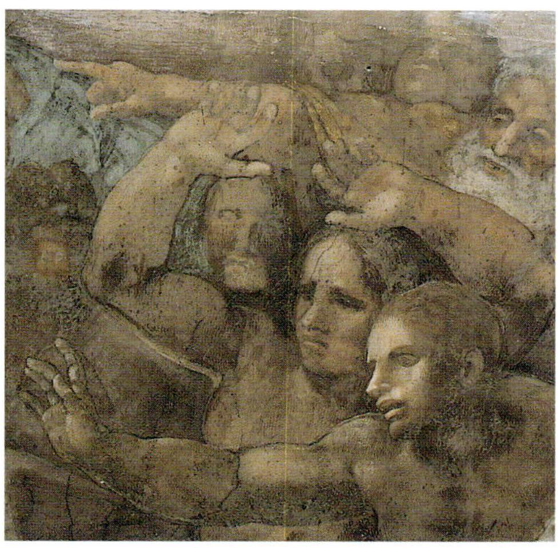

39

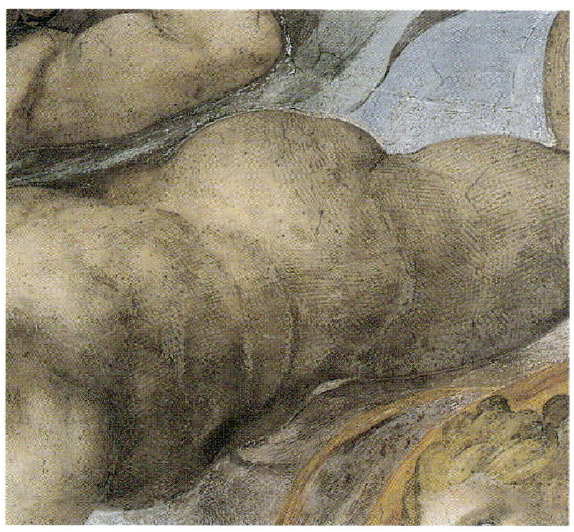

40

war auch der zentrale Bereich der Komposition, insbesondere im Außenbereich der Gruppe der Heiligen und Auserwählten um Christus und Maria, während die beiden Lünetten wesentlich klarer und besser erkennbar waren. Daß die Lünette mit der Geißelsäule relativ gut erhalten war, lag mit Sicherheit an der

36. Michelangelo, Das Jüngste Gericht. Detail vor der Restaurierung.
37. Michelangelo, Das Jüngste Gericht. Detail der Schäden am Himmel, vor der Restaurierung.
38. Michelangelo, Das Jüngste Gericht. Detail eines Engels, der das Kreuz stützt, vor der Restaurierung.
39. Michelangelo, Das Jüngste Gericht. Detail aus der Gruppe der Seligen links von Christus, vor der Restaurierung.
40. Michelangelo, Das Jüngste Gericht. Detail eines Engels bei der Geißelsäule, vor der Restaurierung.

41

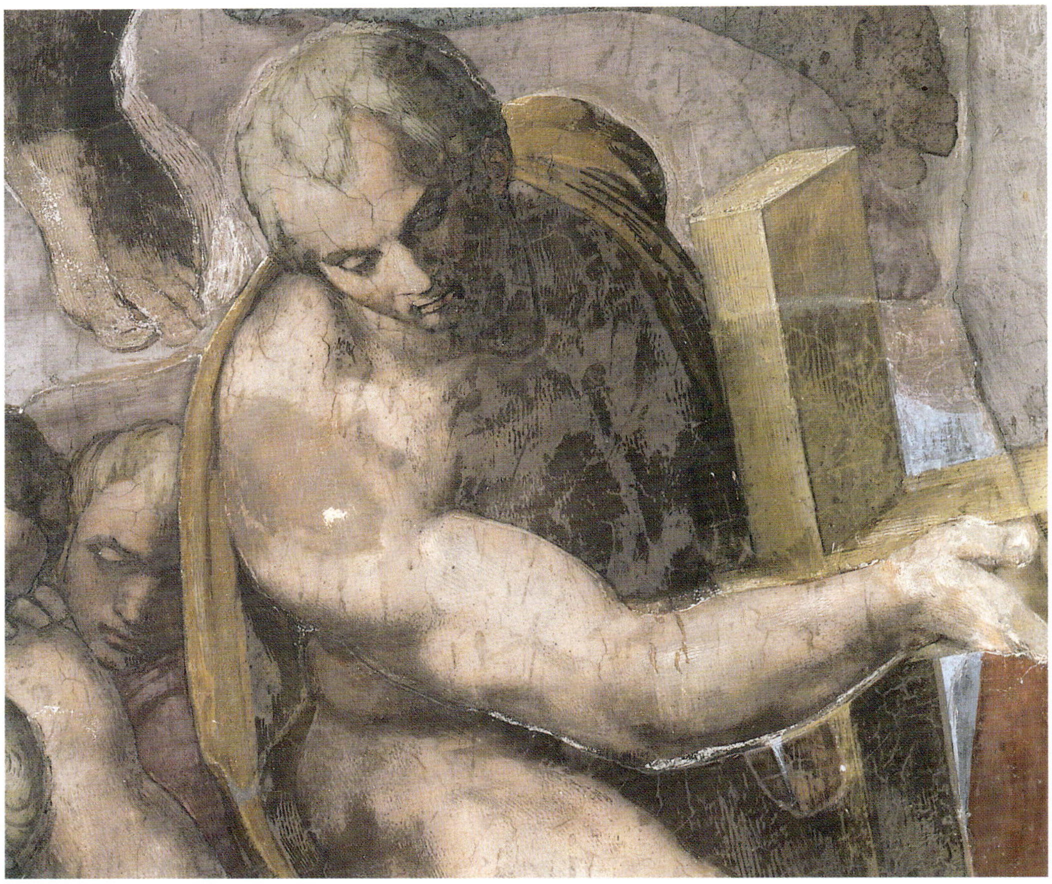

42

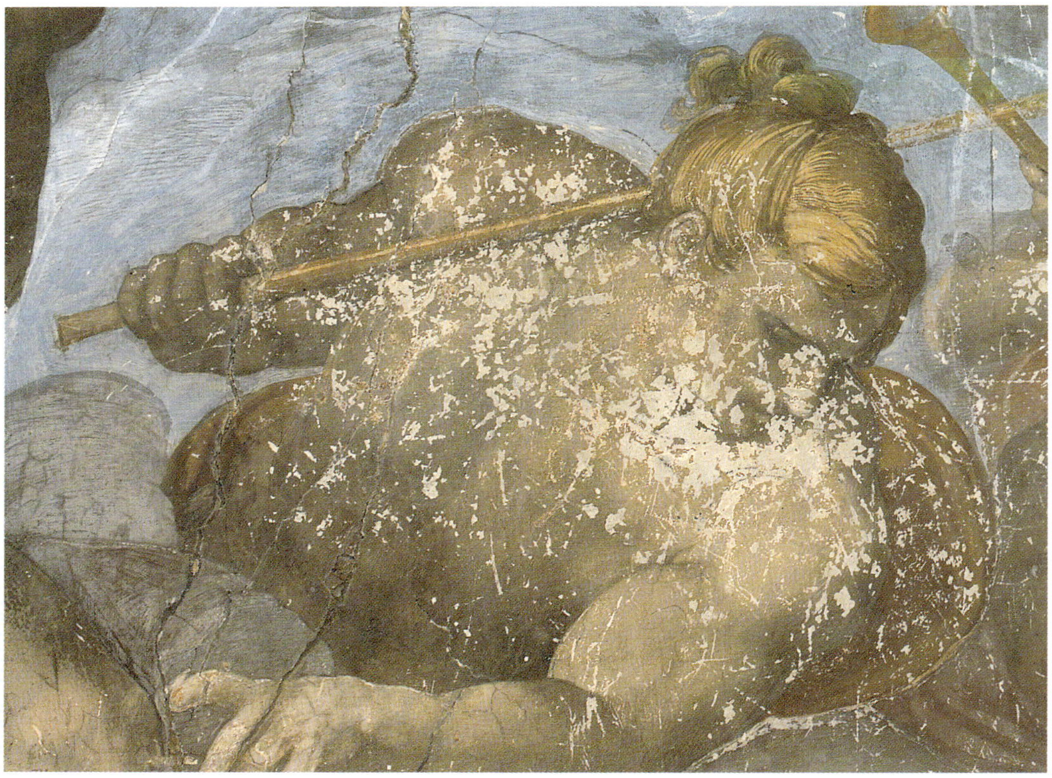

43

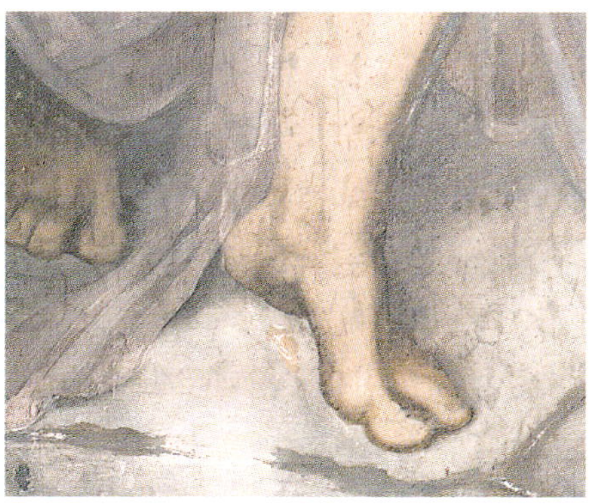

44

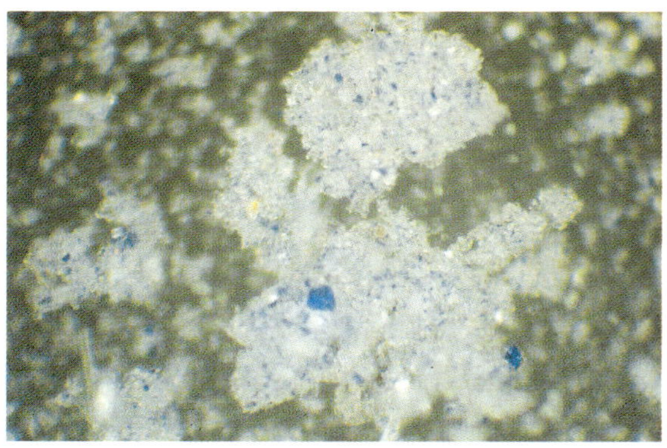

41. Michelangelo, Das Jüngste Gericht. Detail der braunen Übermalungen über der Schulter des heiligen Philippus, vor der Restaurierung.
42. Michelangelo, Das Jüngste Gericht. Detail der Schäden im mittleren Teil des Freskos, vor der Restaurierung.
43. Michelangelo, Das Jüngste Gericht. Detail einiger Tagwerk-Ansätze und Sekko-Übermalungen, die diese verdecken sollten.
44. Michelangelo, Das Jüngste Gericht. Detail der ausgebleichten Lapislazuli-Kristalle des Himmels unter dem Mikroskop.

von Camuccini 1825 in dieser Zone vorgenommen Reinigung. Ähnliche Umstände könnten auch den Erhaltungszustand der linken Lünette und den der stark überarbeiteten Gruppe der Auserwählten hinter Petrus erklären, selbst wenn dieser Künstler gemeint hatte, er habe einen entsprechenden Eingriff nur an der Engelsgruppe in der rechten Lünette vorgenommen.

Doch war das Fresko nicht nur extrem nachgedunkelt, sondern auch fleckig und milchig aufgrund von Fremdsubstanzen, die vorwiegend aus Tierleim bestanden und ein ideales Klima für Mikroorganismen bildeten. Pilzkolonien entstanden vor allem im oberen Bereich der Komposition (Abb. 38). Ihre Entfernung brachte kleine, runde und hellere Flecken ans Licht, an denen sich Pilze sogar schon an die mit der Farbe eng verbundene Patina angeheftet hatten.

Dem als Auffrischungsmittel verwendeten Leim – korrekter wäre es, von Leimwasser zu sprechen – gaben die Restauratoren in der Vergangenheit einen geringen Prozentsatz Pflanzenöls bei, um ihn geschmeidiger zu machen und seine farbauffrischende Wirkung zu erhöhen. In einigen wenigen Fällen wurde zur Farbauffrischung offenbar nur Öl auf das Fresko aufgetragen. Dort, wo der Putz porös geworden war, wurde das Öl absorbiert, doch meistens hat es sich auf der Oberfläche abgelagert, bildete dunkle Flecken und sorgte für die deutlich sichtbaren Risse im Craquelé des Putzes (Abb. 39). Die Schicht fremder Substanzen wies eine sehr unterschiedliche Beschaffenheit auf: Wo sie dicker war, wirkte die Oberfläche dunkel und milchig, wo sie dünner war, erschien das Fresko hell und trocken.

Das Fresko wurde, wie bereits erwähnt, nicht durch Regenwasser beschädigt, da die Altarwand durch die dahinter liegenden Räume geschützt ist. Vielleicht trug man deshalb bei Restaurierungen in der Vergangenheit den Leim sparsamer auf als im Gewölbe. Daher waren auch die Ablagerungsschichten deutlich dünner, besonders im Bereich der Lünetten.

Auf dem Fresko befanden sich unzählige, deutlich erkennbare Überarbeitungen, alle von minderer, wenn nicht gar mangelhafter Qualität. Deutlich waren außerdem zahlreiche Spuren von Reinigungen oder Reinigungsversuchen zu sehen, die alle – außer der von Camuccini – nicht dokumentiert sind, weshalb eine Datierung unmöglich ist. Allerdings kann man davon ausgehen, daß es sich um relativ späte Eingriffe handelt. Diese Nachbesserungen lassen sich in zwei große Kategorien einteilen: solche durch direkte Farbaufträge, die oft die *pentimenti* von Michelangelo überdeckten und dumpfe, gipsartige Massen bildeten (Abb. 41), und solche, die mit dünnen, halbtransparenten und monochromen Farbschichten ausgeführt wurden, die die Schatten und die Modellierung der Figuren verstärkten, die durch den Schleier der Fremdsubstanzen verloren gegangen waren (Abb. 40). Der Erhaltungszustand des Putzes erwies sich als sehr gut, nur in dem Bereich unterhalb der Marmorkonsole hat man eine kritische Ablösung entdeckt (Abb. 14). Das Fehlen von Bronze- und Messingklammern, die sich häufig an der Decke finden, deutet darauf hin, daß es in der Vergangenheit an der Stirnwand der Kapelle keine statischen Probleme gab, wenn man von den bereits im 16. Jahrhundert aufgetretenen absieht. Wahrscheinlich ist damals schon der lange Riß entstanden, der das Fresko diagonal von unten nach rechts oben durchzieht. Streckenweise verdoppelt er sich und am Ende verzweigt er sich in kleine Risse, die bei der Engelsgruppe um die Geißelsäule enden. Wie an der Decke, wurden auch hier die Risse vermutlich zur Zeit Daniele da Volterras und Girolamo da Fanos mit einem dunklem Kitt geschlossen, bestehend aus Wachs und Kolophonium.

Trotz dieser Veränderungen, die zunächst auf einen schlechten Zustand des Freskos hindeuten, hat sich das Gegenteil bestätigt: Das *Jüngste Gericht* ist nämlich im allgemeinen hervorragend erhalten.

Mechanische Beschädigungen hatte etwa die Gruppe der Posaunenengel erlitten (Abb. 42): Neben dieser Gruppe wurden die Befestigungsringe für die Metallträger des Baldachins angebracht, der bis zur Mitte dieses Jahrhunderts bei feierlichen Gelegenheiten errichtet wurde. Der Gebrauch von Stangen bei der Montage und die Reibung an den Rändern haben Kratzer und Abschürfungen in der gesamten Zone verursacht. Vorwiegend betroffen waren die Figuren rechts, insbesondere der Engel mit der geschulterten Posaune, dessen Beschädigungen an mehreren Punkten seines Gesichts die schwarzen Linien der Entwurfszeichnung durchscheinen ließen.

Eine ganz spezielle und komplizierte Situation ergab sich bei der großen blauen Fläche des Himmels. Hier zeigten sich deutliche Unterschiede der Farbgebung bei den einzelnen Tagwerken, die zudem noch durch helle Linien voneinander getrennt waren (Abb. 36). Die Ursache dieser weißlichen Linien war in der Vergangenheit schon mehrmals Gegenstand von Debatten gewesen, ohne daß man jedoch überzeugende Antworten hätte finden können. Schließlich ergab sich aus den Untersuchungen nur eine Erklärung: Die Linien rührten von Sekko-Übermalungen her, die zum Teil original waren, zum Teil aber auch von Restaurierungen stammten (Abb. 43).

Die Freskomalerei mit Lapislazuli – eine äußerst wertvolle, aber sehr empfindliche Farbe – wurde teilweise *a secco* mit dem gleichen Pigment vollendet. Von dieser Feinarbeit blieben nur Spuren erhalten, deren schwärzliche Färbung sich zum Teil auf Schmutz, zum Teil auf Veränderungen des Leims, der als Bindemittel diente, zurückführen lassen. Der Himmel wies aus den bereits dargelegten Gründen eine hellere Zone im oberen Teil des Freskos auf, die nach unten hin deutlich durch die wellenartige Linie der Tagwerkgrenzen abgeteilt ist. Es folgten ein dunklerer, fast grauer Streifen und schließlich eine sehr helle Zone im Bereich des Horizonts. Überall zogen sich zumeist horizontale Pinselstriche über die harte Oberfläche des Freskos. Im oberen Bereich waren sie dicht und fein, an den Figuren am unteren Rand dagegen breit und sehr hell bis weiß (Abb. 6, 7). Anfangs hatte man zunächst noch vermutet, daß diese Streifen ohne Farbauftrag (man hatte sie in der Vergangenheit auf die Wirkung von unzureichend gelöschtem Kalk zurückgeführt) auf Zufügungen einer sauren Substanz bei einer der Restaurierungen zurückzuführen seien, die nach Tajas und Camuccinis Angaben im 17. oder 18. Jahrhundert stattgefunden habe. Diese Reinigung zielte darauf ab, die Schicht der Fremdmaterialien auf Michelangelos Himmel abzutragen, um die Modellierung der Figuren wieder zum Vorschein zu bringen. Also strebte man danach, den Schleier der fremden Substanzen wegzunehmen. Da außerdem bei der Restaurierung der Stanzen und der Sixtinischen Decke Wein verwendet wurde, nahm man an, daß die Verwendung eines «umgeschlagenen», also sauer gewordenen Weines für die Schäden verantwortlich sein könnte.

Unter dem Mikroskop erschienen die Lapislazuli-Kristalle in der Tat ausgebleicht (Abb. 44), zum Teil reichte die Farbigkeit der Pigmente von Blaugrau bis hin zu Blaßgrau.

Untersuchungen, die in Zusammenarbeit mit G. Torraca durchgeführt wurden, haben allerdings gezeigt, daß eine schwache Säure wie Essig nicht imstande ist, Lapislazuli zu bleichen, der von Natur aus ohnehin schon leicht sauer ist. Jüngste Forschungen und Beobachtungen legen nun nahe, daß diese Streifen die Spuren oder besser Abdrücke verlorener Sekko-Überarbeitungen sind, die ursprünglich gewisse Himmelszonen verstärken und – vor allem im unteren Bereich – die Ansätze zwischen den Tagwerken verdecken sollten. Diese Übermalungen bedurften eines starken Farbauftrags, der teils bei Reinigungen des 17. und 18. Jahrhunderts wieder verschwunden ist und teils durch mechanische Einwirkungen der regelmäßigen, noch in diesem Jahrhundert vorgenommenen Entstaubungen zerstört worden sein könnte. Eine andere, von Chiari vorgebrachte Hypothese lautet, daß sie auf eine Reinigung mit einer Lauge und nicht mit einer Säure zurückzuführen sind. Eine solche Lauge kann aus Asche hergestellt werden. Sie ist halb stabil und wird mit dem Pinsel auf das Fresko aufgetragen. Nach dem Trocknen hätte man sie zusammen mit dem Schmutz entfernen können, allerdings blieben wohl die horizontalen Streifen übrig.

Aber nicht nur Sekko-Übermalungen haben zu Schäden am Himmel geführt: Wo der Putz beim Trocknen nur unzureichend Karbonat gebildet hatte, ist das blaue Pigment verblaßt oder es pulvert ab. Schäden dieser Art finden sich – wenn auch nur in geringem Maße – in den dunklen Farbtönen auf dem Gewand Mariens, bei dem man aufgrund einer extrem hartnäckigen Schmutzschicht und der chemischen Veränderung des aufgetragenen Leims sogar eine Verschiebung der Farbwerte im Verhältnis von den dunklen zu den hellen Tönen nachweisen konnte.

Nicht die Reinigungen, sondern vielmehr die klimatischen Schwankungen, die zur Schrumpfung der Leimschicht führten, sind dafür verantwortlich, daß die Farbe in den von Daniele da Volterra nachgearbeiteten Bereichen in feinen Partikeln abblättert, zumal diese Bereiche auch eine andere Farbbehandlung erfahren haben.

Anmerkungen

1 E. Steinmann, Die Sixtinische Kapelle, II, 1905; C. de Tolnay, P. De Vecchi, 1984, 123.
2 G. Vasari, La vita di Michelangelo nella redazioni del 1550 e del 1568, a cura di R. Bettarini e P. Barrocchi, VI, Mailand und Neapel, 1987, 65. Deutsch: G. Vasari, Lebensläufe der berühmtesten Maler, Bildhauer und Architekten, Zürich 1974 (die folgenden Vasari-Zitate S. 526ff.).
3 J. Shearman, A note on the Project of Pope Julius, in: Atti del Convegno internazionale dei studi, Bd. III, Novara 1994.
4 G. Vasari, a.a.O., VI, 1987, 66–67.
5 G. Vasari, a.a.O., VI, 1987, 68.
6 G. Vasari, a.a.O., VI, 1987, 67.
7 M. Hirst, Michelangelo and his drawings, New Heaven and London, 1988, 123–124.
8 A. M. De Strobel, F. Mancinelli, Documenti relativi ai lavori michelangioleschi nella Cappella Sistina, in: Michelangelo e la Sistina, La tecnica, il restauro, il mito, Roma 1990, 270–271.
9 A. M. de Strobel, F. Mancinelli, a.a.O., 1990, ibidem.
10 P. De Vecchi, Michelangelo pittore, scultore, architetto, Milano 1984, 126. Deutsch: P. De Vecchi, Michelangelo. Der Maler, Stuttgart–Zürich 1984.
11 P. De Vecchi, a.a.O., ibidem.
12 G. Vasari, a.a.O., 126.
13 D. Redig De Campos, B. Biagetti, *Il Giudizio Universale di Michelangelo,* Rom 1946, 105.
14 ebd.
15 Über die Unterlagen Michelangelos zum *Jüngsten Gericht* siehe insbesondere: E. Steinmann, a.a.O., II, 742–768; K. Frey, Studien zu Michelangelo Buonarroti und zur Kunst seiner Zeit, III, in: Jahrbuch der königlichen Preussischen Kunstsammlungen, XXX, 1909, Beiheft, 139–167; L. Dorez, La Cour du Pape Paul III, II, Paris 1932; D. Redig De Campos, Il Giudizio Universale di Michelangelo, Mailand 1964, 105–107; P. Barocchi, R. Ristori, Il Carteggio di Michelangelo, IV, Florenz 1979; A. M. De Strobel, F. Mancinelli, Documenti relativi ai lavori michelangioleschi nella Cappella Sistina, in: Michelangelo e la Sistina, a.a.O., 1990, 270–276.
16 G. Vasari, a.a.O., 69.
17 D. Redig De Campos, B. Biagetti, Il Giudizio di Michelangelo, Rom 1944, 105-113.
18 Zur ersten Analyse der im *Jüngsten Gericht* verwendeten Technik siehe F. Mancinelli, G. Colalucci, N. Gabrielli, Rapporto sul Giudizio, in: Monumenti, Musei e Gallerie Pontificie. Bollettino, XI, 1991, 219–249; Id., Il Giudizio Finale e il suo restauro, Note di storia, tecnica e conservazione, in: La Cappella Sistina, a.a.O., 1992.
19 G. Vasari, a.a.O., VI, 1987, S. 70–71.
20 Zum *Jüngsten Gericht* und seiner Ikonographie siehe C. Lanckoronska, Appunti sulla interpretazione del Giudizio Universale di Michelangelo, in: Annales Istitutorum, 1932–33; C. De Tolnay, Le Jugement Dernier de Michel-Ange, Essai d'interprétation, in: Art Quarterly, III, 1940; L. Steinberg, Michelangelo's Last Judgement as a mercyful heresy, in: Art in America, 63, 1975; R. Feldhusen, Ikonologische Studien zu Michelangelos Jüngstem Gericht, Unterlegenhardt 1978; R. De Maio, Michelangelo e la Controriforma, Bari 1978; M. Cal, Michelangelo all'Escorial, Turin 1980; P. De Vecchi, a.a.O., 1984, S. 123–168; Id., Il Giudizio Universale: fonti iconografiche, reazioni, interpretazioni, in: La Cappella Sistina, I primi restauri, La scoperta del colore, Novara 1986, S. 176–206.

21 P. De Vecchi, a.a.O., 1986, S. 204–205. Die Identifizierung als Selbstportrait stammt von F. La Cava, Il volto di Michelangelo nel Giudizio Finale, Bologna 1925.

22 Vgl. P. Barocchi, R. Ristori, a.a.O., IV, 1979, S. 87. Zum Brief vom 16. September von Urbino an Michelangelo siehe ibidem, S. 82–84. Vgl. F. Erpel, Ich Michelangelo. Briefe, Dichtungen und Gespräche in einer Auswahl, Berlin 1979, 78.

23 P. Barocchi, R. Ristori, a.a.O., IV, 1979, 215. Der Brief von Aretino findet sich in deutscher Übersetzung in: H. Thode, Michelangelo und das Ende der Renaissance. III. Band. Der Künstler und seine Werke. 2. Abteilung, Berlin 1912.

24 G. Vasari, a.a.O., VI, 1987, 70.

25 L. Domenichi, Facezie, motti e burle di diversi signori e persone private, Florenz 1564, 263.

26 Vgl. G. Vasari, a.a.O., VI, 1987, 90.

27 «Die Bilder in der Apostolischen Kapelle mögen bedeckt werden, in anderen Kirchen aber zerstört, wenn sie irgend etwas Unschickliches oder offensichtlich Falsches zeigen.» P. De Vecchi, a.a.O., 1984, 168, Nr. 40. Vgl. auch: L. Pastor, Geschichte der Päpste seit dem Ausgang des Mittelalters. Fünfter Band: Paul III. (1535–1549), Freiburg 1925, 786.

28 G. Vasari, a.a.O., VI, 1987, 90. Deutsch in: P. De Vecchi, Michelangelo. Der Maler, Stuttgart–Zürich 1984.

29 A. M. De Strobel, Documenti per la Cappella Sistina, in: Michelangelo e la Sistina, a.a.O., 1990, 281.

30 A. M. De Strobel, a.a.O., 1990, 278.

31 A. M. De Strobel, a.a.O., 1990, ibidem.

32 J. Richard, Description historique et critique de l'Italie, V, Paris 1766.

33 A. M. De Strobel, a.a.O., 1990, 280.

34 A. Nesselrath, Katalogzettel, in: Michelangelo e la Sistina, 1990, a.a.O., 240.

35 A. M. De Strobel, a.a.O., 1990, 288.

36 A. M. De Strobel, a.a.O., 1990, 287.

37 A. M. De Strobel, a.a.O., 1990, 298.

38 D. Cialoni, Il dibattito sul restauro del Giudizio Sistino tra gli Accademici romani, 1824–1825, 189–218.

39 J. Richard, Description historique et critique de l'Italie, V, Paris 1766.

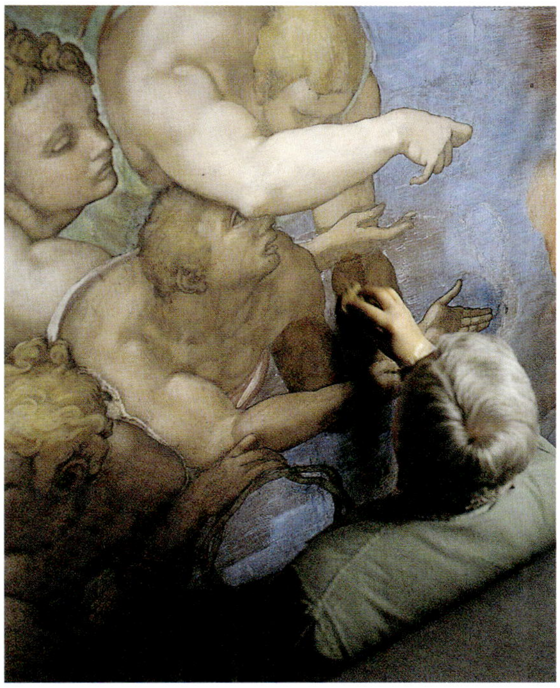

GIANLUIGI COLALUCCI

MEINE ZEHN JAHRE AUF DEM GERÜST DER SIXTINISCHEN KAPELLE

Die langwierige und sehr aufwendige Restaurierung der Fresken Michelangelos in der Sixtinischen Kapelle wurde am 8. April 1994 beendet. An diesem Tag feierte Papst Johannes Paul II. die heilige Messe vor dem nach der Reinigung nun erstmals wieder in seiner vollen Farbenpracht erstrahlenden Fresko des *Jüngsten Gerichts.*

Bereits vier Jahre zuvor war die Arbeit an den Deckengemälden mit einer internationalen Tagung im Vatikan abgeschlossen worden, bei der die Ergebnisse der Restaurierung begutachtet und diskutiert wurden, und schon im Oktober 1985 hatte im Anschluß an die Restaurierung der Lünetten ein Seminar am Wethersfield Institute stattgefunden, mit zwei Direktleitungen nach New York, nämlich zum Metropolitan Museum und zur Frick Collection.

Was die Zeitungen begeistert als «Restaurierung des Jahrhunderts» feierten, hatte am Morgen des 16. Juni 1980 begonnen, als in der Sixtinischen Kapelle vor der Eleasar-Mattan-Lünette (Abb. 1) ein Gerüst aufgebaut wurde. Damit begann die Neuentdeckung der Fresken Michelangelos.

Wenn ich nochmals die Worte lese, die ich an jenem Tag in das Bautagebuch notiert habe, um den Erhaltungszustand der Fresken zu beschreiben, fällt mir auf, wie trocken, kalt und distanziert sie klingen. Doch hinter dieser aus professioneller Distanz verfaßten Notiz verbarg sich die Aufregung, die damals wohl alle Anwesenden ergriffen hatte. Mein Bericht hält fest, wie ich, wenig wissenschaftlich, Staub und Rußspuren von einem winzigen Ausschnitt des Freskos mit dem Zipfel eines speichelbefeuchteten Taschentuchs entfernt habe – und das Erstaunen aller, als sie feststellten, daß unter der klebrigen, schwärzlichen Schicht nun völlig unerwartet eine mattgelbe Farbe zum Vorschein kam, wenngleich eine hartnäckige Schmutzschicht weiterhin bestehen blieb.

Nach so vielen Jahren Abstand – weit entfernt von der Aufregung jenes Augenblicks und den damit verbundenen Auseinandersetzungen – stimmen mich diese Seiten nachdenklich angesichts der inzwischen verflossenen Zeit und der Wende, die mein Leben durch diese außergewöhnliche Arbeit genommen hat. Als ein nur wenigen Spezialisten bekannter Wissenschaftler stand ich damals, nach dreißig Jahren stiller Arbeit, plötzlich vor den Augen aller wie auf einer Bühne, da praktisch die ganze Welt die Fortschritte dieser Restaurierung verfolgte und daran Anteil nahm.

Ich bin mir im klaren darüber, welches Lebensglück mir dadurch zuteil wurde. Nicht wegen der Berühmtheit, wenngleich auch sie trotz ihrer Vergänglichkeit Genugtuung bereiten kann, sondern wegen der Tatsache, daß ich Pinselstrich für Pinselstrich den gesamten Weg zurücklegen durfte, den Michelangelo bei seiner mühsamen Arbeit als Maler durchschritten hatte.

Man sagt, daß das Schicksal eines Menschen in den Sternen stehe. Das mag wahr sein oder vielleicht auch nicht. Doch auch wenn das Leben aus schicksalshaften

Ereignissen besteht, gilt doch mit gleicher Gewißheit, daß wir das Schicksal in die eigenen Hände nehmen müssen. Möglicherweise hatte ja der Himmel bereits am 1. Oktober 1960, dem Tag meines Eintritts in die Vatikanischen Museen, beschlossen, daß ich zwanzig Jahre später auf das Hochgerüst der Sixtina steigen sollte, um die Fresken Michelangelos ans Licht zu bringen. Vielleicht war der Himmel in jener Nacht aber auch schwarz wie eine leere Tafel, weil vielmehr ich selbst mein Schicksal bestimmt habe: Tag für Tag, Stunde um Stunde. Was schließlich als Ergebnis dieser Arbeit zählt, ist die Wiedergewinnung der Malerei Michelangelos in ihrer Authentizität und vielleicht auch, daß wir – die kleine Gruppe von Fachleuten aus den Vatikanischen Museen, die engen Kontakt mit dem Werk hatten – nun imstande sind, über all das Gesehene und aus der Nähe Untersuchte zu berichten und es weiterzuvermitteln.

***

Ich meine, daß man in fünf Punkten das Außergewöhnliche und absolut Einzigartige dieser vierzehn Jahre (von Juni 1980 bis März 1994) dauernden Restaurierung festhalten kann:
Im Mittelpunkt steht – erstens – der künstlerische, geistige und religiöse Wert des Werkes von Michelangelo. Damit verknüpft ist – zweitens – die «Heiligkeit», oder besser der «Mythos», der das Werk und die Persönlichkeit des großen Toskaners von Anfang an begleitet, und zwar nicht zuletzt deshalb, weil der Künstler selbst diesen Mythos geschaffen und genährt hat. Drittens kommt hinzu, daß uns im Laufe der letzten drei Jahrhunderte die Erinnerung an die ursprüngliche Farbigkeit vollkommen verlorengegangen war. Doch nun hat unsere Kultur eine ihrer Wurzeln neu entdeckt, weil die zuvor dunklen, fleckigen und gequälten Farben der Fresken, die mich früher an William Blake erinnerten, jetzt zu neuem Leben erwacht sind und sich so eher mit Werken von Malern wie Annigoni vergleichen lassen, um nur zwei Namen zu nennen. Der vierte Punkt hängt mit dem vorhergehenden zusammen; er ist vielleicht der wichtigste und zugleich derjenige, der am wenigsten berücksichtigt wurde: die Tatsache, daß am gleichen Ort, in der Sixtinischen und der angrenzenden Paulinischen Kapelle, noch weitere Fresken Michelangelos zu sehen sind. Man hätte diese auf andere Weise konservierten und weniger verschmutzten Fresken desselben Künstlers stärker zum Vergleich heranziehen können, was der Kontroverse um die Reinigung sicherlich einiges an Unerbittlichkeit und Dramatik genommen hätte. Vielleicht hätte es dann auch nicht die heftigen Reaktionen mancher Fachleute gegeben, die versucht haben, die öffentliche Meinung zu beeinflussen. Ein fünfter Punkt ergab sich aus der Unwissenheit darüber, welche Technik Michelangelo angewendet hat. Der Zustand der Fresken begünstigte die verschiedensten Hypothesen, von der nur zur Hälfte *a fresco* durchgeführten Malerei bis zur mit Harz versiegelten Sekkomalerei. Niemand jedoch nahm an, daß es sich bei dem Bild um ein echtes Fresko handelt. Nur Biagio Biagetti, der in den dreißiger Jahren unseres Jahrhunderts die Arbeiten zur Fixierung der Putzschichten geleitet hatte, ahnte die Haltlosigkeit der Mutmaßungen und begriff, daß die ursprünglichen Farben einen ganz anderen Ton und Glanz haben mußten, der inzwischen jedoch unter einer Rußschicht verborgen lag (Abb. 3). Die Fresken waren deshalb so stark verschmutzt, weil die alten, praktisch nur von Malern ausgeübten Restaurierungstechniken der Zufügung neuer Substanzen und Farben auf dem Gemälde stets den Vorzug gaben, anstatt eine Reinigung vorzunehmen. Gereinigt wurde bestenfalls oberflächlich und mit unzulänglichen oder aggressiven Methoden.
Ihr so berühmtes dunkles Aussehen, das kaum den Charakter eines echten Freskos erkennen ließ, hatten die Fresken Michelangelos durch mehrere Restaurierungen erhalten – wobei die von Mazzuoli mit griechischem Wein vorgenommene sich wohl nicht bis auf das *Jüngste Gericht* erstreckt hat –, außerdem durch die Hinzufügung von flüssigem, öligem Tierleim, Gummi arabicum sowie durch Übermalungen.

1

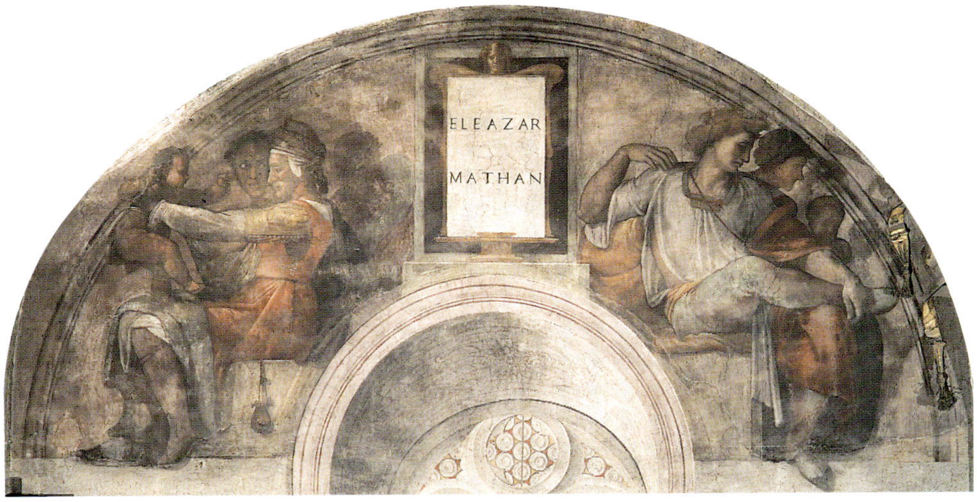

2

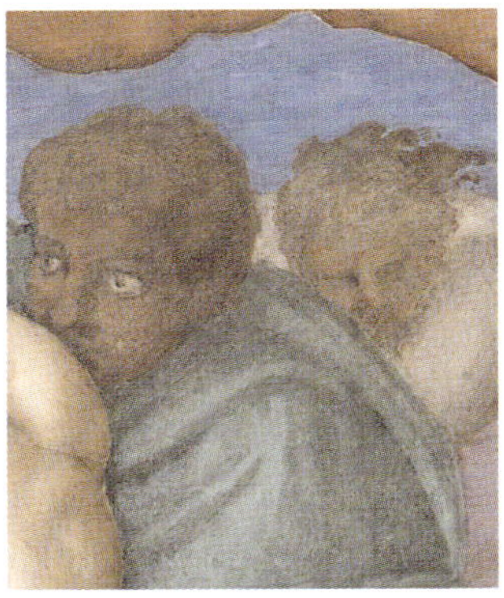

3

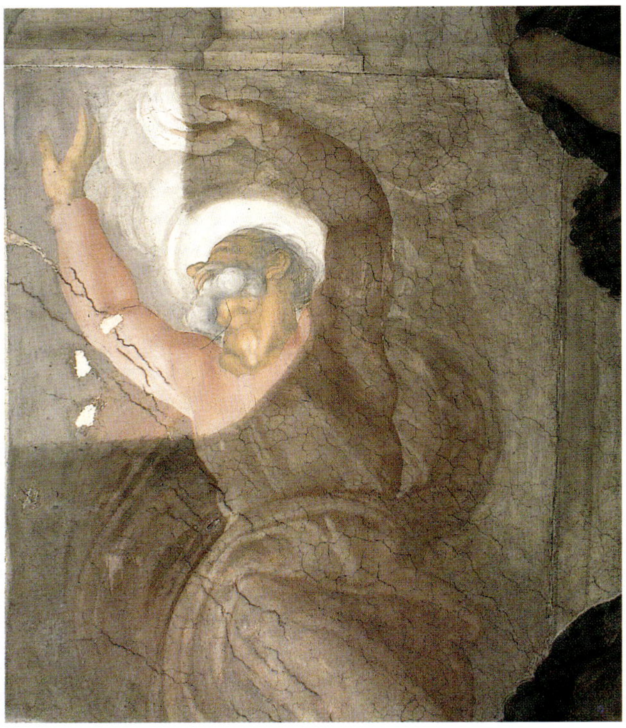

4

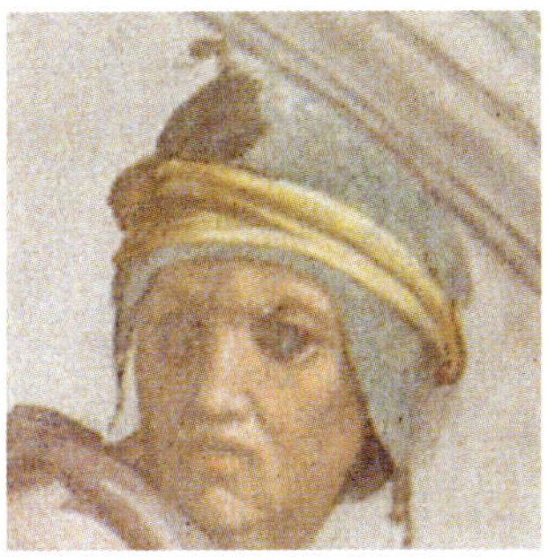

1. Sixtinische Kapelle.
Die Eieasar-Mattan-Lünette, an der die Restaurierung der Deckenfresken begann.
2. Jüngstes Gericht, Detail.
3. Sixtinische Kapelle, Decke. Die Scheidung von Licht und Finsternis, während der Reinigung.
4. Sixtinische Kapelle. Serubbabel-Abihud-Eljakim-Lünette, Detail mit der Kopfbedeckung der Figur rechts.
5. Jüngstes Gericht. Bei Streiflicht aufgenommenes Detail, an dem die Teilungslinien der Tagwerke deutlich sichtbar sind.

Über die Technik Michelangelos wurden auch noch in letzter Zeit viele ernsthafte Abhandlungen verfaßt. Dabei begegnete man den technischen Studien der alten Meister, wie sie einst von diesen veröffentlicht wurden, nur mit Mißtrauen. Man traute lediglich den eigenen Erfahrungen und Beobachtungen, die jedoch weitab von den Werken angestellt wurden. Wir hingegen können uns nun auf wissenschaftlich gesicherte Daten stützen, wenn wir versichern, daß sowohl die Decke als auch das *Jüngste Gericht* in echter Fresko-Technik ausgeführt sind und nur einige wenige Teile *a secco* hinzugefügt wurden. Außerdem wissen wir, daß das *Jüngste Gericht* (Abb. 5) aus 449 Tagwerken besteht und daß der Putz sich aus Kalk und Puzzolanerde zusammensetzt.
Michelangelo hat beim gesamten *Jüngsten Gericht* optimal die Zeit eingehalten, die ein echtes Fresko für die Karbonisierung des Kalziumhydrats benötigt, damit es eine derart hohe technische Qualität erhält. Mit kenntnisreicher Hand zog er außerdem den höchsten Nutzen aus der Reinheit der Farben und aus den Möglichkeiten der farbigen Annäherungen und Veränderungen, die sich durch die abwechselnd leicht und dicht geführten Pinselstriche ergeben (Abb. 6). Im *Jüngsten Gericht* hat er diese Technik noch überlegter eingesetzt als an der Decke: Man beachte nur so manches rote Tuch, manches Marterwerkzeug in den Händen der Märtyrer (Abb. 8), die Posaunen (Abb. 7), deren Malprozeß sich über mehrere

5

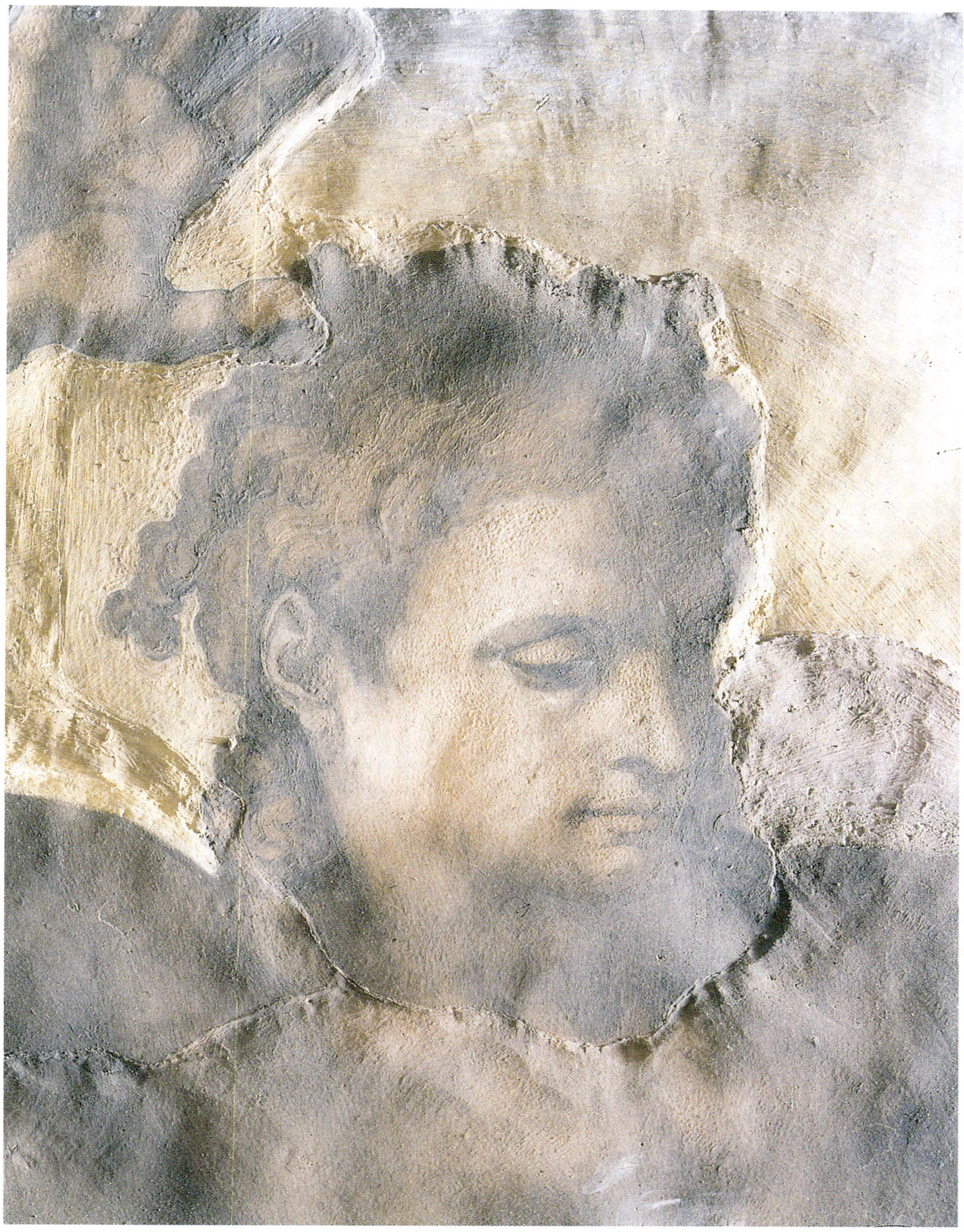

6

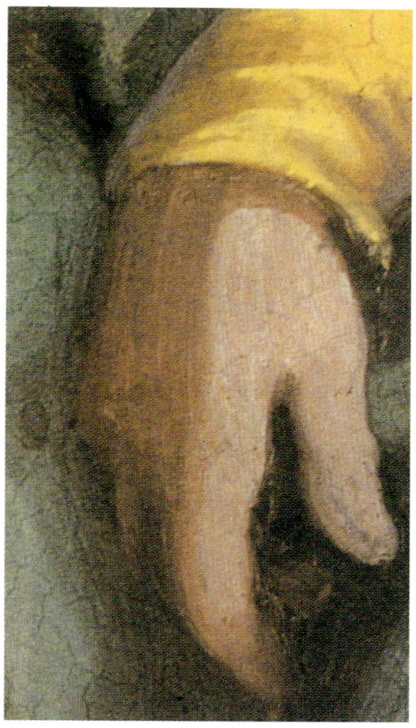

7

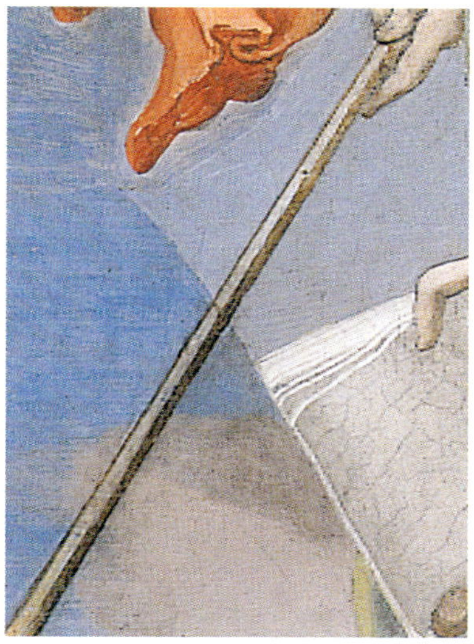

8

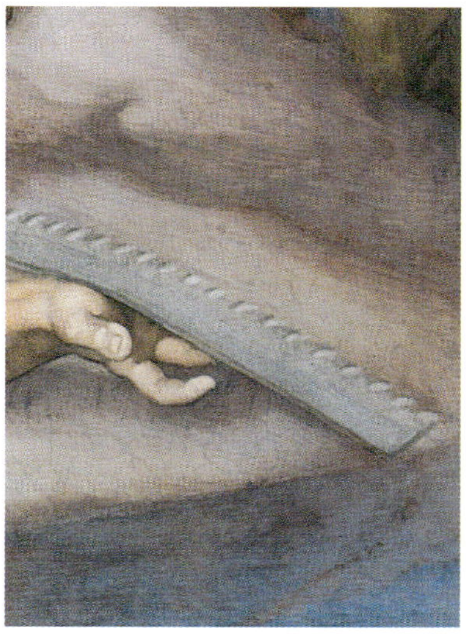

Tagwerke erstreckte, oder das Ruder des Charon. Zahlreicher sind nun aber auch die ursprünglich nicht geplanten Zufügungen *a secco,* weil die gewaltige Komposition Michelangelo zu mehreren kleinen Angleichungen und Korrekturen zwang. Diese finden wir vor allem in den anfangs perspektivisch nicht korrekten Beinen der größten Figuren sowie im erhobenen Arm Christi. Anders hingegen stellte sich das Problem des Himmels dar (Abb. 9, 10), da dieser mit Lapislazuli ausgeführt wurde, und zwar zum Teil *a fresco* und zum Teil *a secco.* Vom zweiten Teil sind wegen der Empfindlichkeit der Sekkomalerei nur noch wenige Spuren erhalten. Das meiste verlor sich im Lauf der Jahrhunderte, vor allem aufgrund der Reinigungen, beginnend vielleicht schon mit der ersten Restaurierung 1566 durch Domenico Carnevali. Das Datum und die Signatur «D. C.» waren am Griff des Charonruders zu erkennen, das neu über die Reste des verlorenen Originals gemalt worden war. Auf dem *Jüngsten Gericht* findet sich schließlich aber auch noch eine andere Art der Sekkomalerei, die jedoch nicht von der Hand Michelangelos stammt: die bekannten Lendentücher, mit denen die Blößen von 41 Akten bedeckt wurden.
Das *Jüngste Gericht,* mit dessen Komposition Michelangelo sich so weit von der traditionellen Ikonographie entfernt hat, entstand nach einem neuen, im malerischen Umfeld seiner Entstehungszeit völlig ungewohnten Konzept. Es enthält zahlreiche als anstößig empfundene Akte und «tausend Häresien», die einen so

6. Sixtinische Kapelle, Decke. Usija-Jotam-Ahas-Lünette, Detail mit der rechten Hand des Mannes aus der linken Gruppe.
7. Jüngstes Gericht. Detail aus der Gruppe der Posaunenengel.
8. Jüngstes Gericht. Detail aus der Gruppe der Märtyrer.

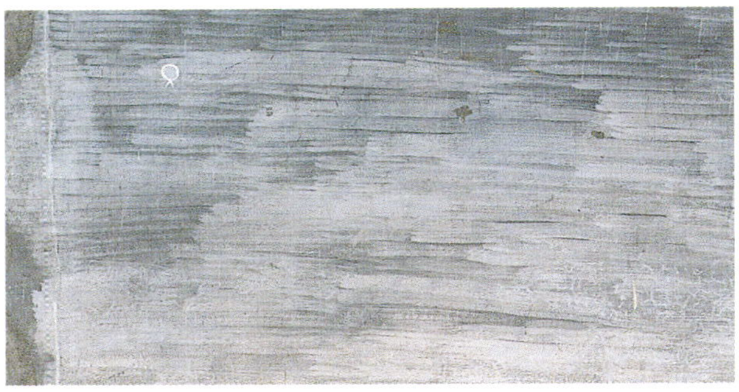
9

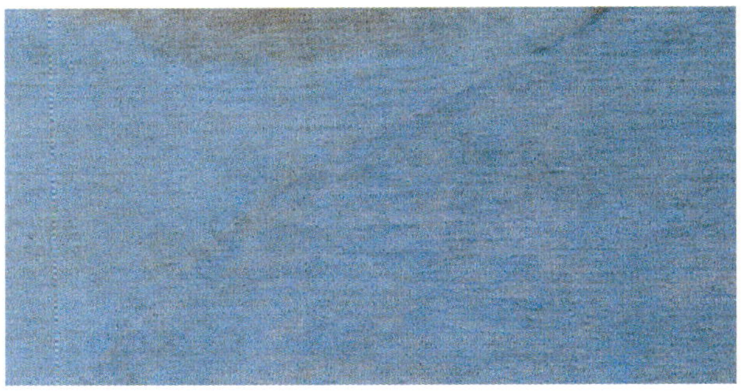
10

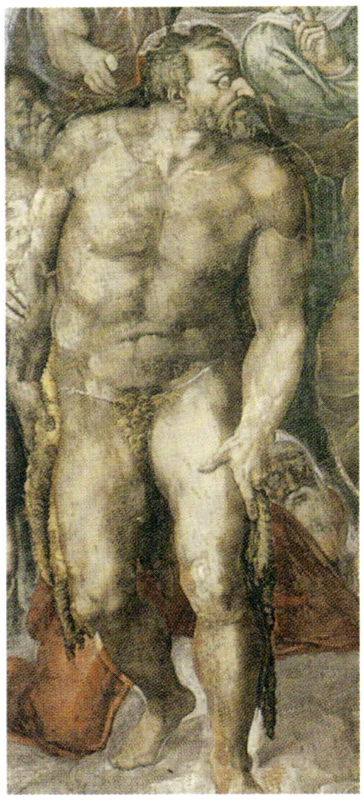
11

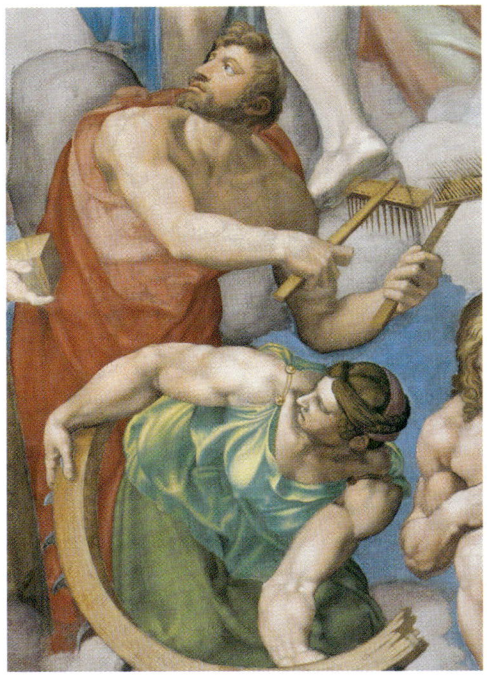
12

9.–10. Jüngstes Gericht. Detail des Lapislazuli-Blaus, vor und nach der Reinigung.
11. Jüngstes Gericht. Detail mit der Figur Johannes des Täufers, vor der Reinigung.
12. Jüngstes Gericht. Detail mit den Figuren des heiligen Blasius und der heiligen Katharina, von Daniele da Volterra a fresco überarbeitet, wobei zuvor die Originalteile abgeschlagen wurden.

großen, durch das Konzil von Trient mitbedingten Skandal hervorriefen, daß man 1563 die sofortige Korrektur derartiger Bilder anordnete. 1564 entschied eine Kommission, die Akte übermalen zu lassen. An diesem Auftrag arbeiteten Daniele da Volterra, vielleicht Girolamo da Fano und danach der schon erwähnte Carnevali.

Alle Übermalungen des 16. Jahrhunderts (Abb. 11), es sind 33 an der Zahl, wurden mit fetter Tempera ausgeführt, außer bei den Heiligen Blasius und Katharina (Abb. 12), die *a fresco* neu gemalt wurden, nachdem man den originalen Putz abgeschlagen hatte. In den folgenden Jahrhunderten wurden noch 18 weitere Lendentücher hinzugefügt, stets mit Temperafarbe, so daß sich ihre Gesamtzahl dann im 19. Jahrhundert auf 41 belief.

An der Decke gab es dagegen nur einen zensierenden Eingriff: Übermalt wurden die nackten Brüste einer Frau, die in der Salmon-Lünette ein Kind stillt (Abb. 13). Die vielen Restaurierungen, angefangen mit der ältesten durch Carnevali im Jahr 1566 bis zur jüngsten 1904 durch Seitz, und die vielen Teilrestaurierungen wie die vom Restaurierungslabor der Vatikanischen Museen in den dreißiger Jahren vorgenommene Fixierung des Putzes, haben dem Fresko ihren Stempel aufgedrückt. Insbesondere beim *Jüngsten Gericht* haben die vielen fehlgeschlagenen Reinigungsversuche, die man anschließend mit neuen Maßnahmen verbergen wollte – wie z. B. die auffällige, von Pietro Camuccini (Abb. 14) 1825 aufgetragene Schicht im rechten Bildbereich (ein Restaurierungsversuch, der schließlich von der Accademia di San Luca verhindert wurde) – starke Spuren hinterlassen und zu einer dunkel wirkenden, unregelmäßigen und fleckigen Oberfläche geführt. Und nicht zuletzt bildeten sich durch die Tierleimschicht zahlreiche Kolonien punktförmiger schwarzer Schimmelpilze sowie viele feine und helle Risse.

Überzeugt davon, daß sich die ursprüngliche Farbgebung der Fresken von der heute sichtbaren unterscheidet, haben Carlo Pietrangeli und Fabrizio Mancinelli mit fachlicher Unterstützung von Pasquale Rotundi und auf der Grundlage historisch-kritischer Methoden die Möglichkeit einer Restaurierung erwogen – eine Überlegung, die nach den notwendigen technischen, wissenschaftlichen und konservatorischen Gutachten dann auch bald in die Tat umgesetzt wurde.

Wir begannen zunächst mit der Eleasar-Mattan-Lünette (Abb. 15), um dann langsam, nachdem die Zustimmung der Wissenschaftler und der Öffentlichkeit uns angespornt hatte, das Programm für die gesamte Decke und das *Jüngste Gericht* auszuarbeiten. Es basierte auf den gesammelten theoretischen Erkenntnissen sowie den beim Reinigen dieser ersten Lünette erzielten Ergebnissen und Erfahrungen. Eine zweifellos schwierige und mutige Entscheidung! Getragen wurde sie vom

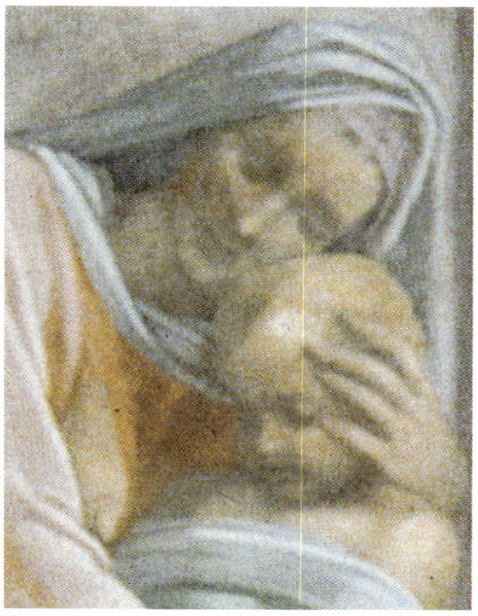
13

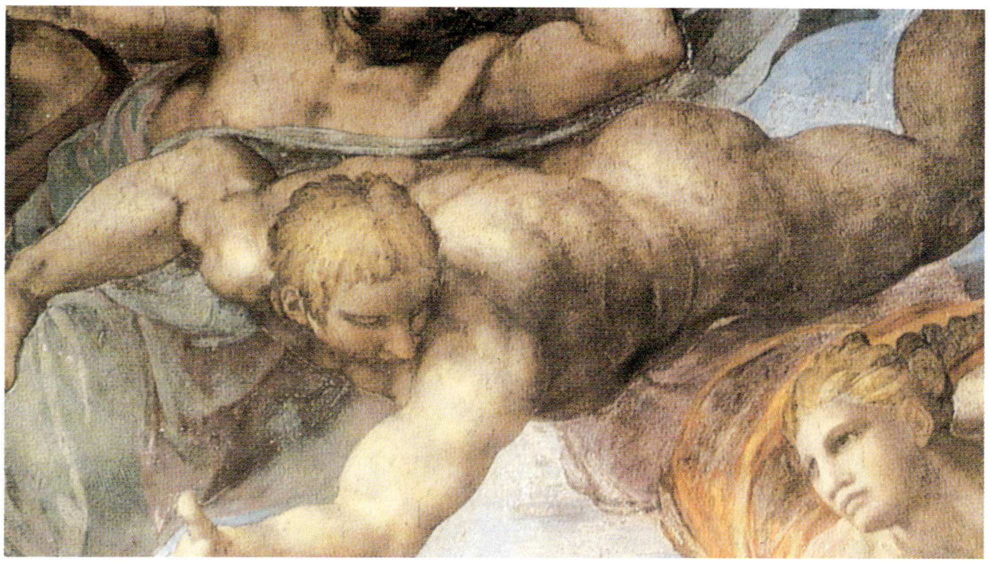
14

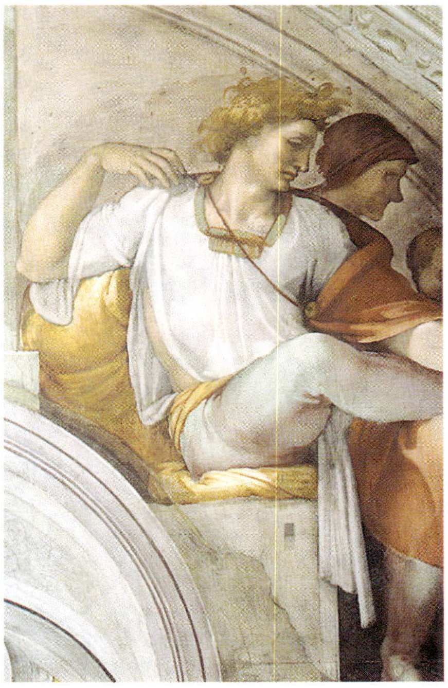
15

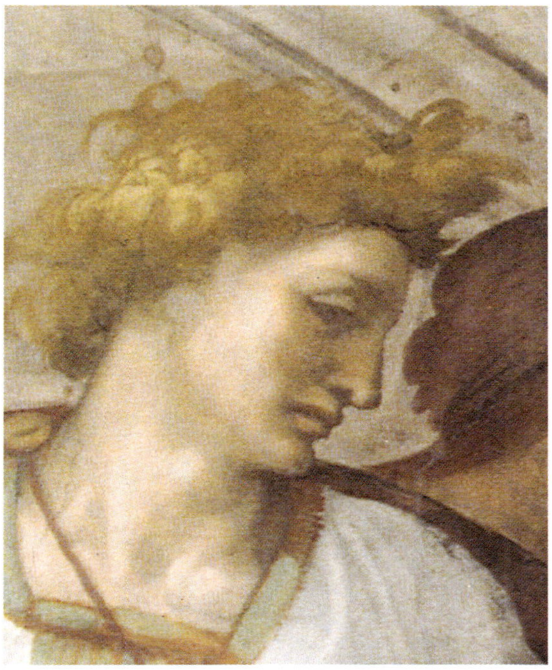
16

Vertrauen in die neuen Technologien und in die Entwicklung der wissenschaftlichen Analysen, die sich gegen Ende der siebziger Jahre auf dem Gebiet der Restaurierung grundlegend verändert haben.
Die Restaurierung, eine sehr alte und methodisch über lange Zeit so gut wie nicht weiterentwickelte Technik, hatte sich erst gegen Ende der vierziger Jahre von der früheren Praxis gelöst und sich auf der Basis systematischer wissenschaftlicher Analysen neuen Arbeitstechniken zugewandt. Nach vielen, von bedeutenden Fortschritten gekennzeichneten Entwicklungen, gefolgt von Phasen des Bedenkens und Überprüfens, war Ende der siebziger Jahre ein qualitativer Standard erreicht, der es schließlich erlaubte, über das Wagnis einer Restaurierung der Fresken Michelangelos nachzudenken. Die Chancen des Gelingens waren sehr hoch, das Risiko hingegen minimal; und letzteres konnte zudem durch die Vorsicht und Erfahrung der Mitarbeiter sowie durch die Umsicht einer verantwortungsvollen Leitung weitgehend eingedämmt werden.
Neben den technischen Problemen warf die Restaurierung bzw. Reinigung zusätzlich auch noch grundsätzliche Probleme auf, die mit der Frage zusammenhingen, ob denn eine Freilegung des Originalgemäldes überhaupt zulässig sei. Die Oberfläche des Originalfreskos war – wie schon erörtert – von einer Schicht fremder Materialien verdeckt und durch den langsamen Alterungsprozeß bzw. die Restaurierungsversuche der Vergangenheit verändert und verschmutzt worden. Ein Ansatz, der die beschränkte Haltbarkeit bzw. Konservierung eines Kunst-

13. Sixtinische Kapelle. Salmon-Boas-Obed-Lünette, Detail der Figur links als einziges Beispiel eines zensierenden Eingriffs an der Decke.
14. Jüngstes Gericht. Detail der rechten Lünette vor der Restaurierung.
15.–16. Sixtinische Kapelle. Eleasar-Mattan-Lünette, Detail nach der Restaurierung.

17. *Jüngstes Gericht. Detail aus der Gruppe der Erlösten.*
18. *Jüngstes Gericht. Detail aus der Gruppe der Märtyrer.*
19.–20. *Jüngstes Gericht. Detail aus der Gruppe der Auserwählten, vor und nach der Reinigung.*
21. *Sixtinische Kapelle. Eleasar-Mattan-Lünette, Detail mit dem Bein des Eleasar.*

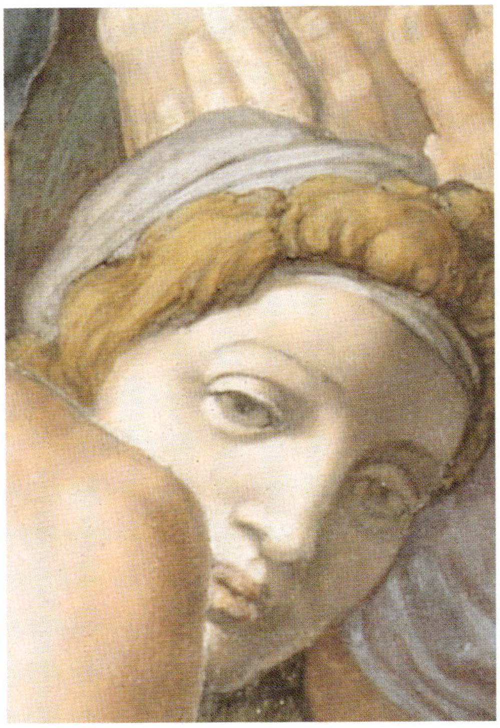

17

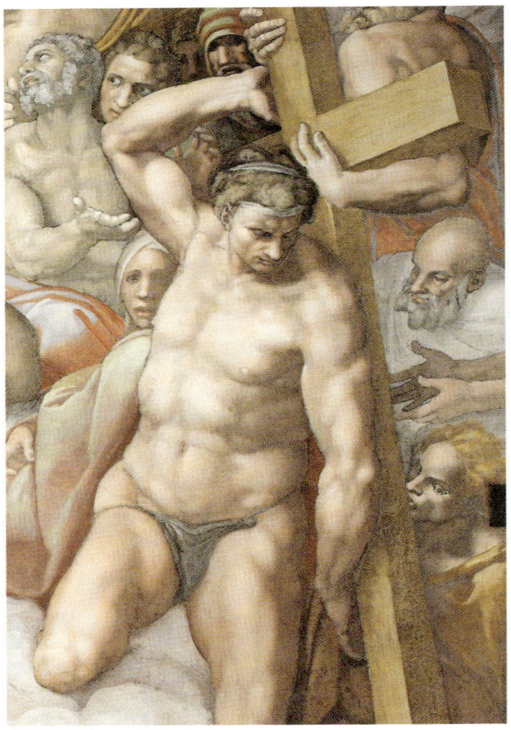

18

werks voraussetzt, hält auch all das, was auf willkürlichen Maßnahmen oder Veränderungen durch fremde Materialien auf dem Fresko beruht, für einen natürlichen Alterungsprozeß oder für den faktischen Zustand, wie er sich historisch nun einmal ergeben hat – ganz im Gegensatz zu den Überlegungen Cesare Brandis, der die historische Dringlichkeit der Restaurierung betont hat.
Nachdem feststand, daß der Zustand des Michelangelo-Freskos eine mutige Entscheidung erforderte, war der Entschluß zur Reinigung unumgänglich, zumal man erkannte, wie gefährlich der Tierleim war, der die Bildschicht bereits auf größeren Flächen mit sehr feinen Rissen überzogen hatte.
Das Konzept der Reinigung war zunächst ein abstraktes Konzept, das anhand der gewählten «Tiefe» der Reinigung definiert und näher konkretisiert werden mußte. Die Reinigungstiefe ist kein ausschließlich technisches Problem, sondern sie wird erst in zweiter Überlegung ein solches: Vorrangig ist es eine theoretische Entscheidung, die sich auf die Kunstwissenschaft stützt. Sie ist stets subjektiv, basiert auf der jeweiligen vorherrschenden Anschauung (man zog deshalb insbesondere Gemälde auf Holz und Leinwand zum Vergleich heran) und ist aus diesem Grunde immer dem Widerstreit verschiedenster Anschauungen unterworfen.
Bei den Fresken der Sixtina waren der Willkür jedoch enge Grenzen gesetzt, da die Grundentscheidung bereits nach den von Nazzareno Gabrielli geleiteten Forschungen und der schon erwähnten Probereinigung feststand. Aufgrund der feinen Modellierung (Abb. 16) und der zarten Farbgebung (Abb. 17) erschien nur eine vollständige Freilegung der von Michelangelo geschaffenen Strukturen sinnvoll. Alle Kompromißlösungen wie z. B. eine «halbe Reinigung» hätten weder aus rein konservatorischer noch aus ästhetischer Sicht irgendeinen Sinn gehabt, weil man damit die Ursachen des Verfalls, d. h. vor allem das Eintrocknen und Zusammenziehen des Tierleims, nicht beheben und auch das Originalbild nicht insgesamt hätte freilegen können. Geblieben wäre ein dunkler Schleier – keine Patina, denn das ist etwas anderes –, der die perfekte und zarte Modellierung der Figuren unregelmäßig verändert hätte. Außerdem hätte die Beibehaltung der dunklen Schicht eine nachträgliche Ausgleichsarbeit erfordert, wobei wiederum die Hinzufügung neuer, künstlicher Schichten aus Substanzen, die sich ebenfalls bald wieder zersetzt hätten, unumgänglich gewesen wäre.
Bei der Planung des Eingriffs sowie der Suche nach der optimalen Methode und Festlegung der Reinigungstiefe hatte ich jedoch als der hierfür Verantwortliche auch noch ein ganz anderes, keinesfalls offensichtliches, aber dennoch überaus wichtiges Problem zu bedenken, nämlich das Risiko, daß eine Reinigung, die über

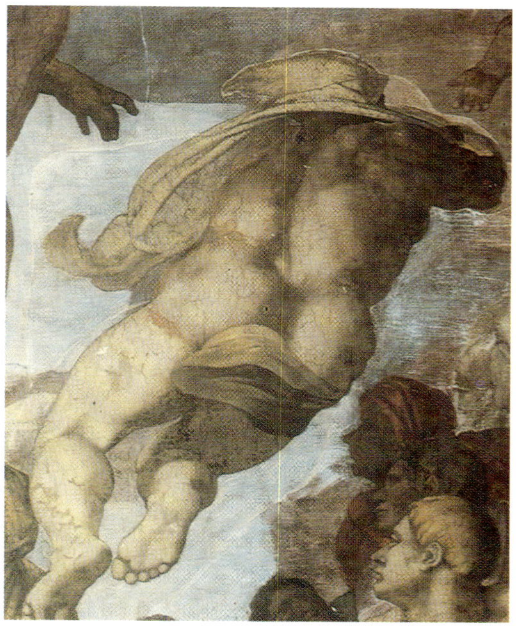

19

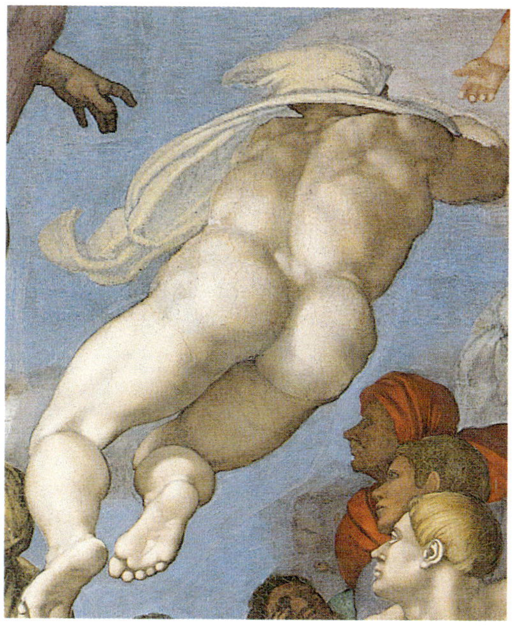

20

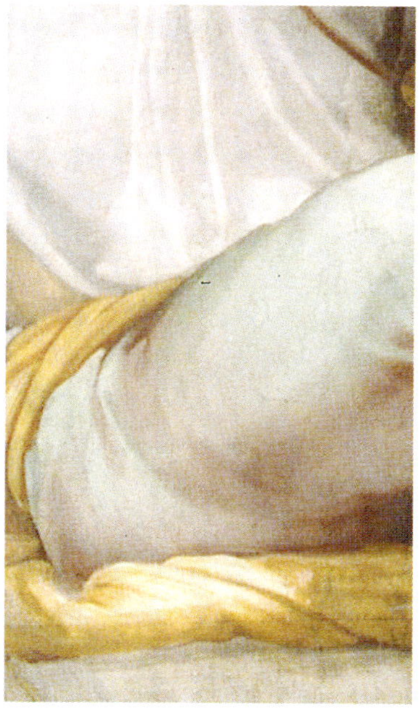

21

einen langen Zeitraum hinweg von vielen verschiedenen Händen durchgeführt wird, bei einer so großen Oberfläche ungleichmäßig und unausgewogen ausfallen könnte. Ich habe dieses Problem auf ausschließlich technischem Wege gelöst, und zwar mit einer Arbeitsmethode, die sicher, absolut zufriedenstellend und sehr einfach sein mußte, damit die verschiedenen Eingriffe mehrerer Mitarbeiter nicht sichtbar zutage treten. All jene Methoden, wie sie gegen Ende der siebziger Jahre noch häufig in Gebrauch waren, mußten ausgeschlossen werden, weil sie ständige Ausbesserungen und Angleichungen, je nach persönlicher Vorstellung des einzelnen Mitarbeiters, nach sich gezogen hätten.

Es war offensichtlich, daß man nicht blindlings und mechanisch mit nur einer Methode vorgehen konnte, sondern daß die Reinigung der Sekko-Gemäldeteile im Einzelfall feine Modifikationen erforderte. Auch die Anzahl der Restauratoren – nämlich vier, mich inbegriffen – war eine Entscheidung, die auf ein gutes Ergebnis abzielte. Vielleicht war dies eine Wahl, die bei vielen begabten Kollegen, die dadurch von diesem Projekt ausgeschlossen wurden, auf wenig Gegenliebe stieß, aber sie diente der besseren Überprüfung der Arbeitsergebnisse und der Einheitlichkeit der Reinigung. Außer mir, der ich hauptsächlich im Mittelfeld der Decke, an der Schöpfungszone, gearbeitet habe, waren folgende Restauratoren beteiligt: Maurizio Rossi, der vorwiegend auf der linken Seite arbeitete, wo sich unter anderem die Propheten Joël und Ezechiel befinden, und Pier Giorgio Bonetti, der rechts im Bereich der Cumaeischen Sibylle und des Propheten Daniel arbeitete. Bruno Baratti habe ich, neben anderen technischen Aufgaben, die Reinigung der gemalten Architektur und der monochromen Medaillons an der Decke sowie einiger Figuren des *Jüngsten Gerichts* übertragen.

Am Ende entsprach das Ergebnis der Reinigung völlig den Erwartungen, die an die Arbeit gestellt worden waren.

Das geleeartige Lösungsmittel, das wir jeweils drei Minuten auf der zu reinigenden Fläche einwirken ließen, hat die auf dem Fresko haftenden fremden Substanzen aufgeweicht und aufgeschwemmt, so daß diese dann mit einem mit destilliertem Wasser befeuchteten Schwamm entfernt werden konnten. Bei den wasserlöslichen Sekkoteilen, die genauestens identifiziert werden mußten, haben wir nach Möglichkeit Methoden benutzt, die nicht auf Wasser, sondern auf flüchtigen Lösungsmitteln beruhen. Wo es dennoch notwendig war, Wasserlösungen einzusetzen, kamen komplizierte Techniken auf der Grundlage einer kurzzeitigen präventiven Abdeckung der Sekko-Pigmente zur Anwendung. Zur Reinigung des *Jüngsten Gerichts* verwendeten wir eine Wasserlösung, die lediglich aus einer einzigen chemischen Substanz bestand und die wir bis zu zwölf Minuten einwirken ließen. Der Himmel mit seinen zarten Pigmenten erforderte hierbei eine Modifizierung.

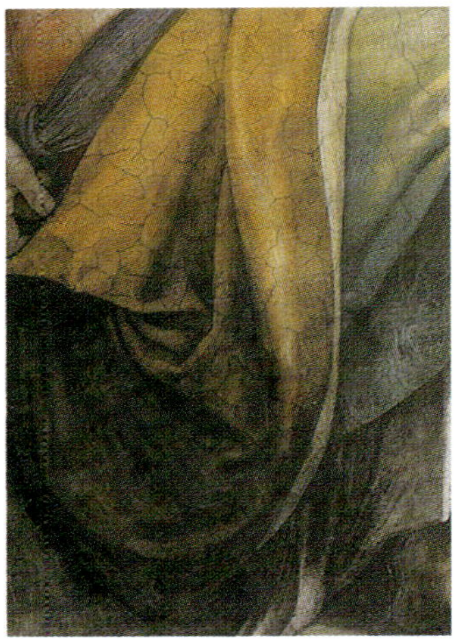
22

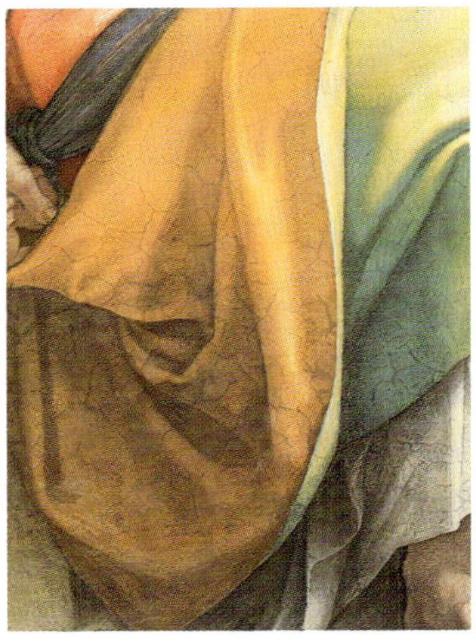
23

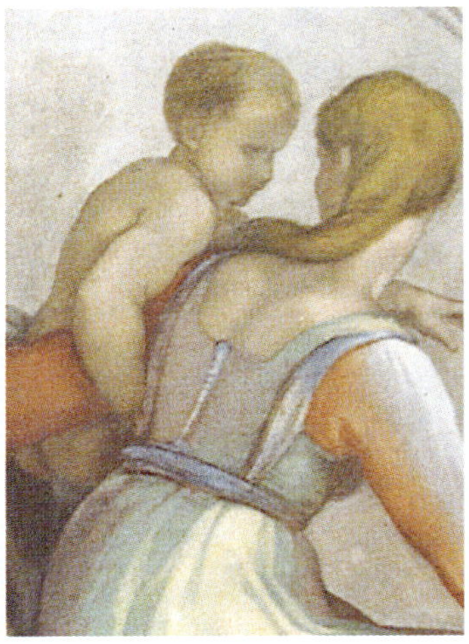
24

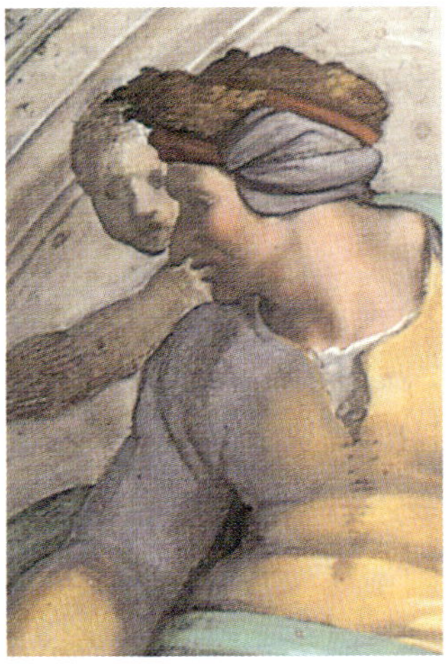
25

22.–23. Sixtinische Kapelle, Decke. Erithraeische Sibylle, Detail des Gewandes in der Nähe der Füße, vor und nach der Reinigung.
24. Sixtinische Kapelle, Decke. Achim-Eliud-Lünette, Detail der Gruppe rechts.
25. Sixtinische Kapelle, Decke. Usija-Jotam-Ahas-Lünette, Detail der Gruppe links.

Was die Konservierung oder Entfernung der vielen als «Höschen» bekannten Lendenschurze anbetraf, so mußten die Entscheidungen auf der Basis einer historisch-kritischen Analyse getroffen werden. Bei Blasius und Katharina gab es verständlicherweise keine Schwierigkeiten: Da diese beiden Figuren im 16. Jahrhundert fast vollständig abgeschlagen und neu freskiert worden waren, ist ihr ursprünglicher Zustand unwiederbringlich verloren. Das Thema der «Höschen» wurde bald zum Gegenstand vieler Diskussionen, Auseinandersetzungen und ideologischen Konfrontationen zwischen der Gruppe von Wissenschaftlern, die das gesamte Gemälde Michelangelos vollständig wiederherstellen, und denjenigen, die alle Übermalungen erhalten wollten. Überwiegend wurde jedoch eine These vertreten, die zunächst als Kompromiß wirkt, in Wirklichkeit aber aus sorgfältigen Analysen und meiner Ansicht nach korrekten Interpretationen der Überlegungen Brandis zur Bewertung der beiden Argumente – das ästhetische und das historische – entstanden war. Schließlich wurden die zensierenden Eingriffe des 16. Jahrhunderts erhalten (Abb. 18), weil man sie für ein bedeutendes historisches Dokument hielt, das eng mit dem Konzil von Trient und der Gegenreformation verbunden ist. Die Übermalungen aus dem 18. und 19. Jahrhundert hingegen wurden größtenteils entfernt (Abb. 19, 20), weil die eigentlichen Gründe für diese Eingriffe nicht geklärt werden konnten und man sie deshalb nicht als historisches Dokument wertete. Allerdings hat man auch von diesen einige wenige erhalten, um diese späteren Eingriffe ebenfalls zu dokumentieren.

Um diese Entscheidung auch verwirklichen zu können, mußten zunächst die «Höschen» aus dem 16. Jahrhundert von den anderen unterschieden werden. Diese Datierung war jedoch kein einfaches Unterfangen. Wir griffen dabei auf chemische Analysen der Farben zurück, von denen viele ja erst in der zweiten Hälfte des 18. Jahrhunderts erstmals in Gebrauch kamen. Die sehr alte Technik der Freskomalerei erhält sich sehr gut, selbst noch unter den Übermalungen, weil sie auf widerstandsfähigen Materialien wie Kalk und Puzzolanerde basiert, die durch das beim Oxydieren des Kalkhydrats oder Kalks entstehende Kalziumkarbonat gebunden werden. Beim Fresko verwendet man vor allem Naturfarben wie Ockerfarben oder Oxyde. Und dennoch gibt es einen großen Feind: das Salz, das durch Regen- oder Schwitzwasser nach und nach aus dem Putz und den Mauersteinen gelöst wird, dann von innen nach außen zur Malschicht durchdringt und diese aufreißt, zerfrißt und ablöst. Auch Michelangelos Fresken waren auf diese Weise angegriffen, was ja die Kettenreaktion der Restaurierungsarbeiten mit den schon erwähnten Konsequenzen ausgelöst hatte. Doch dank der hohen Qualität der verwendeten Materialien und der hervorragenden Technik sind die Zerstörungen relativ gering, so daß diese Fresken Michelangelos als so gut wie vollständig erhalten gelten dürfen.

Die Schwierigkeiten mit der leichten Zersetzung des Lapislazuli-Blaus im *Jüngsten Gericht* sowie mit den wenigen vom Salz angegriffenen Pigmenten wurden durch die Verwendung sehr leichter Fixative nach der speziellen C-80-Methode gelöst, die auf der Oberfläche des Freskos keine harzhaltigen Rückstände hinterläßt.

Um eine derart langfristige Konservierung der Fresken genügend abzusichern, war es notwendig, ein vorausschauendes System zu entwickeln, das auch nach der Restaurierung Schäden und Verunreinigungen verhindern sollte. Um nicht die unangenehmen Begleiterscheinungen «abschirmender» Substanzen in Kauf nehmen zu müssen, hat man sich für ein System der Luftaufbereitung und -kontrolle entschieden. Dazu wurde nach einer einjährigen Aufzeichnung und vorbereitenden Untersuchung des Mikroklimas in der Kapelle eine große Filter- und Klimaanlage eingebaut, welche die 10 000 Kubikmeter Raumluft 1,7 mal pro Stunde umwälzt. Die von außen in die Kapelle geleitete Luft wird, um sie völlig von verunreinigenden Substanzen zu befreien, mehrmals gefiltert und außerdem auf eine relative Luftfeuchtigkeit zwischen 50 und 60 Prozent sowie auf eine Temperatur zwischen 18 und 25 Grad gebracht.

Die alten Probleme mit der Statik des Daches waren bereits durch die strukturellen Restaurierungen am Anfang des Jahrhunderts und in den siebziger Jahren endgültig gelöst worden.

Ein Restaurierungseingriff sollte heute in erster Linie eine werkkonservierende Funktion erfüllen, gleichzeitig die materielle Struktur aufdecken und vielleicht eine Wiederentdeckung des Werkes selbst ermöglichen. Die Restaurierung der Fresken Michelangelos wird diesen drei Forderungen gerecht, da das Werk sich nun dem Betrachter nach einer langen Phase, in der bereits alles gesagt schien, wieder neu präsentiert.

Das Auffälligste, was die Reinigung ans Licht gebracht hat, ist zweifellos die Farbgebung: Das Werk begegnet uns in einer unerwarteten Farbigkeit, die aber dennoch mit der Farbgebung des 14. und 15. Jahrhunderts vergleichbar ist. Der einzige Unterschied besteht in den gewaltigen Flächen, auf denen Michelangelo gemalt hat, und in der betont dreidimensionalen Wirkung der einzelnen Farbtöne (Abb. 21).

Die Angriffe gegen die Reinigung erhielten neue Impuse angesichts der Entfernung schwarzer Schatten auf den Figuren, welche dem Bild auf monochrome Weise reliefartige Plastizität verliehen hatten und die einhellig für authentisch gehalten worden waren, weil man meinte, daß sie auf die Sensibilität des Bildhauers schließen lassen. Heute sehen wir hingegen, daß die wie bei einer Zeichnung durch ein farbloses Helldunkel erzeugten Formen nur wenig mit der malerischen Konzeption Michelangelos zu tun haben.

Die schwarzen Schatten wurden nämlich durch jene Lösungsmittel hervorgerufen, die Restauratoren später hinzugefügt haben, um die Modellierungen wiederherzustellen und den Helldunkeleffekt (Abb. 22, 23) der unter einer Schicht fremder Materialien verblaßten und durch zaghafte oder summarische Reinigungen abgeflachten Figuren zu verstärken.

Wir stellen nun fest, daß Michelangelo die spezifischen Regeln der Malerei gut kannte und sie korrekt anwandte, indem er die Figuren durch Gegenüberstellungen von Farben unter nahezu völligem Ausschluß von Schwarz entwarf und konstruierte.

Eine echte Entdeckung ist auch die farbige Struktur bzw. der Duktus der Farbaufträge, der – vor allem an der Decke – deutlich erkennbare optische Funktionen in bezug auf die Dreidimensionalität der Figuren und deren Anordnung im Raum hat. Wie auf einer Fotografie besitzen die großen Figuren Partien, die gleichsam aufblitzen (Abb. 24, 25) und solche, die verschattet sind. Die aufblitzenden Partien sind klar und leuchtend und wurden durch ein dichtes und klares Auftragen der Farben erzielt, weshalb sie dem Auge mit ihren deutlich unterscheidbaren Details näher erscheinen. Die mit fließenden und abgetönten Pinselstrichen gemalten Partien ohne Details wirken hingegen verschattet und erzeugen im Auge des Betrachters die Illusion einer größeren Entfernung – daher die starke Raumwirkung, die vor allem die Decke der Sixtina auszeichnet.

Doch gibt es hier noch eine weitere Einsicht, die eher mit dem Raumgefühl als mit der Dreidimensionalität zusammenhängt. Sie wurde bei der Freilegung der beiden

26
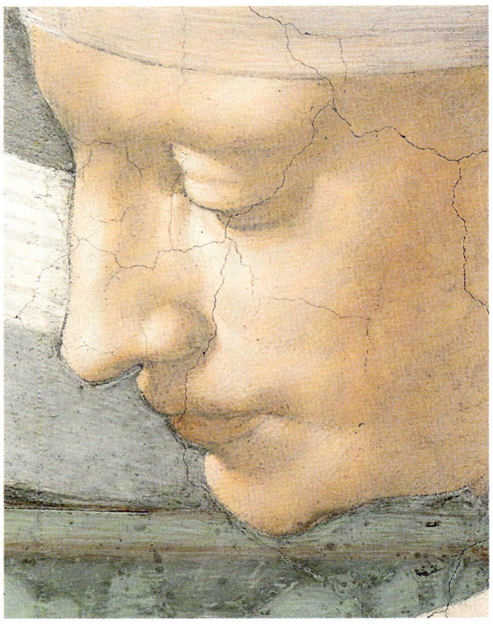
27
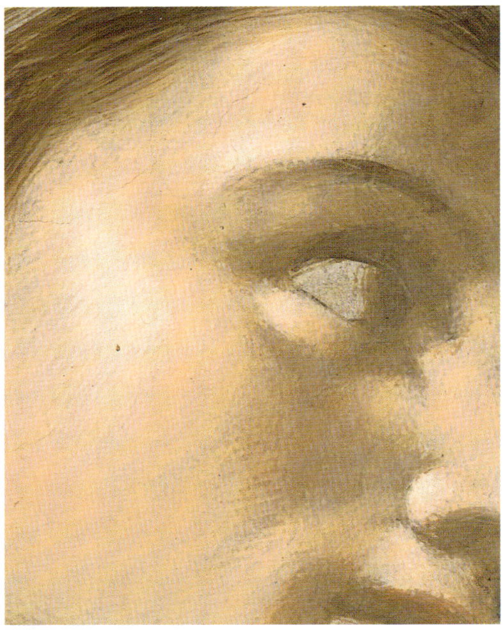
28
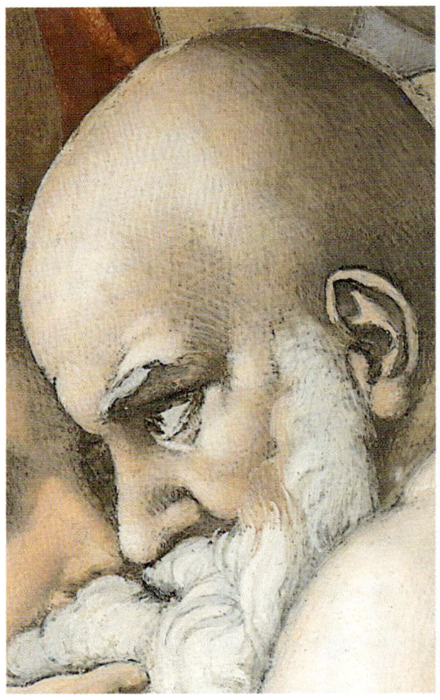

26. Sixtinische Kapelle, Decke. Detail des Gesichts der Erithraeischen Sibylle.
27. Sixtinische Kapelle, Decke. Detail des Gesichts Adams.
28. Jüngstes Gericht, Detail eines Glückseligen.

schmalen Himmelsstreifen an den Stirnseiten der Kapellendecke gewonnen. Dieses Detail läßt uns verstehen, daß die Scheinarchitektur konzipiert ist wie eine riesige Aula unter freiem Himmel, in der die Propheten sitzen. Die Wände dieser Aula sind durch luftige Bögen miteinander verbunden, zwischen denen im Himmelsraum das Sechstagewerk der göttlichen Schöpfung aufscheint.
Michelangelo betonte das Gefühl der Trennung zwischen innen und außen, indem er wiederum auf einen optischen Effekt zurückgriff. Diesmal jedoch übertrug er die Technik der Politur von Statuen (Abb. 26) auf die Malerei, indem er mit dichten knappen Pinselstrichen die polierten, mit Wachs behandelten Marmoroberflächen malerisch imitierte, sowie mit gewebeartig gekreuzten, mehr oder minder breiten Pinselstrichen die Bearbeitung mit dem «Gradiereisen» (Abb. 27, 28). Der Duktus in den Farbschichten, die die polierten Marmorflächen nachahmen, wurde für die Figuren im Innenraum angewandt, während die scheinbar mit dem Gradiereisen behandelten Figuren sich im mystischen Raum jenseits der Decke befinden. So erscheinen die leicht angerauhten Oberflächen auf eine Entfernung von 20 Metern – das ist die Höhe der Decke – optisch weiter vom Auge des Betrachters entfernt als die polierten und detailreicheren. Sogar das berühmte «Nonfinito» der Skulpturen findet sich im Gemälde wieder, ein deutliches Zeichen dafür, daß dieses aus einer klaren Entscheidung heraus entstanden ist und vielleicht anhand der Malerei einer Neuinterpretation unterzogen werden sollte.
Das gleichsam illusionistische Sich-Öffnen der Decke gen Himmel nimmt konzeptionell den künstlerischen Umgang mit der Altarwand vorweg, in deren gemalter Tiefe sich plastisch das *Jüngste Gericht* vollzieht. Unstrittig ist auch, daß Michelangelo beim Malen der Decke die architektonische Anlage der Wände respektiert hat, um sie künstlerisch neu zu gestalten und nach oben hin zu öffnen. Und selbst bei der scheinbaren Durchbrechung der Stirnwand für das *Jüngste Gericht* ist die architektonische Struktur der Sixtina keineswegs aufgehoben, sondern vielmehr berücksichtigt worden. Angedeutet wird dies durch die rotgekleidete Figur (Abb. 29) neben dem Heiligen Sebastian, die sich mit den Händen auf das Marmorgesims stützt, das die Szenen des Neuen Testaments auf der südlichen Kapellenwand gleichsam bekrönt. Was sollte dieses Detail wohl bedeuten, wenn nicht die materielle und zeitliche Kontinuität der Szenerie des *Jüngsten Gerichts* mit den übrigen Darstellungen der Kapelle? Der Eindruck einer völligen Durchbrechung der Wand läßt ein Gefühl der Offenheit entstehen, das einen magischen Sog auslöst und die Gläubigen mit der apokalyptischen Vision des Jüngsten Gerichts konfrontiert. Diesem Geschehen eignet eine absolute Dramatik, deren Darstellung durch ein Gesims oder irgendein anderes das Fresko gliederndes Element nur banalisiert worden wäre.

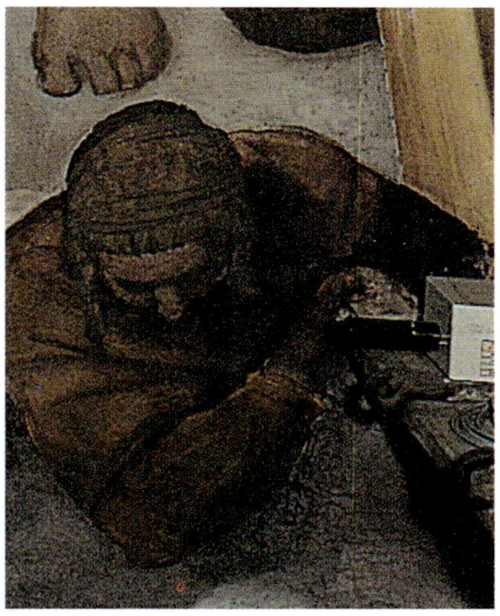

29

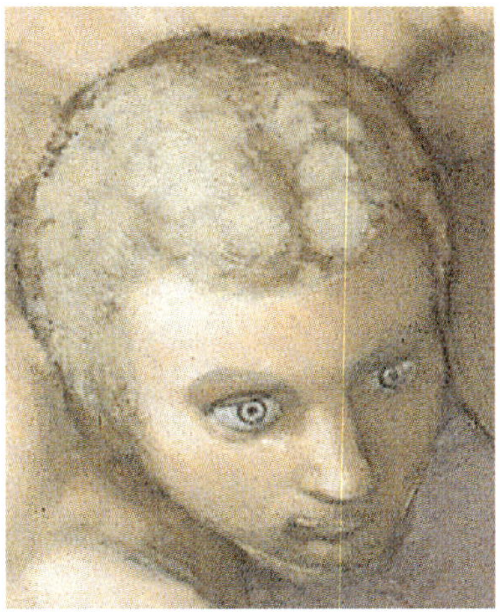

30

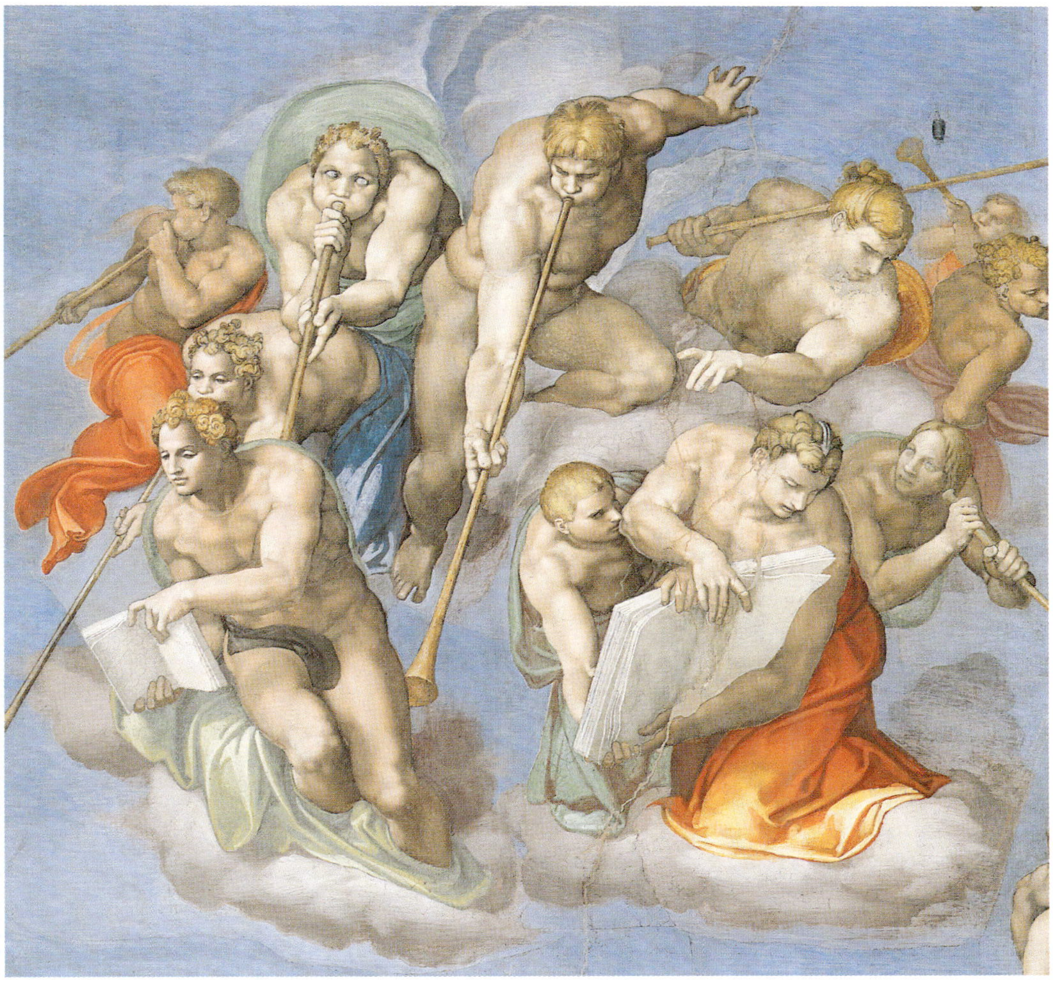

31

Die fünfundzwanzig Jahre, die die Fertigstellung des *Jüngsten Gerichts* von der des Deckenfreskos trennen, lassen uns einen Reifungsprozeß in der Malerei Michelangelos nachvollziehen: in der Konzeption dieses großen Freskos, in der Art, wie er malte, die Farben auswählte und sie auftrug, und vor allem in der Technik und der Absicht, diese Malerei dem Deckenfresko anzugleichen. Das *Jüngste Gericht* scheint insgesamt flüchtiger ausgeführt, oft ist die Pinselführung rasch (Abb. 30). Im Deckenfresko sind Ordnung und Rationalität spürbar, die durch eine Komposition mit weiten, polyzentrischen Ausblicken untermauert werden. Doch selbst die malerische Ausführung, perfekt in der Freskotechnik, scheint einem Entwurf aus Mikroarchitekturen unterworfen zu sein, der durch geordnet nebeneinandergesetzte Farbschichten gebildet wird. Auch die Farbflächen (Abb. 31) werden – nach einer von Leonard Bernstein während einer Besichtigung auf dem Restaurierungsgerüst gemachten Beobachtung – von einer allgemeinen Ordnung bestimmt, wodurch sie sich innerhalb des Bildraumes verteilen und miteinander abwechseln: Gelb-, Grün- und Rottöne, die genau wie die musikalischen Themen in den Kompositionen Claude Debussys angeordnet sind.

In der malerischen Ausführung des *Jüngsten Gerichts* haben sich die bei der Gestaltung der Decke gewonnenen Erfahrungen mit neuen Ideen und anderen Arbeitsmethoden vermischt: Christus (Abb. 32) als Weltenrichter (und Neuer Adam), der neben dem Adam der biblischen Schöpfungsgeschichte zu den außergewöhnlichsten Darstellungen der Malerei überhaupt zählt, ist mit der gleichen Sorgfalt und Technik wie die Propheten und Sibyllen der Decke gemalt. Das Bild der Jungfrau Maria (Abb. 33) hingegen wurde mit kleinen Punkten ausgeführt, in einer Technik, die sich nur mit einigen wenigen anderen Figuren des *Jüngsten Gerichts* vergleichen läßt. Im Gesicht der Maria treten die Farben sogar wie im Divisionismus einzeln auf – Weiß, Rot und Rosa wurden hier mit der Pinselspitze aufgetragen, so als ob damit schon der Pointillismus vorweggenommen wird.

Die anläßlich der Restaurierung eingeleiteten Untersuchungen zur Form des Malgerüsts, zur Organisation von Michelangelos Arbeitsplatz und zur umstrittenen

29. Jüngstes Gericht. Gruppe der Märtyrer, mit dem Detail einer Figur, die sich gegen das Marmorgesims der Kapelle stützt.
30. Jüngstes Gericht. Gruppe der Märtyrer, Detail.
31. Jüngstes Gericht. Gruppe der Posaunenengel.

32

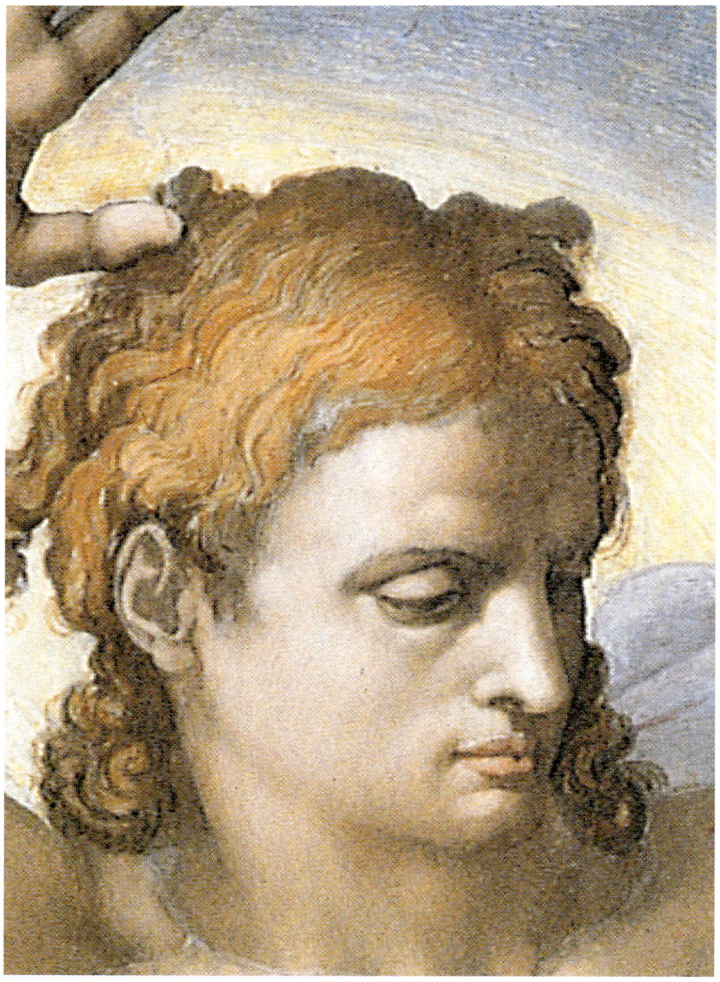

33

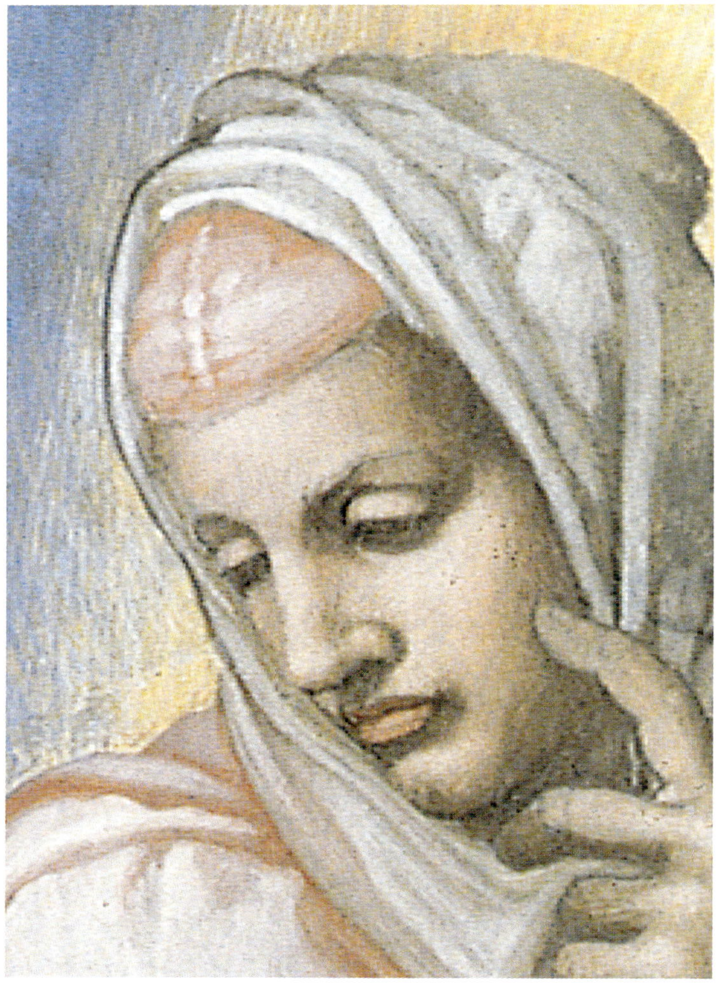

34

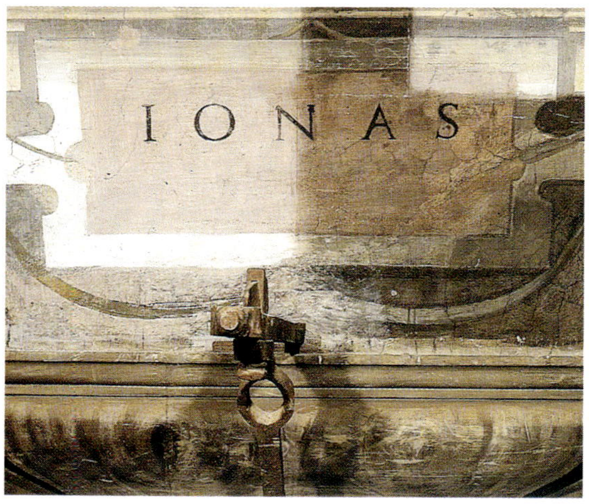

35

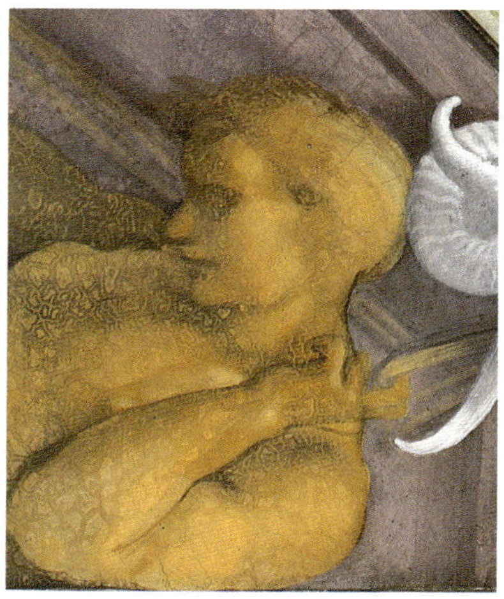

36

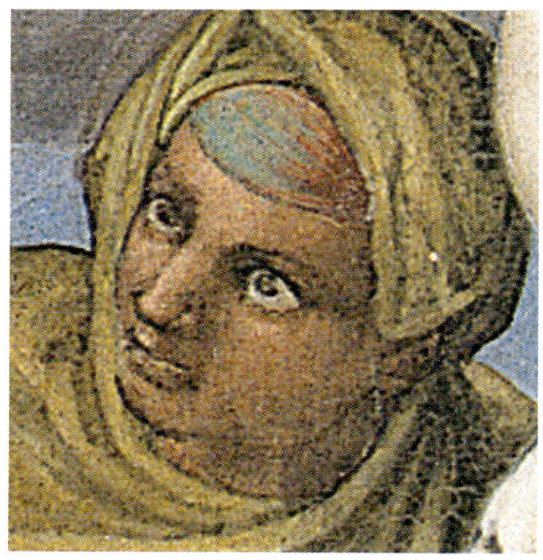

32. Jüngstes Gericht. Detail mit dem Haupt Christi.
33. Jüngstes Gericht. Detail mit dem Kopf der Jungfrau Maria.
34. Sixtinische Kapelle, Decke. Detail mit dem Gesims des Jonas-Thrones.
35. Sixtinische Kapelle, Decke. Detail des bronzenen Aktes links über der Stichkappe mit der Bestrafung des Haman.
36. Jüngstes Gericht. Gruppe der Auserwählten, Detail.

Frage der Abfolge der Arbeitsphasen an der Decke wurden durch den frühen Tod des unersetzlichen Projektleiters Fabrizio Mancinelli leider unterbrochen.
Weniger problematisch ist dagegen die Reihenfolge der Tagwerke des *Jüngsten Gerichts,* da es sich hier um eine quasi ohne Unterbrechung durchgeführte einheitliche Komposition handelt. Die 449 Tagwerke beginnen im Bereich der linken Lünette, setzen sich nach rechts fort und verlaufen in umgekehrter Richtung in der darunterliegenden Zone mit Christus als Weltenrichter, dann wieder von links nach rechts in der Zone mit den Posaunenengeln und schließlich von rechts nach links im untersten Bereich, dem der Hölle und der Auferstehenden.
Bei der Decke ist das Problem deshalb viel komplizierter, wenn nicht gar unlösbar, weil die Komposition in Einzelteile zerfällt: Lünetten, Stichkappen, Eckzwickel, Wölbungen und Gesimse erforderten hier eine andere Reihenfolge.
Meiner Untersuchung zufolge – gegen die Mancinelli einige Vorbehalte hatte – hat Michelangelo nach einer ersten Arbeitsphase in der Szene der «Sintflut» die gesamte Deckenkomposition geometrisch aufgeteilt, wobei er zunächst der Reihe

nach die bekrönenden Gesimse mit den Thronen der sitzenden Propheten gemalt hat. Diese These kann sich meiner Ansicht nach auf die Abfolge der Tagwerke und den einheitlichen Farbton stützen, der manchmal nicht perfekt auf die erst später gemalten Throne abgestimmt ist. Doch gibt es noch ein zweites Argument, das die These bestätigt: die Korrektur des Helldunkels in dem Bereich, der über dem Thron des Jona (Abb. 34) verläuft, wo der Schatten von links nach rechts verschoben wurde. Diese Korrektur ist nach und nach *a secco* ausgeführt worden, um den Abschnitt des Gesimses der inneren Komposition anzugleichen. Dies bedeutet, daß das Gesims zuerst nach einem Schema gemalt worden war, in dem wie auf der rechten Seite mit der Libyschen Sibylle und Daniel das Licht von rechts und nicht von links einfällt.

Es wurde festgestellt und erörtert, daß die Einzigartigkeit der Fresken Michelangelos auch in der Homogenität der Ausführung und im Verzicht auf verschiedene Maltechniken gründet, wie sie für eine Werkstattarbeit charakteristisch gewesen wären. Scheinbar wurden die Fresken von einer einzigen Hand ausgeführt – obgleich das Problem der Gehilfen nach wie vor ungelöst ist. Es muß solche gegeben haben, wenn man daran festhält, daß einige Figuren an der Decke (wie ein paar bronzene Akte und einige monochrome Puttenpaare) nur schwerlich der Hand Michelangelos zuzuschreiben sind. Dort gibt es einige Unstimmigkeiten, und im *Jüngsten Gericht* gibt es sie vermutlich in noch größerer Zahl. Doch beeinflußten die vielen verschiedenen Arbeitsmethoden des Meisters und seine starke Persönlichkeit auch die Werkstatt im Hinblick auf Material, Farben und Pinseln; und das erschwert nun wiederum jeden Versuch einer Zuschreibung dieser oder jener Figur an einen Gehilfen, macht solche Hypothesen anfechtbar, wenn nicht sogar unmöglich.

Dem malerischen Werk Michelangelos eignet eine konzeptionelle Komplexität, die es absolut einzigartig macht – jetzt sogar noch mehr, da die Entdeckung der ursprünglichen Farbgebung eine Verbindung mit den meisten Vorgängern widerlegt hat und zugleich seine neuen schöpferischen Fähigkeiten zeigt, mit denen er für die ihm nachfolgenden Maler zum Vorbild wurde.

In seiner ungetrübten Farbenpracht und mit seiner verwirrenden Diskontinuität in den Proportionen der Figuren – die dennoch nicht der formalen Perfektion zuwiderläuft – ist dieses Werk Michelangelos ein Bild, das vordergründige Erregung und Leidenschaft meidet. Es ist ein Bild der Transzendenz, das die menschliche Gestalt in ihrem höchsten Wert zeigt und sie so zu einer Darstellung des menschlichen Daseins als solches übersteigt. Der Verzicht auf jegliche Objekte, die nicht der Komposition selbst dienen, das Fehlen von Elementen, die dem Symbolismus seiner Zeit entsprochen hätten, der Verzicht auf Kompromisse zugunsten des Zeitgeschmacks, des Fehlen realistischer Bezüge von Raum und Architektur, die rigorose konzeptionelle Rationalität in der Verteilung der Farbfelder und die Rationalität der Pinselführung, – all das macht aus dem Fresko Michelangelos ein faszinierendes Kunstwerk, das den Betrachter erschaudern läßt.

Die größten Maler wie Raffael, Tizian und Rubens, die ganz der Malerei ergeben waren, wußten, wie man den Blick fesselt, das Auge fasziniert, durch Farben erstaunt, durch Heiterkeit besticht und bewegt, und so den Geist erhebt.

Michelangelo dagegen zwingt zunächst zur Innenschau, bevor er eine tiefere und innere Freude gewährt – so wie man das Jüngste Gericht etwa auch beim Hören einer Bachkantate (BWV 70) empfinden mag.

Die malerische Vision Michelangelos ist ein langer Weg des Nachdenkens und der Verinnerlichung, weil in ihr der Mensch, der im Zentrum allen irdischen Seins steht, als Abbild des Ewigen gesehen wird, als Gedanke und Bewußtsein, als Ausdruck von Freiheit und Glauben, als Weg der Begegnung mit Gott. Deshalb konnte für Michelangelo die von der Form gelöste Farbe nur ein reines Werkzeug sein, niemals aber das Endziel seines künstlerischen Ausdrucks.

Heute nun, da das Werk Michelangelos sich wieder vollständig präsentiert, wird deutlich, wie irreführend jene dunklen und unregelmäßigen Ablagerungen waren.

Sie haben die Farben gedämpft, die Formen verunklart und – auch wenn sie zuweilen einen allzu heftigen Eindruck abmilderten – nur die reine Monumentalität und eine falsche schwarze Melancholie übriggelassen, die die menschliche Seele so leicht anspricht.

Bibliographie

Barnes, Bernadine, Metaphorical Painting: Michelangelo, Dante and the Last Judgment, in: Art Bulletin, 77 (1995), 65–81.

Bynum, Caroline, The Resurrection of the Body in Western Christianity, New York 1995.

Chastel, André u. a., La Cappella Sistina: I primi restauri, la scoperta del colore, Novara 1986.

Cialoni, Donatella, Il dibatto sul restauro del Giudizio Sistina tra gli accademici Romani, in: Bollettino. Monumenti, Musei e Gallerie Pontificie, 11 (1991), 189–218.

Condivi, Ascanio, The Life of Michelangelo, trans. and ed. Alice und Hellmut Wohl, Baton Rouge 1976.

Davidson, Berenice, Mostra di Disegni di Perino del Vaga e la sua cerchia, Florenz 1966.

De Maio, Romeo, Michelangelo e la Controriforma, Bari 1978.

Einem, Herbert von, Michelangelo, trans. Robert Taylor, London 1973.

Greenstein, Jack, «How Glorious the Second Coming of Christ»: Michelangelo's Last Judgment and the Transfiguration, in: Artibus et Historiae, 10 (1992), 33–57.

Hall, Marcia, Michelangelo's Last Judgment: Resurrection of the Body and Predestination, in: Art Bulletin, 58 (1976), 85–92.

Hartt, Frederick, Michelangelo in Heaven, in: Artibus et Historiae, 13 (1992), 191–209.

Ders., Michelangelo, New York 1964.

Hibbard, Howard, Michelangelo, New York und London 1974.

La Cava, Francesco, Il Volto di Michelangelo scoperto nel Giudizio Finale, Bologna 1925.

Manca, Joseph, Sin, Sadomasochism and Salvation in Michelangelo's Last Judgment, in: Source, 13 (1994), 20–26.

Mancinelli, Fabrizio u. a., Rapporto sul «Giudizio», in: Bollettino. Monumenti, Musei e Gallerie Pontificie, 11 (1991), 219–249.

Ders., Michelangelo e la Sistina: la tecnica, il restauro, il mito, Rom 1990.

Pietrangeli, Carlo u. a., The Sistine Chapel: The Art, the History and the Restoration, New York 1986.

Redig de Campos, D., Il Giudizio Universale di Michelangelo, Mailand 1964.

Ders. und Biagetti, B., Il Giudizio Universale di Michelangelo, Mailand 1944.

Riess, Jonathan, The Renaissance Antichrist: Luca Signorelli's Orvieto Frescoes, Princeton 1995.

Ders., Luca Signorelli: The San Brizio Chapel, Orvieto, New York 1995.

Saslow, James, The Poetry of Michelangelo, New Haven und London 1991.

Shearman, John, Raphael's Cartoons in the Collection of Her Majesty the Queen and the Tapestries for the Sistine Chapel, London 1972.

Shrimplin-Evangelidis, Valerie, Sun-Symbolism and Cosmogology in Michelangelo's Last Judgment, in: Sixteenth Century Journal, 21 (1990), 607–44.

Steinberg, Leo, Michelangelo's «Last Judgment as Mercyful Heresy», in: Art in America, 63 (1975), 49–63.

Ders., A Corner of the Last Judgment, in: Daedalus, 109 (1980), 207–73.

Ders., The Line of Fate in Michelangelo's Painting, in: Critical Inquiry 6, (1980), 421–36; auch in: The Language of Images, hg. von W. T. J. Mitchell, Chicago und London 1974, 85–128.

Steinmann, Ernst, Die Sixtinische Kapelle, 2 Bände, München 1901–1905.

Tolnay, Charles de, Michelangelo, Bd. 5, The Final Period, Princeton 1960.

Ders., Le Jugement Dernier de Michel Ange: Essai d'Interprétation, in: Art Quaterly (1940), 125–146.

Vasari, Giorgio, La Vita di Michelangelo nelle redazioni del 1550 e del 1568, hg. von Paola Barocchi, 5 Bände, Mailand und Neapel 1962.

Zeri, Federico, La Galleria Spada in Roma, Catalogo dei Dipinti, Florenz 1954.

Literaturhinweise zur deutschen Ausgabe

1. Quellen in deutscher Übersetzung

Dante, Alighieri, Die göttliche Komödie, München [7]1994.

Erpel, Franz (Hg.), Ich Michelangelo. Briefe, Dichtungen und Gespräche in einer Auswahl, Berlin 1979.

Hinderberger, H. (Hrsg.), Michelangelo. Lebensberichte, Gedichte, Briefe, Zürich 1947.

Vasari, Giorgio, Lebensläufe der berühmtesten Maler, Bildhauer und Architekten, Zürich 1974.

2. Sekundärliteratur

Chastel, André, Chronik der italienischen Renaissancemalerei 1280–1580, Würzburg 1984.
Der neue Michelangelo. Wiedergeburt der wahren Farben in der sixtinischen Kapelle. Band IV. Das Jüngste Gericht, Luzern 1995.
De Vecchi, Pier Luigi, Michelangelo. Der Maler, Stuttgart/Zürich 1984.
De Vecchi, Pier Luigi, Die Sixtinische Kapelle, Freiburg/Basel/Wien 1996.
Die Sixtinische Kapelle. Mit einer Einführung von Carlo Pietrangeli, Solothurn und Düsseldorf 1993.
Einem, Herbert von, Michelangelo. Bilderhauer, Maler, Baumeister, 1973.
Feldhusen, Ruth, Ikonologische Studien zu Michelangelos Jüngstem Gericht, Unterlegenhardt 1978.
Sala, Charles, Michelangelo. Bildhauer, Maler, Architekt, Paris 1995.
Toman, Rolf (Hg.), Die Kunst der italienischen Renaissance. Architektur – Skulptur – Malerei, Köln 1994.

Bildnachweis

Die Fotografien des *Jüngsten Gerichts* von Michelangelo stammen von Takashi Okamura © NTV, Tokyo.
Die Vergleichsabbildungen innerhalb der Texte wurden von den Autoren zur Verfügung gestellt, mit den folgenden Ausnahmen:

Beitrag von Prof. Loren Partridge

Die Zeichnungen auf S. 10f. hat Peter Schmitt angefertigt, die auf den S. 152f. stammen von Janice Eklund; überarbeitet wurden sie alle von Carolyn Van Lang.
Die Zeichnung auf S. 17 stammt von Elisa Ghiotto.

Abb. 3 (S. 12)	© CAMERAPHOTO-Arte, Venedig
Abb. 4 (S. 13)	Archiv Franco Cosimo Panini Editore, Modena
Abb. 5 (S. 14)	Prof. Giantomassi, Rom
Abb. 6 (S. 14)	SCALA, Florenz
Abb. 7 (S. 15)	SCALA, Florenz
Abb. 8 (S. 16)	Niccolò Orsi Battaglini, Florenz
Abb. 9 (S. 16)	The Metropolitan Museum of Art, New York
Abb. 11–14 (S. 17–19)	SCALA, Florenz
Abb. 15–16 (S. 150f.)	Alessandro Angeli, Rom, für das ULTREYA-Archiv

Beitrag von Prof. Fabrizio Mancinelli

Abb. 1–6 (S. 158–161)	Geographisches Institut De Agostini, Mailand
Abb. 9, 44 (S. 164, 182)	Photographisches Archiv der Päpstlichen Monumente und Galerien, Rom
Abb. 16, 32 (S. 167, 176)	SCALA, Florenz
Abb. 24, 28, 29 (S. 170, 174)	Archiv Giunzi, Florenz
Abb. 31 (S. 175)	Biblioteca Apostolica Vaticana, Rom

Beitrag von Prof. Gianluigi Colalucci

Abb. 1 (S. 190)	SCALA, Florenz
Abb. 5 (S. 191)	Photographisches Archiv der Päpstlichen Monumente und Galerien, Rom